MICHAEL BOYLE

FUNCTIONAL
TRAINING

Bibliografische Information der Deutschen Nationalbibliothek:
Die Deutsche Nationalbibliothek verzeichnet diese Publikation in der Deutschen Nationalbibliografie; detaillierte bibliografische Daten sind im Internet über http://d-nb.de abrufbar.

Bildnachweis
S. 12: Fotolia/karaboux, S. 22: © Human Kinetics, S. 182: istockphoto/strickke; S. 193: istockphoto/walik, Übungsfotos: Gary Land

Für Fragen und Anregungen:
info@rivaverlag.de

6. Auflage 2015
© 2010 by riva Verlag, ein Imprint der Münchner Verlagsgruppe GmbH
Nymphenburger Straße 86
D-80636 München
Tel.: 089 651285-0
Fax: 089 652096

Die amerikanische Originalausgabe erschien 2004 bei Human Kinetics, Champaign, IL, USA, unter dem Titel *Functional Training for Sports*.
© 2004 by Michael Boyle. All rights reserved.

Alle Rechte, insbesondere das Recht der Vervielfältigung und Verbreitung sowie der Übersetzung, vorbehalten. Kein Teil des Werkes darf in irgendeiner Form (durch Fotokopie, Mikrofilm oder ein anderes Verfahren) ohne schriftliche Genehmigung des Verlages reproduziert oder unter Verwendung elektronischer Systeme gespeichert, verarbeitet, vervielfältigt oder verbreitet werden.

Übersetzung: Marion Pyrlik
Redaktion: Sonja Erdmann
Inhaltliche Prüfung: Dr. Lutz Graumann
Umschlaggestaltung und Layout: Sabine Krohberger
Umschlagabbildung: Gary Land
Satz: satz & repro Grieb, München
Druck: Firmengruppe Appl,
aprinta Druck, Wemding
Printed in Germany

ISBN Print 978-3-86883-028-6
ISBN E-Book (PDF) 978-3-86413-396-1
ISBN E-Book (EPUB, Mobi) 978-3-86413-397-8

Wichtiger Hinweis
Sämtliche Inhalte dieses Buches wurden – auf Basis von Quellen, die der Autor und der Verlag für vertrauenswürdig erachten – nach bestem Wissen und Gewissen recherchiert und sorgfältig geprüft. Trotzdem stellt dieses Buch keinen Ersatz für eine individuelle Fitnessberatung und medizinische Beratung dar. Wenn Sie medizinischen Rat einholen wollen, konsultieren Sie bitte einen qualifizierten Arzt. Der Verlag und der Autor haften für keine nachteiligen Auswirkungen, die in einem direkten oder indirekten Zusammenhang mit den Informationen stehen, die in diesem Buch enthalten sind.

— Weitere Informationen zum Thema finden Sie unter —
www.rivaverlag.de
Gerne übersenden wir Ihnen unser aktuelles Verlagsprogramm.

MICHAEL BOYLE

FUNCTIONAL TRAINING

DAS ERFOLGSPROGRAMM DER SPITZENSPORTLER

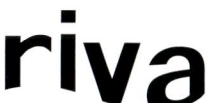

INHALT

Vorwort 8

1 Bringen Sie Funktionalität in Ihr Training 10
Die wissenschaftlichen Grundlagen 13
Zur Kontroverse des funktionellen Trainings 14

2 Analysieren Sie die Anforderungen Ihrer Sportart 18
Verbessern Sie die Fähigkeiten, die Ihre Sportart fordert 20

3 Bestimmen Sie Ihre funktionelle Kraft 24
Die funktionelle Kraft des Oberkörpers bestimmen 26
Die funktionelle Kraft des Unterkörpers bestimmen 29

4 So stellen Sie Ihr Trainingsprogramm zusammen 32
Prinzipien der Trainingsplangestaltung 34
Hilfsmittel für funktionelles Training 35
Das Kontinuum des funktionellen Trainings 39
Funktionelles Training für Frauen 41

5 Lineares und laterales Aufwärmen 44
Lineares Aufwärmen 46
Lineares Aufwärmen mit dem Schwerpunkt Flexibilität 52
Leicht und sicher Schnelligkeit aufbauen 56
Laterales Aufwärmen – Verbesserung von Schnelligkeit und Mobilität bei Seitwärtsbewegungen 59
Die Bedeutung des statischen Dehnens: Beweglichkeit nach dem Training 67

6 Kraft- und Balancetraining für den Unterkörper 68
Erlernen der technisch korrekten Kniebeuge 71
Entwicklung einbeiniger Kraft 75
Entwicklung einbeiniger Stabilität 85

7 Training der Gesäß- und der hinteren Oberschenkelmuskulatur 88
Übungen zur Hüftstreckung 89
Variationen des Hüftstreckens am Gymnastikball 95
Hybridübungen für Knie und Hüfte 98

8 Rumpfkraft- und Rotationstraining 100
Grundlagen des Rumpfkrafttrainings 102
Integration des Rumpfkrafttrainings in das wöchentliche Trainingsprogramm 104
Die Bauchmuskulatur einziehen 105

Bauch einziehen in Bewegung 112
Bauch einziehen in Kombination mit Beuge- und Streckübungen 117
Rückentraining 119
Übungen im Vierfüßlerstand 122
Streck- und Beugeübungen, bei denen die Hüfte in Richtung Schultern bewegt wird 125
Beugeübungen in Seitenlage 127
Stabilisationsübungen 128
Rotationsübungen für den Rumpf 134
Medizinballtraining 138

9 Ausgeglichenes Training von Oberkörperkraft und -stabilität 146

Zugübungen als Mittel zur Verletzungsprophylaxe 147
Vertikale Zugbewegungen 149
Horizontale Zugbewegungen 153
Druckübungen für den Oberkörper 158
Funktionelles Training für Schulterblatt und Brustkorb 162

10 Plyometrisches Training für Schnellkraft und Verletzungsvorbeugung 166

Der Aufbau eines plyometrischen Trainingsprogramms 168
Plyometrisches Training und Kreuzbandrissprävention 176

11 Gewichtheben für Explosiv- und Schnellkraft 180

Erlernen der Grundpositionen 182
Erlernen von Umsetzen aus dem Hang und Reißen mit engem Griff 185
Eine Alternative zum Gewichtheben 187

12 Programme zur Leistungssteigerung 188

Konditionstraining zur Leistungssteigerung und Verletzungsprophylaxe 190
Beispiele für Konditionsprogramme 195
Trainingspläne zur Leistungssteigerung 201

Danksagung 216
Der Autor 217
Quellen 218
Bezugsquelle 218
Übungsverzeichnis 219

*Ich widme dieses Buch Cindy und Michaela,
die es mir ermöglicht haben, mich zweimal zu verlieben.*

VORWORT

Functional Training ist heutzutage ein fester Bestandteil der Trainingslehre. Dieses Buch möchte die Methode des funktionellen Trainings auch ohne sportwissenschaftliches Studium allen Interessierten verständlich machen. Es richtet sich an Trainer und Profisportler, an Physiotherapeuten, Hobbyathleten und Laien, die sich eine einfache Darstellung dieses komplexen Themas wünschen.

Die Übungen und Programme des funktionellen Trainings zielen darauf ab, das Leistungsniveau des Sportlers anzuheben. Sie basieren auf den neuesten wissenschaftlichen Erkenntnissen und sind das Ergebnis von über 20 Jahren Erfahrung und Tausenden Trainingseinheiten. Beim funktionellen Trainings geht es nicht allein darum, die Kraft des Athleten zu erhöhen – vielmehr sollen die Leistungsfähigkeit in der sportlichen Disziplin verbessert und gleichzeitig Verletzungen vermieden werden.

Functional Training ist nicht bloß ein Trend; es ist die logische Folge neuester Erkenntnisse in den Bereichen der Trainingswissenschaft und der Rehabilitation und die Methode der Zukunft im Bereich der Leistungssteigerung.

Natürlich führt diese Trainingsform auch zu einem sichtbaren Muskelzuwachs, der allerdings nicht aus ästhetischen Gründen angestrebt wird, sondern allein dazu dient, die Leistung des Sportlers zu verbessern. Daher werden in erster Linie Muskelgruppen trainiert, die von dem erhöhten Volumen und Kraftpotenzial profitieren. Auch wenn heute immer noch viele Trainer die rohe Muskelkraft in den Vordergrund stellen und sich über eine hohe Maximalkraft ihrer Athleten freuen, sollte man nicht vergessen, dass nur die funktionelle Kraft wirklich wertvoll ist. Viele Menschen machen Krafttraining, um besser auszusehen. Im Functional Training, das primär auf Leistungssteigerung abzielt, ist dies aber nur ein positiver Nebeneffekt.

Die auf dem Markt erhältlichen Bücher zum funktionellen Training sind in der Regel von Profitrainern und Sportwissenschaftlern für Profitrainer und Sportwissenschaftler geschrieben. Auch das vorliegende Buch ist für diese Leser interessant. Mit seiner leicht verständlichen Sprache richtet es sich jedoch auch an Trainer und Sportler aller Leistungsstufen. Es bietet eine Fülle an Übungen, die vom Aufwärmen bis zum gezielten Kraft- und Kraftausdauertraining für die verschiedensten Sportarten reicht. Alle Übungen werden außerdem so detailliert beschrieben, dass sie auch Physiotherapeuten als Anleitungen dienen können.

Die ersten Kapitel befassen sich mit der Entstehungsgeschichte des funktionellen Trainings und

Vorwort

erklären den Nutzen dieser Trainingsform. In den folgenden Kapiteln werden – nach Körperregionen unterteilt – die Übungsmethoden erläutert. Ein Kapitel beschäftigt sich mit den unteren Extremitäten, eines mit dem Rumpf und ein weiteres Kapitel mit dem Oberkörper. Weitere Kapitel thematisieren plyometrisches Schnellkrafttraining und das Gewichtheben. Und da ein Bild mehr sagt als tausend Worte, verdeutlichen Fotografien den Bewegungsablauf jeder einzelnen Übung in diesen Kapiteln.

Im letzten Kapitel werden die Übungen in Trainingsprogrammen zusammengefasst. Diese Programme sind nicht nur nach Sportart, sondern auch nach der Zahl der Trainingseinheiten pro Woche (2-Tages-, 3-Tages- und 4-Tagesprogramme) und nach der Trainingsphase des Athleten (Vorbereitungs-, Wettkampf- oder Übergangsphase) unterteilt. Dieses letzte Kapitel ist besonders wertvoll für Trainer und Athleten aller Leistungsklassen, da es ihnen hilft, ihr Training mit minimalem Aufwand optimal zu strukturieren. Sie müssen einfach nur das passende Programm für ihre Sportart und ihre Trainingsphase heraussuchen.
Komplizierte anatomische und physiologische Beschreibungen werden in diesem Buch möglichst vermieden, und wo sie nötig sind, erleichtern Erklärungen und Abbildungen das Verständnis. Absicht ist es, den Leser zu unterrichten, ohne ihn zu verwirren. Im Vordergrund steht dabei die gezielte Stärkung jeder Körperregion anhand von aufeinander aufbauenden, immer anspruchsvoller werdenden Übungen.

Functional Training ist ein umfassendes Trainingsprogramm für alle Sportarten. Der Athlet findet darin Übungen zum Aufwärmen und kann sich anschließend den verschiedenen Phasen des Kraftaufbaus widmen. Bevor Sie von einer Übung zur nächsten übergehen, sollten Sie allerdings sicherstellen, dass Sie den Bewegungsablauf beherrschen, da die Übung ansonsten nicht den gewünschten Erfolg bringen kann. Unabhängig vom Leistungsniveau des Einzelnen nimmt jede Trainingsphase mindestens drei Wochen in Anspruch.

Dieses Buch vermittelt sehr komplexe Zusammenhänge auf einfache und allgemein verständliche Art. Es bietet Trainern und Athleten durchdachte Übungsfolgen, die bei richtiger Ausführung Leistungssteigerungen auf allen Leistungsniveaus garantieren. Darüber hinaus ermöglicht das hier erworbene Wissen Trainern, die Leistung ihrer Athleten genauer zu bestimmen und eventuellen Schwächen rasch entgegenzuwirken.

01

BRINGEN SIE FUNKTIONALITÄT IN IHR TRAINING

Bringen Sie Funktionalität in Ihr Training

Funktion bedeutet im Grunde so viel wie Sinn oder Zweck. Funktionelles Training ist demnach zweckmäßiges Training. Viele Athleten und auch Trainer missverstehen funktionelles Training als sportartspezifisches Training. Ihrer Ansicht nach hat jede Sportart ihre eigenen Gesetze, ihre eigenen spezifischen Bewegungsabläufe und braucht daher auch spezifische Übungen. In Wirklichkeit sollte funktionelles Training sogar als sportartübergreifende Trainingsform angesehen werden, denn es konzentriert sich auf die Gemeinsamkeiten von Sportarten, nicht auf die Unterschiede. Grundbewegungsformen wie Springen, Laufen und Seitwärtsbewegungen kommen in vielen Sportarten vor. Schnellkraft wird beispielsweise in allen Ballsportarten benötigt und kann daher bei diesen Sportlern auch auf die gleiche Weise trainiert werden. Rumpfkraft ist für den Tennisspieler ebenso wichtig wie für den Golf- oder Hockeyspieler.

Funktionelles Training baut auf den Gemeinsamkeiten verschiedener Sportarten auf und trainiert diese Sportler mit ähnlichen Übungen. Nur wenige Sportarten fallen aus dem Rahmen und müssen mit speziellen Übungen trainiert werden. Eine Sondergruppe stellen die Sportarten dar, die im Sitzen ausgeübt werden. Hierzu gehört zum Beispiel das Rudern.

Wenn wir traditionelles Krafttraining an Geräten auf seine Funktionalität hin überprüfen, stellen wir fest, dass das Kraftgerät die Stabilisierung für den Sportler übernimmt, da das Gewicht auf einer fest vorgegebenen Bahn bewegt wird. Das ist nicht funktionell, da der Athlet bei der Ausführung praktisch aller Sportarten selbst für Stabilität im Bewegungsablauf sorgen muss. Daraus folgt, dass Krafttraining an Geräten nicht als funktionell bezeichnet werden kann. Befürworter des traditionellen Krafttrainings argumentieren gerne mit dem Sicherheitsfaktor. Sie betonen, dass bei geführten Bewegungen die Verletzungsgefahr geringer sei. Das ist zwar richtig, denn es ist wenig wahrscheinlich, sich bei Kniebeugen zu verletzen, wenn die Hantelstange geführt an einer Multipresse entlangläuft. Doch wer nicht zugleich seine Propriozeption (die Eigenwahrnehmung von Muskeln, Sehnen und Gelenken) trainiert und seine Muskeln mit Stabilisierungsübungen sukzessive aufbaut, der setzt sich im Wettkampf beziehungsweise beim Training außerhalb des Kraftraums erhöhter Verletzungsgefahr aus.

Schauen wir uns die Übungen des traditionellen Krafttrainings mit seinen auf ein einziges Gelenk beschränkten Bewegungen noch etwas genauer an, und fragen wir uns, wie viele Bewegungen im Sportalltag auf nur ein Gelenk beziehungsweise eine Muskelgruppe beschränkt sind. Die Antwort lautet: keine. Daher beinhalten die Übungen des funktionellen Trainings weitgehend komplexe Bewegungsabläufe, die mehrere Gelenke und Muskelgruppen gleichzeitig beanspruchen. Vern Gambetta und Gary Gray, zwei renommierte Experten für Functional Training, sagen hierzu: »Bewegungen, die nur einen einzigen Muskel isoliert beanspruchen, sind als unfunktionell zu bezeichnen. Funktionelle Bewegungsformen integrieren immer mehrere Muskeln und Muskelgruppen gleichzeitig« (Gambetta und Gray 2002, Paragraph 13).

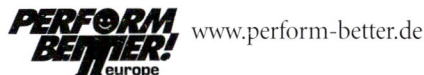

1

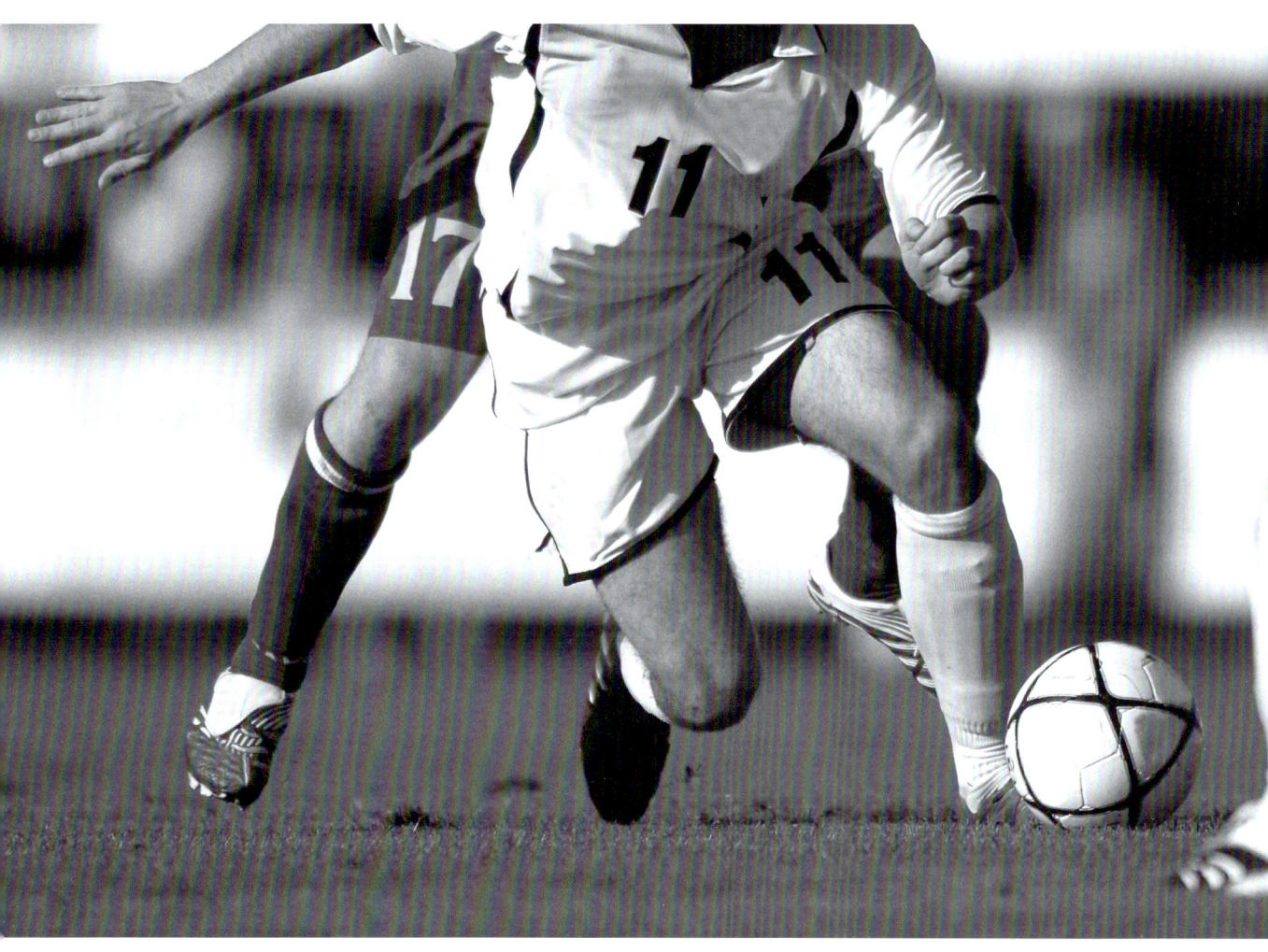

Funktionelles Training dient der Entwicklung von Kraft und Balance, die der Athlet benötigt, um sich auf instabilem Untergrund wie Gras oder Kunstrasen schnell und sicher zu bewegen.

Das vorherrschende Ziel der Trainer und Betreuer von professionellen Athleten ist die Verletzungsprophylaxe. Trainer sollten daher nicht nur darauf achten, Verletzungen im Training zu vermeiden, sondern gleichermaßen den Athleten mit der spezifischen Kraft ausstatten, die ihn in extremen Belastungssituationen vor Verletzungen schützt. Funktionelles Training hat

Bringen Sie Funktionalität in Ihr Training

genau dieses eine Ziel, nämlich den Athleten optimal auf die Ausübung seiner Sportart vorzubereiten.

Functional Training besteht überwiegend aus Übungen, bei denen der Sportler mit beiden Füßen auf dem Boden steht und nicht von einem Kraftgerät unterstützt wird. Er lernt dabei, sein eigenes Körpergewicht zu halten und in verschiedenen Stellungen zu stabilisieren beziehungsweise auszubalancieren. Als Widerstand wird häufig nur das eigene Körpergewicht eingesetzt. Die Übungen verbessern die Kraft, Schnellkraft, Balance und Stabilität der Athleten und mindern damit die Verletzungsanfälligkeit. Gambetta und Gray (2002, Paragraph 8) erklären hierzu: »Funktionelle Trainingsprogramme versetzen den Athleten gewollt in eine instabile Lage. Der Sportler muss reagieren und mit gezielten Bewegungen Stabilität wiederaufbauen.« Fortgeschrittene Sportler führen die Übungen einbeinig aus. Nach und nach wird der Untergrund instabiler, sodass es für den Trainierenden immer schwieriger wird, Stabilität und Balance zu halten. Wir arbeiten auf verschiedenen Oberflächen wie Eis, Gras oder Kunstrasen. Diese bieten unvorhersehbare Störfaktoren, die der Sportler ausgleichen muss.

Functional Training basiert auf Übungen wie Kniebeugen und Ausfallschritten für die Beinmuskulatur sowie Zieh- und Stoßbewegungen für den Oberkörper. Der Athlet lernt, sein Körpergewicht in verschiedenen Bewegungsabläufen zu stabilisieren und zu balancieren. Funktionelles Training lässt sich am besten als ein Kontinuum von Übungen beschreiben, das den Sportler lehrt, sein eigenes Körpergewicht auf allen Bewegungsebenen zu kontrollieren. Experten betonen, dass funktionelles Training in erster Linie Bewegungen, nicht Muskeln trainiert. Dabei soll keine einzelne Bewegung im Übermaß geschult werden. Vielmehr wird darauf geachtet, dass ein Gleichgewicht zwischen Stoß- und Ziehfähigkeit ebenso wie zwischen knie- und hüftdominanter Hüftstreckung, also der Kraft der vorderen und der hinteren Oberschenkelmuskulatur, besteht.

Die wissenschaftlichen Grundlagen

Wer das Konzept des funktionellen Trainings verstehen möchte, muss zunächst ein neues Erklärungsmodell für Bewegungsabläufe begreifen. Dieses wurde in den 1990er-Jahren von dem Physiotherapeuten Gary Gray eingeführt, der in seinen Kursen über Bewegungsketten eine neue Sicht auf die Muskelfunktionen vertrat. Diese stützte sich nicht mehr auf die hergebrachten Begriffe der Beugung und Streckung, Adduktion und Abduktion, sondern betrachtete die Muskelfunktionen als kinetische Kettenreaktionen. Bis dahin hatte nur die Anatomie untersucht, wie ein einziger Muskel ein Gelenk bewegt, währenddessen unbeachtet geblieben war, was mit dem Muskel während eines Bewegungsablaufs geschieht. Das Konzept der kinetischen Kettenreaktion dagegen betrachtet alle an der Bewegung beteiligten Gelenke und Muskeln und beschreibt, wie diese zusammenspielen, um eine komplexe Bewegung auszuführen.

Knapp zusammengefasst, beschrieb Gray die Funktion des Unterkörpers in etwa folgendermaßen: Sobald der Fuß auf dem Boden aufsetzt, hat jeder Muskel des Unterkörpers eine Aufgabe. Gesäßmuskulatur, vordere und hintere Oberschenkelmuskulatur arbeiten zusammen, um Fuß-, Knie- und Hüftgelenk zu stabilisieren und ein Nach-vorne-Fallen zu vermeiden. Sie alle haben die Aufgabe, die Bewegung der Gelenke zu verlangsamen beziehungsweise zu kontrollieren. Die vordere Oberschenkelmuskulatur arbeitet bei der Landung nicht als Kniestrecker, sondern kontrahiert sich exzentrisch, um die Beugung des Knies zu verhindern. Der hintere Oberschenkelmuskel dient nicht als Kniebeuger, sondern hat zwei andere Aufgaben bei der Landung: Er verhindert Knie- und Hüftbeugung. In der Stützphase des Laufens arbeiten daher alle Muskeln der unteren Extremitäten zusammen, um eine Bewegung zu vermeiden, nicht um eine Bewegung auszuführen. Sie verlängern sich exzentrisch und verlangsamen damit die Beugung von Fuß-, Knie- und Hüftgelenk.

Nach dem kontrollierten Aufsetzen des Fußes wird die Streckung von Fuß-, Knie- und Hüftgelenk vorbereitet, und wieder arbeiten alle Muskelgruppen der unteren Extremitäten zusammen. Nun hat die vordere Oberschenkelmuskulatur nicht nur die Aufgabe, das Knie zu strecken, sondern sie unterstützt auch die Beugung des Fußgelenks und die Streckung der Hüfte. Man kann also sagen, dass alle arbeitenden Muskelgruppen in der ersten Millisekunde exzentrisch wirken, um eine Bewegung zu stabilisieren. Dann arbeiten sie konzentrisch, um Bewegung zu erzeugen.

Wenn Sie dieses Konzept der Bewegung verstanden haben, wird Ihnen klar, dass ein Athlet, der im Krafttraining die Beinstreckung am Gerät trainiert, eine Bewegung ausführt, die beim Gehen oder Laufen nicht vorkommt. Er führt sogenanntes *Open-chain*-Muskeltraining aus. *Open chain* (»offene Kette«) heißt, dass der Fuß keinen Kontakt mit dem Boden hat wie zum Beispiel beim Beincurl. Wer dagegen den Muskel so realitätsgetreu trainieren möchte, wie er auch gebraucht wird, der muss die Kette schließen und den Fuß auf den Boden aufsetzen. Erst dann werden alle Muskeln aktiviert, die an der Bewegung beteiligt sind. Speziell bei Übungen für die Beine sind *Open-chain*-Bewegungen, die nur ein einziges Gelenk isoliert bewegen, unfunktionell.

Zur Kontroverse des funktionellen Trainings

In den letzten zehn Jahren wurden vermehrt neue Ansätze gesucht, Training funktionell zu gestalten und so den Sportler vor Über- oder Fehlbelastung zu schützen. Eingeleitet wurde diese Wende, wie so oft, von Physiotherapeuten. Diesen folgten dann auch Trainer, Sportler und schließlich die Sportartikelindustrie. Ein deutliches Zeichen für die Wende war, dass viele Hersteller von Kraftgeräten begannen, neues Trainingszubehör zu produzieren, mit dem Sportler *ground-based* (»am Boden«) trainieren konnten. Das bedeutet, dass sich die Füße während der Übung auf dem Boden befinden und der Sportler nicht im Liegen oder Sitzen in einen starren

Bewegungsablauf eingebunden ist. Außerdem kamen einfache Multipressen und Hantelbänke auf den Markt. Sportler und Trainer nahmen die Neuerungen an, und traditionelle Kraftgeräte verloren, insbesondere im Bereich des Leichtathletiktrainings, mehr und mehr an Popularität.

Gleichzeitig entstand eine Diskussion darüber, wie funktionelles Training zu definieren ist: Die Vorreiter des funktionellen Trainings vertraten den Standpunkt, dass diese Trainingsform immer stehend zu absolvieren sei und mehrere zu trainierende Bereiche gleichzeitig ansprechen müsse. Zahlreiche Trainer dagegen, die das Konzept des Functional Training zwar eigentlich guthießen, unterstützten plötzlich Trainingsformen, die auf den ersten Blick unfunktionell wirkten. Die Anwendung solcher Trainingsformen durch vermeintliche Anhänger des funktionellen Trainings sorgte für einige Verwirrung. Dabei ist die Ursache für diesen scheinbaren Widerspruch simpel: Was als funktionell gilt, hängt vom jeweiligen Trainingsziel ab. Stabilisierende Übungen müssen anders aussehen als Übungen, die die Beweglichkeit verbessern sollen.

Die Hauptaufgabe vieler Muskelgruppen im menschlichen Körper ist die Stabilisation. Übungen für solche Muskelgruppen beinhalten oft relativ einfache Bewegungen mit kleiner Bewegungsamplitude, die die Muskeln kräftigen und so die Gelenke stabilisieren. Doch diese Stabilisierungsaufgaben wurden von den um Funktionalität bemühten Sportlern und Trainern häufig übersehen.

Die Hauptmuskelgruppen, die stabilisierendes Training benötigen, sind:

1. Tiefe Bauchmuskulatur (*Musculus transversus abdominis* und *Musculus obliquus internus abdominis*)
2. Hüftabduktoren und Hüftrotatoren
3. Schulterblattstabilisatoren

Viele Trainer waren der Auffassung, dass Übungen für diese Bereiche in die Rehabilitation oder Verletzungsvorbeugung gehörten. Doch eine stabile Hüfte beispielsweise verbessert nicht nur die Funktion des Hüftgelenks, sondern wirkt sich ebenso positiv auf die Funktion von Knie- und Fußgelenk aus. Manche Sportler müssen zunächst die Hüftabduktoren trainieren, um so die Muskelgruppen zu aktivieren, die ihre Hüfte stabilisieren.

Der amerikanische Fitnessexperte Mark Verstegen, der das Athletes' Performance Institute gegründet und das Trainingsprogramm *Core Performance* entwickelt hat, bezeichnet dieses Konzept als »Innervation durch Isolation« *(isolation for innervation)*: Manchmal müssen bestimmte Muskelgruppen isoliert werden, wenn man ihre Funktion verbessern möchte. Hierzu gehören insbesondere die tiefe Bauchmuskulatur, die Hüftabduktoren und die Schulterblattstabilisatoren. Somit können vermeintlich nicht funktionelle, da auf einen einzigen Muskel oder eine Muskelgruppe beschränkte Übungen sich positiv auf die Funktionalität des gesamten Körpers auswirken.

Die Funktion des Schultergelenks wird verbessert, indem man an den Schulterblattstabilisatoren arbeitet. Wenn auch viele Athleten die Rotatorenmanschette umfassend trainieren, gibt es nur wenige Übungen für die Schulterblattstabilisatoren. Doch eine starke Rotatorenmanschette kann ohne starke Schulterblattstabilisatoren keine gute Arbeit leisten, weil ihr die Stabilität fehlt. Im Training haben wir festgestellt, dass die meisten Athleten zwar über eine gut ausgebildete Rotatorenmanschette verfügen, die Schulterblattstabilisatoren jedoch vernachlässigt haben. Aus diesem Grund lassen wir sie häufig Übungen für die Schulterblattstabilisatoren absolvieren, auch wenn diese auf den ersten Blick nicht funktionell erscheinen. Langfristig führt eine gute Ausbildung dieser Bereiche zu einer verbesserten Leistungsfähigkeit des Schultergelenks.

Auch in der Stabilisierung des unteren Rückens sind die Physiotherapeuten Vorreiter. Bauchmuskeltraining zur Stärkung der unteren Rückenmuskulatur ist natürlich kein neues Konzept, doch die Methoden hierzu werden ständig weiterentwickelt. So haben Wissenschaftler in Australien herausgefunden, dass zwei tiefe, die Wirbelsäule stabilisierende Muskeln, der *Transversus abdominis* und der *Multifidus*, bei Patienten mit lang anhaltenden Schmerzen im unteren Rücken zur Abschwächung neigen. Werden diese Muskeln nicht wieder trainiert, ist mit immer wiederkehrenden Rückenschmerzen zu rechnen. Um die Funktion der Lendenwirbelsäule zu verbessern, muss sie mit Isolationsübungen gestärkt werden. Hierzu gehören Kontraktionen der Bauchmuskulatur mit möglichst kleiner Bewegungsamplitude.

Der Schlüssel zu einem effektiven funktionellen Training liegt darin, nicht zu einseitig zu denken. Der Großteil der Übungen sollte stehend absolviert werden und mehrere Muskelgruppen auf einmal ansprechen, aber gleichzeitig müssen die wichtigsten stabilisierenden Muskeln in Hüfte, Rumpf und Schulter mit Isolationsübungen trainiert werden.

Ein weiteres Problem stellen multiplanare, also auf mehreren Ebenen auszuführende Bewegungen dar, die in einer sportartspezifischen Position eingeübt werden. Befürworter dieser Form des funktionellen Trainings begrüßen nämlich auch den Einsatz von Zusatzgewichten wie Kurzhanteln oder Gewichtsgürteln, während die Wirbelsäule gebeugt ist und die Füße nicht anatomisch günstig gerade stehen. Das Absolvieren solcher Übungen wird damit begründet, dass diese Bewegungen im sportlichen Alltag der Athleten regelmäßig vorkommen. Mit gezielten Übungen möchte man die Sportler auf Spiel- und Wettkampfsituationen vorbereiten. Hier sollte der Trainer abwägen, inwieweit er Bewegungen, die im sportlichen Alltag vorkommen, wirklich mit Zusatzgewichten im Kraftraum imitieren möchte. Ein Baseballspieler zum Beispiel beugt sich im Spiel regelmäßig hinunter, um einen Ball zu erreichen. Ihn mit gebeugter Wirbelsäule und zusätzlichen Gewichten Kniebeugen machen zu lassen setzt seine Wirbelsäule allerdings großen Belastungen aus und könnte mehr schaden als nützen. Doch wo ist die Grenze zu ziehen zwischen sicherem und gefährlichem Training? Inwieweit sollten solche Bewegungen, die im sportlichen Alltag vorkommen, auch im Kraftraum trainiert werden? Unser Standpunkt heißt klar: Wir gehen im Kraftraum keine Risiken ein, nur weil bestimmte

Bewegungen in einer Sportart häufig vorkommen. Wenn wir die Maximalkraft trainieren (mit weniger als sechs Wiederholungen), gefährden wir auf keinen Fall unsere Gesundheit, indem wir realitätsnahe Körperhaltungen einnehmen. Trainieren wir dagegen die Kraftausdauer (mit zehn Wiederholungen oder mehr), *kann* es vorkommen, dass wir Übungen mit gebeugter Wirbelsäule ausführen und dabei Gewichtsgürtel oder Kurzhanteln verwenden. Bei der Wahl des Gewichts halten wir uns an die Richtlinien des Physiotherapeuten Mike Clark von der National Academy of Sports Medicine. Er rät, bei Übungen, in denen sich der Athlet nach vorne lehnt oder seine Wirbelsäule beugt, nicht mehr als zehn Prozent des eigenen Körpergewichts aufzulegen. Diese Zahl scheint für die meisten Athleten vernünftig zu sein. Nur bei besonders schweren Sportlern kann es ratsam sein, etwas weniger Gewicht zu wählen.

Wenn Sie das Konzept des funktionellen Trainings verstehen wollen, sollten Sie darüber nachdenken, wie und warum sich Athleten Ihrer Sportart bewegen. Das Training soll dazu dienen, Bewegungsabläufe zu verbessern, nicht bloße Kraft aufbauen. Viele Athleten lehnen den Einsatz von Krafttraining ab, weil sie dessen leistungsfördernde Komponente für ihre Sportart nicht nachvollziehen können. Sie akzeptieren nur Trainingsformen, bei denen sie einen direkten Zusammenhang mit der Leistung in ihrer Sportart sehen. Die Aufgabe des Trainers besteht also darin, dem Sportler den Sinn seines Trainings zu vermitteln. Bewegungen auszuführen, die im sportlichen Alltag nicht vorkommen, hat keinen Sinn. Daher muss ein Trainingsprogramm entwickelt werden, das die Sportler spezifisch auf die Anforderungen ihrer Sportart vorbereitet. Es müssen Übungen ausgeführt werden, die die Muskeln genau so trainieren, wie sie im sportlichen Alltag gebraucht werden. Das ist das Ziel des funktionellen Trainings.

ANALYSIEREN SIE DIE ANFORDERUNGEN IHRER SPORTART

Analysieren Sie die Anforderungen Ihrer Sportart

Bevor Sie sich Ihr persönliches Trainingsprogramm zusammenstellen, müssen Sie die Anforderungen Ihrer Sportart genau kennen. Bestimmen Sie zunächst, ob Sie einen Ausdauersport betreiben oder ob in Ihrer Sportart Kraft und Schnelligkeit zählen. Bei den meisten Mannschaftssportarten sind vor allem Schnelligkeit und Kraft wichtig. Auch viele Individualsportarten, wie Tennis, Geräteturnen oder Eiskunstlauf, gehören in diese Gruppe. Die besten Athleten dieser Sportarten sind extrem schnell und wendig und führen ihre Bewegungen besonders effektiv aus. Ihrer Schnelligkeit und Kraft verdanken diese Sportler ihren Erfolg – und nicht ihrer Ausdauer oder Beweglichkeit.

In den frühen 1980er-Jahren haben Profis und hochklassige Amateurmannschaften leider häufig die falschen Fachleute nach Möglichkeiten der Leistungsverbesserung gefragt. Sie arbeiteten mit Trainingswissenschaftlern zusammen, die in der Regel aus dem Ausdauersport kamen und nur wenig Erfahrung im Bereich der Kraft und Schnellkraft hatten. Die Trainingswissenschaftler gingen damals nach diesem einfachen Schema vor:

1. Leistungsdiagnostik des Spielers
2. Auswertung der Ergebnisse
3. Anwendung der Ergebnisse im Training

Mit dieser einfachen Methode glaubte man die schwierige Aufgabe erfüllen zu können, die Leistungen von Sportlern der verschiedensten Sportarten zu verbessern. Doch der Ansatz hatte viele Defizite, und noch zwanzig Jahre danach leiden viele Sportler unter inadäquatem Training.

Ein damals gängiger Ausdauertest, bei dem die aerobe Leistungsfähigkeit und die Sauerstoffaufnahmekapazität (VO_2) getestet wurden, führte bei den meisten Athleten zu dem Ergebnis, dass sie über schlechte Ausdauerwerte verfügten. Allerdings wurden diese Tests in der Regel auf einem Fahrradergometer durchgeführt, auch wenn die zu testenden Sportler sonst nie auf dem Fahrrad trainierten. Sie wurden also in einer Sportart getestet, die ihnen völlig fremd war. Aus den schlechten Testergebnissen zog man den Schluss, dass die Athleten nicht fit genug waren und man ihre maximale Sauerstoffaufnahmefähigkeit (VO_2max) erhöhen müsse, um zugleich ihre Leistungsfähigkeit zu erhöhen. Dahinter steckte die Erkenntnis, dass ein Spieler mit einer höheren Sauerstoffaufnahmefähigkeit weniger schnell ermüdet und sich nach der Belastung schneller regeneriert. Diese Zusammenhänge sind in der Tat wissenschaftlich erwiesen. Dennoch ist dieser Denkansatz für Sportarten mit dem Schwerpunkt Kraft und Schnelligkeit aus mehreren Gründen nicht zielführend:

- Athleten, die in ihrer Sportart überwiegend die schnell kontrahierenden Muskelfasern nutzen, haben in aller Regel schlechte Ausdauerwerte. Diese Werte zu verbessern, ohne dabei an Schnellkraft einzubüßen, ist kaum möglich.

- Gut trainierte Athleten einer Sportart, in der es viele Unterbrechungen gibt (zum Beispiel alle Mannschaftssportarten), haben mitunter schlechte Werte, wenn ihre Herz-Kreislauf-Funktion bei kontinuierlicher Belastung getestet wird. Dies gilt umso mehr, wenn der

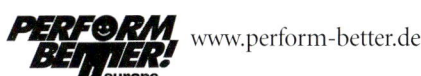 www.perform-better.de

Test auf einem Sportgerät ausgeführt wird, das sie sonst nicht nutzen.

- Training mit konstanter, lang andauernder Ausdauerbelastung kann einen explosiven Sportler seiner Schnellkraft berauben. Wenn er Explosivität und Schnelligkeit verliert, nimmt seine sportartspezifische Leistungsfähigkeit ab.

- Schnellkraftsportler entwickeln nicht selten Überlastungsschäden, wenn sie umfangreiches Ausdauertraining absolvieren.

Der Einsatz von Geräten im Herz-Kreislauf-Training ist problematisch. Wenn dem Sportler der Bodenkontakt fehlt und die Hüfte im Bewegungsablauf nicht gestreckt wird, kann es schnell zu Verletzungen kommen.

Auf jeden Fall sollte ein Sportler sportartspezifisch trainieren: Der Radfahrer fährt Rad, der Ruderer rudert, der Sprinter läuft auf dem Boden, und ein Sportler, der springen muss, trainiert Sprungbewegungen.

Trainingswissenschaftler haben in der Vergangenheit das Pferd von der falschen Seite aufgezäumt. Wenn die vermeintlichen Schwächen eines Sportlers in seiner Sportart nicht leistungsentscheidend sind, müssen sie auch nicht ausgemerzt werden. Wer versucht, die Ausdauerfähigkeit eines Schnellkraftsportlers zu verbessern, der reduziert gleichermaßen seine Schnellkraftfähigkeit. Stattdessen sollte an den Stärken des Sportlers gearbeitet werden. Dies trifft insbesondere für das Training von jungen Sportlern zu. Sie sollten zunächst ihre Kraft und Schnelligkeit verbessern und nicht die Kondition.

Verbessern Sie die Fähigkeiten, die Ihre Sportart fordert

1986 erschien mit *The Charlie Francis Training System* ein Schlüsselwerk zum Tempotraining (im Jahr 2000 wurde das Buch unter dem Titel *Training for Speed* neu herausgegeben). Darin beschrieb Francis die physiologischen Eigenschaften eines Sprinters und zog hieraus Schlüsse für ein Training, das diese Leistungsmerkmale verbessert. Seit dem Erscheinen des Buches bilden diese Ausführungen die Basis unserer Trainingsprogramme.

Francis trainierte nicht nur den Olympiasieger Ben Johnson – dessen sportlicher Erfolg später leider in ein schlechtes Licht geriet –, sondern arbeitete auch mit zahlreichen kanadischen Sprintern zusammen. Kanada ist nicht gerade die Heimat der Sprinter, doch Francis brachte in diesem schwach besiedelten Land mit seinem ungünstigen, kalten Klima zahlreiche Weltrekordhalter hervor. Seine Athleten gewannen Medaillen bei Weltmeisterschaften, den Commonwealth Games und auch bei den Olympischen Spielen.

Francis hatte einen einfachen und logischen Weg gefunden, Sprinter richtig zu fördern. Er

Analysieren Sie die Anforderungen Ihrer Sportart

vertrat die Auffassung, dass im frühen Jugendalter (13 bis 17 Jahre) der Schwerpunkt des Trainings auf Kraft und Schnelligkeit gesetzt werden müsse, damit der genetisch bedingte Anteil an weißen Muskelfasern (das sind schnell kontrahierende Muskelfasern, die für schnelle, explosive Bewegungen zuständig sind) erhalten bliebe. Diese Trainingsform bewirke außerdem eine Umwandlung von im Übergang befindlichen Muskelfasern zu schnellen Muskelfasern (auch FT- oder Fast-Twitch-Muskelfasern genannt). Ausdauertraining sollte hingegen nur begrenzt eingesetzt werden, um eine Umwandlung von weißen in rote Muskelfasern (das sind langsam kontrahierende ST- oder Slow-Twitch-Muskelfasern, die für Ausdauerbelastungen zuständig sind) zu verhindern.

Intensives Ausdauertraining, so Francis, setze die Schnellkraftentwicklung des Athleten aufs Spiel. Sehr schnell könne so aus einem Sprinter ein Ausdauersportler werden – aber in aller Regel ist das nicht das Ziel.

Zuallererst kommt es daher darauf an, die Anforderungen zu bestimmen, die in der jeweiligen Sportart über den Erfolg entscheiden. Dann muss ein Trainingsprogramm entwickelt werden, das genau diese Fähigkeiten verbessert. In der Vergangenheit haben Trainingswissenschaftler immer wieder versucht, die Ausdauer von Schnellkraftsportlern zu erhöhen, um deren Leistungs- und Regenerationsfähigkeit zu steigern. Sie argumentierten, dass Fußballspieler während eines Spiels durchschnittlich sieben bis acht Kilometer liefen, Tennisspieler zwei Stunden oder länger auf dem Platz stehen würden. Das ist natürlich richtig, doch in welcher Geschwindigkeit und in welcher Zeitspanne bewegen sich diese Sportler? In welchem Verhältnis wechseln Stehen und Laufen sich ab? Entscheidend ist doch die Tatsache, dass weder in einem Fußballspiel noch in einem Tennismatch kontinuierliche Laufintensitäten gefordert sind. Ausdauertraining verkürzt demnach zwar die Regenerationszeit des Athleten, seine sportartspezifische Leistungsfähigkeit aber bleibt unverändert.

Wie also muss ein Fußballspieler trainieren? Dieser läuft zwar acht bis zehn Kilometer während eines Spiels, doch wird diese Laufarbeit auf 90 Minuten (effektive Laufzeit 60 Minuten) verteilt und ist in keiner Weise als kontinuierlich zu bezeichnen. Der Fußballspieler joggt, sprintet und geht abwechselnd. Jeder Sportler kann acht Kilometer in anderthalb Stunden laufen. Tatsächlich schaffen die meisten Leute, sogar wenn sie nur flott spazieren, acht Kilometer in 90 Minuten. Entscheidend ist hier, dass gute Spieler auch nach zwei Stunden noch extrem beschleunigen und abstoppen können und dabei stets die Körperkontrolle behalten. Diese Fähigkeiten müssen trainiert werden: wiederholtes Beschleunigen und Abstoppen. Wer im Spiel regelmäßig zehn Meter sprinten muss und zwischen den Sprints 40 Sekunden Pause hat, muss genau diese Übungsform in seinen Trainingsplan einbeziehen.

Jede Sportart lässt sich auf diese Weise analysieren: Schauen Sie sich ein Spiel an. Beobachten Sie die besten Athleten Ihrer Sportart, und achten Sie dabei nicht darauf, was diese nicht können, sondern finden Sie heraus, wo ihre Stärken liegen.

Um Ihre eigene Sportart zu analysieren, sollten Sie sich folgende Fragen stellen:

- Muss ich in meinem Sport sprinten oder springen? Wenn ja, dann muss ich die Kraft meiner unteren Extremitäten trainieren. Hierzu gehören insbesondere Übungen, die einbeinig ausgeführt werden.

- Wie lange dauert ein Spiel beziehungsweise ein Wettkampf? Habe ich Pausen, und wenn ja, wie lang sind diese?

- Befinde ich mich die ganze Zeit über auf dem Feld, dem Eis, der Bahn beziehungsweise dem Platz?

- Wie oft muss ich sprinten oder joggen, und wie lange dauert ein Lauf- beziehungsweise Sprintintervall? Kommt es vor, dass ich längere Zeit am Stück joggen muss (mehr als fünf Minuten). Wenn nein, weshalb sollte ich das dann trainieren?

- Zähle ich mit meiner Sprint- und Kraftfähigkeit zu den besten zehn Prozent in meiner Sportart? Um dies festzustellen, machen Sie diesen Test: Können Sie als Sportler 10 Meter unter 1,8 Sekunden laufen (bei elektronischer Zeitmessung) und an Ort und Stelle mehr als 86 cm in die Höhe springen? Können Sie als Sportlerin 10 Meter unter 2 Sekunden laufen und höher als 63 cm springen? Wenn Sie diese Frage mit Nein beantworten müssen, dann sollten Sie an Ihrer Schnellkraft arbeiten.

Schnelligkeit und Kraft sind in den meisten Sportarten entscheidende Komponenten. An diesen Fähigkeiten müssen Sie arbeiten, wenn Sie Ihre sportartspezifische Leistungsfähigkeit verbessern wollen. Ausdauer steht hier hintenan. Kraft und Schnelligkeit zu trainieren dauert Jahre, Ausdauer entwickelt man in wenigen Wochen. Bedenken Sie diesen Grundsatz, wenn Sie Ihren Trainingsplan festlegen.

Analysieren Sie die Anforderungen Ihrer Sportart

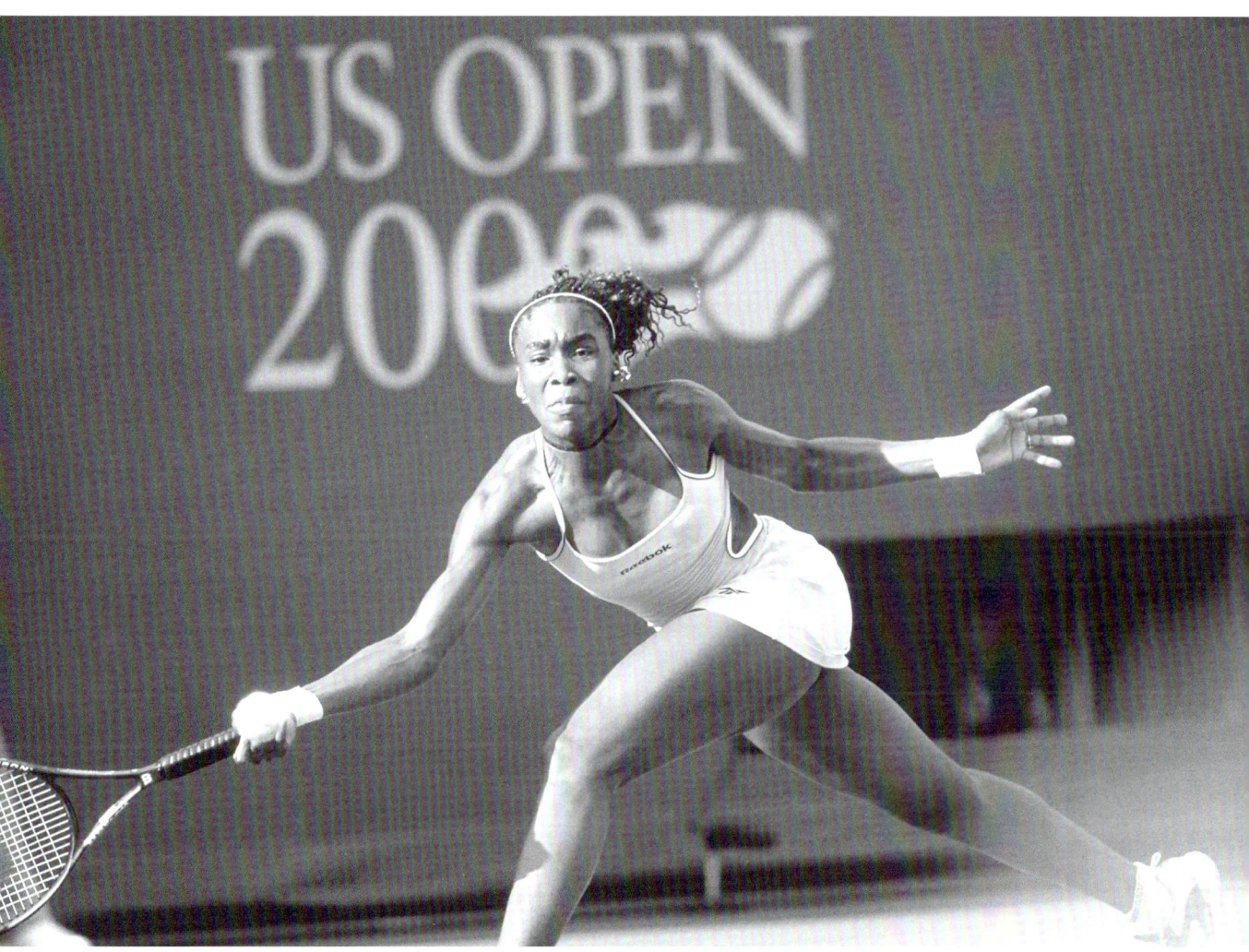

Schnelligkeit, Kraft und Wendigkeit sind die entscheidenden Eigenschaften in Sportarten wie Tennis, wo Spieler immer wieder beschleunigen und abstoppen müssen.

13
BESTIMMEN SIE IHRE FUNKTIONELLE KRAFT

Bestimmen Sie Ihre funktionelle Kraft

Funktionelles Training ist – wie im ersten Kapitel erwähnt – Training, das einen Zweck erfüllt. Wenn Sie die Anforderungen Ihres Sports erkannt haben, bestimmen Sie als Nächstes Ihr persönliches Leistungsprofil, also Ihre Stärken und Schwächen. In diesem Kapitel finden Sie einige Tests, die Ihnen helfen, Ihre funktionelle Kraft zu ermitteln.

In einem sind wir uns wohl einig: Es kommt eigentlich nicht vor, dass ein Athlet zu viel Kraft oder Schnellkraft für seinen Sport besitzt. Oder haben Sie schon einmal einen Kommentator sagen hören: »Mensch, der Mann war so schnell, dass er glatt am Ball vorbeigerannt ist!«? Wer seine Schnelligkeit verbessern möchte, muss an seiner Kraft arbeiten. Er braucht funktionelle Kraft – Kraft, die er in Schnelligkeit umwandeln kann. Bei der Bestimmung der funktionellen Kraft muss der Athlet einen Widerstand – häufig sein eigenes Körpergewicht – in einer Weise bewegen, wie sie bei der Ausübung seines Sports typisch ist. Bei vielen Tests werden klassische Übungen verwendet, wie zum Beispiel das Bankdrücken. Die Befürworter des funktionellen Trainings allerdings üben Kritik daran, diese Übung als Maß für die Oberkörperkraft einzusetzen, da ein Stemmen aus der Rückenlage im Alltag nicht vorkommt. Als Übung zur Stärkung der allgemeinen Oberkörperkraft kann das Bankdrücken zwar durchaus seinen Platz im funktionellen Training haben, Übungen mit dem eigenen Körpergewicht sollte aber trotzdem der Vorrang gegeben werden. Denn wer keine Klimmzüge, Liegestütze oder Dips schafft, verfügt über unzureichende funktionelle Kraft und eine erhöhte Verletzungsanfälligkeit.

Bei der Bestimmung Ihrer funktionellen Kraft sollten Sie keinen allzu großen Wert auf Zahlen legen. Das Gewicht, das Sie stemmen, muss nämlich mit Ihrem Körpergewicht in Relation gebracht werden. Ein Athlet, der in der Lage ist, beim Bankdrücken 160 Kilogramm aufzulegen, wird gemeinhin als stark betrachtet. Doch wenn dieser Athlet selbst 160 kg wiegt, dann stemmt er nicht mehr als sein eigenes Körpergewicht. Bei funktionellen Übungen bewegt der Athlet grundsätzlich nur sein eigenes Körpergewicht.
Ein gutes funktionelles Trainingsprogramm beinhaltet auch altbewährte Kraftübungen wie Bankdrücken und Kniebeugen, die schon seit langer Zeit trainiert werden und allgemein anerkannt sind. Die mit diesen klassischen Übungen entwickelte Kraft wird aber in einem nächsten Schritt in funktionelle Kraft umgewandelt. Hierzu werden zum Beispiel Liegestütze auf einem Gymnastikball oder einbeinige Kniebeugen absolviert. Kraftübungen, die bereits seit 50 Jahren erfolgreich eingesetzt werden, sollten Sie nicht verteufeln. Viele sind nämlich durchaus in einem funktionellen Trainingsprogramm verwendbar.

Sie sollten sich auch davor hüten, Kraft nur um der Kraft willen zu trainieren. Sie benötigen nur ein Mittelmaß an allgemeiner Kraft, das dann mittels funktioneller Übungen in spezifische Kraft umgewandelt wird.
Vermeiden Sie außerdem, nur mit den Trainingsmethoden einer einzigen Sportart zu arbeiten. Stattdessen sollten Sie möglichst Methoden verschiedener Sportarten einbeziehen, um das bestmögliche Trainingsprogramm für Sie zu entwickeln.

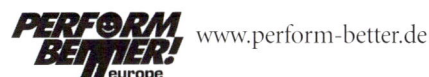

Die funktionelle Kraft des Oberkörpers bestimmen

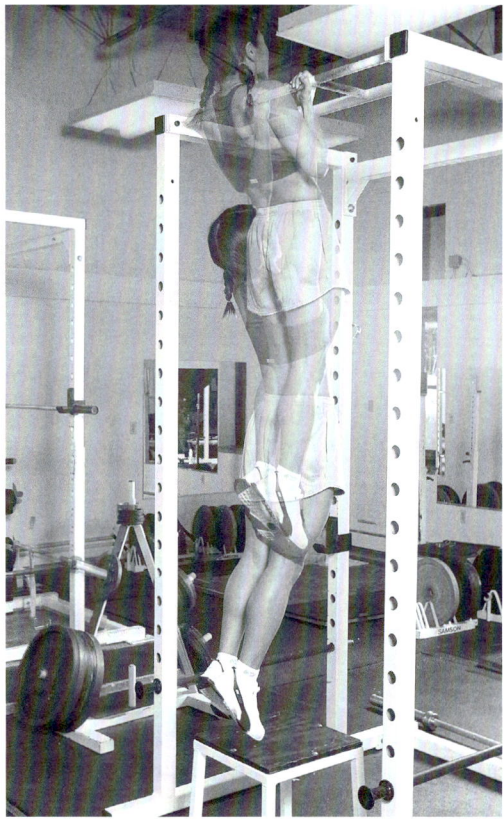

Um Ihre funktionelle Oberkörperkraft zu bestimmen, führen Sie folgende drei Tests aus.

1. ***Bestimmen Sie Ihre maximale Anzahl an Klimmzügen. Frauen führen diese Übung mit zum Körper zeigenden Handflächen aus (Kammgriff). Männer greifen die Stange mit nach vorne zeigenden Handflächen (Ristgriff).***

Nach jeder Wiederholung müssen die Arme wieder komplett gestreckt und die Schulterblätter gespreizt sein (siehe Abbildung links). Wiederholungen, bei denen das Kinn nicht über die Stange gehoben wird oder die Arme in der Hangposition nicht völlig gestreckt sind, dürfen nicht mitgezählt werden. Wer nicht in der Lage ist, zumindest einen kompletten Klimmzug zu absolvieren, verfügt über unzureichende funktionelle Kraft und ist damit erhöhter Verletzungsgefahr, insbesondere im Bereich der Rotatorenmanschette, ausgesetzt.

In der Tabelle auf der rechten Seite oben finden Sie Richtwerte für die Anzahl von Klimmzügen, die Sportler unterschiedlicher Leistungsniveaus schaffen sollten. Diese Zahlen basieren auf Erfahrungswerten mit Tausenden von Athleten, die sich diesem Test unterzogen haben. Beachten Sie bitte, dass jegliche Abweichung von dem zuvor beschriebenen Übungsablauf zur Verfälschung der Daten führt. Die meisten Athleten benötigen indes mindestens ein Jahr gezieltes Training, um zumindest Jugendniveau zu erreichen, wenn sie nicht zuvor bereits regelmäßig Klimmzüge trainiert hatten. Wer nicht in der Lage ist, einen Klimmzug zu schaffen, sollte Klimmzüge mit Unterstützung oder exzentrische Klimmzüge (langsames Senken des Körpers aus Stangenhöhe) trainieren. In Kapitel 9 erfahren Sie alles über das Klimmzugtraining.

KLIMMZÜGE

	Männer (bis 102 Kilogramm)	Frauen (bis 77 Kilogramm)
Weltklasseathlet	25+	15+
Nationalniveau	20–25	10–15
Regionalniveau	15–20	5–10
Jugend	10–15	3–5

2. Bestimmen Sie Ihre maximale Anzahl an Klimmzügen aus dem Schräghang.
Der Bewegungsablauf dieser Übung entspricht einem umgekehrten Bankdrücken. Sie trainieren damit die für Zugbewegungen verantwortliche Schultermuskulatur, hauptsächlich den Trapez- und Rautenmuskel. Hierfür wird die Stange in gleicher Höhe am Grundgerüst angebracht wie beim Bankdrücken. Der Trainierende legt seine Füße auf einer Bank ab und greift die Stange. Während er nun den ganzen Körper stabil hält, zieht er sich nach oben. In der Endposition be-

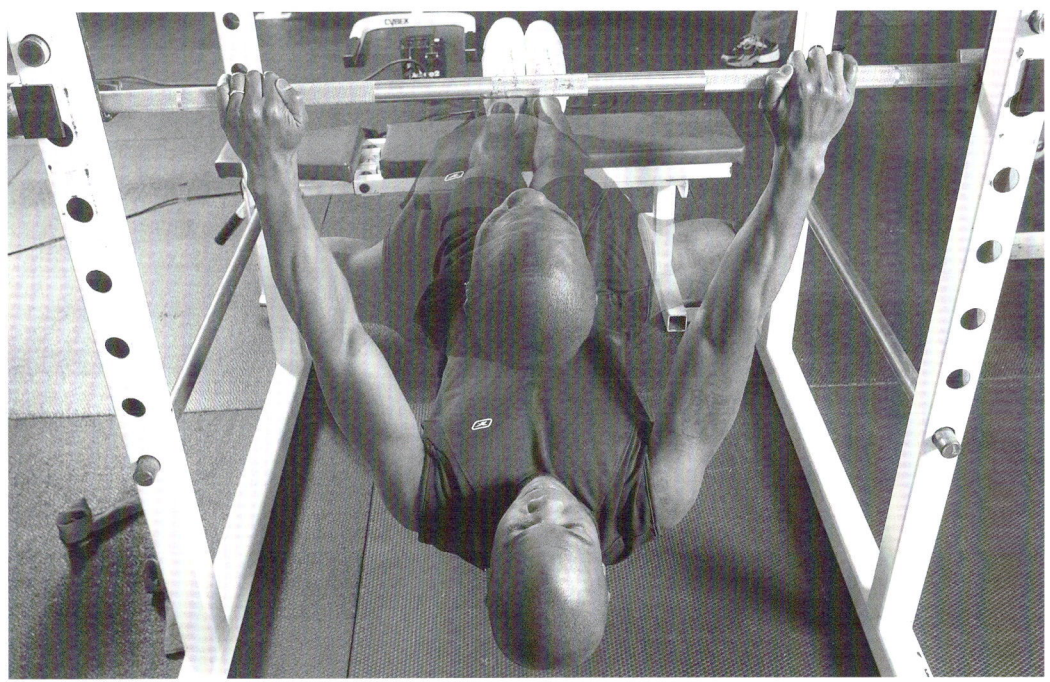

rührt die Brust die Stange. Dann senkt er den Körper wieder ab, bis die Arme komplett gestreckt sind. Beachten Sie bitte, dass der Körper während der gesamten Bewegungsausführung unter Spannung gehalten werden muss. Es dürfen nur Wiederholungen gezählt werden, bei denen die Brust die Stange berührt und der Körper völlig gerade gehalten wird (siehe Abbildung auf Seite 27).

Wenn ein Sportler nicht in der Lage ist, diese Übung auszuführen, hat er unzureichende Kraft im oberen Rückenbereich. Er ist erhöhter Verletzungsgefahr im Bereich der Rotatorenmanschette ausgesetzt und sollte daher einfache Ruderübungen, wie sie im Kapitel 9 beschrieben sind, trainieren, um die Rückenmuskulatur zu stärken. Insbesondere Schwimmer, Tennisspieler sowie Ballsportler und andere Athleten, die häufig Wurfbewegungen ausführen, setzen den Schulterbereich großen Belastungen aus und sollten dort über ausreichende funktionelle Kraft verfügen.

KLIMMZÜGE AUS DEM SCHRÄGHANG

	Männer (bis 102 Kilogramm)	**Frauen (bis 77 Kilogramm)**
Weltklasseathlet	25+	15+
Nationalniveau	20–25	10–15
Regionalniveau	15–20	5–10
Jugend	10–15	3–5

3. Bestimmen Sie Ihre maximale Anzahl an Liegestützen.

Für größere und schwerere Athleten ist der Liegestütztest ein besserer Indikator ihrer funktionellen Kraft als das Bankdrücken. Bei jedem Liegestütz muss der gesamte Körper stabil gehalten werden und die Nase den Boden berühren. Wenn Sie den Körper wieder nach oben drücken, müssen die Ellenbogen durchgestreckt sein. Nur wenn alle Kriterien erfüllt sind, darf die Wiederholung gewertet werden. Sie können auch ein Metronom zur Hilfe nehmen, das Sie auf 50 Schläge pro Minute einstellen. Ihre Aufgabe ist nun, den Takt zu halten, wobei Sie je einen Schlag für die Aufwärts- und einen Schlag für die Abwärtsbewegung benötigen sollten. Somit absolvieren Sie 25 Liegestütze pro Minute. Sobald Sie nicht mehr in der Lage sind, den Takt zu halten, oder die Bewegungsausführung nicht mehr korrekt ist, brechen Sie den Test ab.

Bestimmen Sie Ihre funktionelle Kraft

LIEGESTÜTZE

	Männer (bis 102 Kilogramm)	Frauen (bis 77 Kilogramm)
Weltklasseathlet	50	35
Nationalniveau	42	27
Regionalniveau	35	20
Jugend	25	12

Die funktionelle Kraft des Unterkörpers bestimmen

Es ist wesentlich schwieriger, die funktionelle Kraft des Unterkörpers sicher und genau zu bestimmen als die des Oberkörpers. Leider gibt es hierfür nämlich keine zuverlässigen Tests, für die bereits Erfahrungswerte existieren.

In Kapitel 6 beschreiben wir die einbeinige Kniebeuge auf dem Kasten, die unserer Meinung nach die funktionelle Unterkörperkraft am zuverlässigsten testet – oder eher *demonstriert*. Auch sie ist kein zuverlässiger Test, da sie einige Übung erfordert und daher eher die Erfahrung eines Sportlers und weniger seine Kraft beweist. So kann man zwar aus verschiedenen einbeinigen Kniebeugeübungen Rückschlüsse auf die funktionelle Unterkörperkraft ziehen, doch es ist uns nicht möglich, genaue Richtwerte anzugeben.

In Tests mit unseren Sportlern haben wir herausgefunden, dass selbst Athleten, die bereits über gute funktionelle Kraft verfügen, etwa sechs Wochen zielgerichtetes Training benötigen, um fünf einbeinige Kniebeugen mit 2,5 Kilogramm schweren Kurzhanteln auf der Bank zu absolvieren (siehe Abbildung). Wer ähnliche ein-

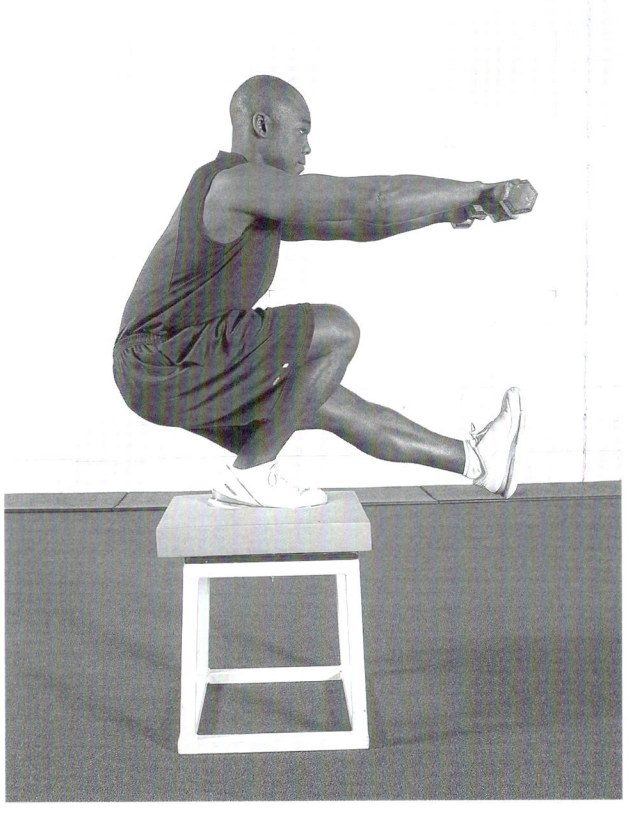

beinige Bewegungsabläufe noch nie trainiert hat, dem sei geraten, zunächst etwa drei Wochen lang Kniebeugen im Ausfallschritt zu trainieren und dann weitere drei Wochen lang einbeinige Bankkniebeugen (dabei liegt der hintere Fuß auf einer Bank) zu absolvieren.

Andere Tests zur Bestimmung der Unterkörperkraft halten wir nicht für zuverlässig. In der Regel muss der Athlet nämlich zunächst die Übung erlernen, um überhaupt in der Lage zu sein, eine Wiederholung durchzuführen. Dies birgt ein erhebliches Verletzungsrisiko, das uns größer erscheint als der Nutzen.

Eine Alternative zur einbeinigen Kniebeuge auf dem Kasten, um die Beinkraft zu bestimmen, ist der Vertikalsprung. Nach einer Phase zielgerichteten Beinkrafttrainings wird der Test wiederholt, und die Ergebnisse werden verglichen.

Der Vertikalsprung *(Jump and Reach)* ist relativ risikoarm und leicht durchzuführen. Außerdem sind bereits Richtwerte für diesen Test verfügbar. Eine gesteigerte Sprunghöhe ist zumindest annäherungsweise auf eine Erhöhung der Beinkraft zurückzuführen.

Die besten Geräte, um die Ergebnisse des Vertikalsprungs zu messen, sind Just Jump System® und Vertec®, die über M-F Athletic Company beziehungsweise www.perform-better.de zu beziehen sind. Allerdings haben beide Geräte ihre Nachteile.

Das Just Jump System® misst die Länge der Flugphase in Sekunden und rechnet diese dann in Wegstrecke um. Der Trainierende muss bei diesem Test auf dem gleichen Platz abspringen und landen, er darf die Knie nicht heben oder beugen und muss bei der Landung die Fußzehen zuerst aufsetzen.

Vertec® misst die Sprunghöhe. Wenn wir diesen Test verwenden, messen wir, in welcher Höhe der Sportler mit einer und mit beiden Händen die Wand berührt. Selbstverständlich muss die Höhenmessung akkurat sein, um zu zuverlässigen Testergebnissen zu führen.

An dieser Stelle muss noch erwähnt werden, dass ein Test nur die Aufgabe hat, Leistungsfähigkeit oder Leistungszuwachs festzustellen. Er soll aufzeigen, in welchen Bereichen ein Athlet Schwächen hat und erhöhter Verletzungs-

VERTIKALSPRUNG BEIDBEINIG (HÖHE IN ZENTIMETER)

	Männer (bis 102 Kilogramm)	Frauen (bis 77 Kilogramm)
Weltklasseathlet	89+	63+
Nationalniveau	84–89	51–63
Landesebene	63–76	51
Schulmannschaft	56–63	38–51

Bestimmen Sie Ihre funktionelle Kraft

gefahr ausgesetzt ist. Er ist nicht Teil eines Trainingsprogramms. Die Zahlen, die sich aus dem Test ergeben, können aber dennoch hilfreich für das Training sein. So wird etwa die maximale Zahl der Klimmzüge genutzt, um die Höhe des zu verwendenden Gewichts für Klimmzüge mit Zusatzgewicht zu bestimmen. Bei Sätzen mit fünf Wiederholungen beginnen Sie mit einem Gewicht, das Ihrer maximalen Zahl an Klimmzügen geteilt durch 2,2 entspricht. Wenn Sie sich genau an diese Zahlen halten, sind Leistungsfortschritte garantiert.

Hierfür ein Beispiel: Wenn Sie im Test 25 Klimmzüge geschafft haben und im Training drei Sätze mit fünf Wiederholungen ausführen wollen, legen Sie also 11 Kilogramm an Zusatzgewicht auf (25 Klimmzüge/2,2 = 11,34 Kilogramm). Wenn Sie nur drei Wiederholungen absolvieren, multiplizieren Sie die Zahl Ihrer maximalen Klimmzüge mit 1,5. Das ergibt ein Zusatzgewicht von 16,5 Kilogramm (37 Klimmzüge/2,2 = 16,8 Kilogramm).

In unserer Trainingsgruppe haben wir männliche Athleten, die bei drei Wiederholungen bis zu 40 Kilogramm Zusatzgewicht auflegen, und weibliche Sportlerinnen, die drei Klimmzüge mit bis zu 20 Kilogramm Zusatzgewicht schaffen.

Ihre funktionelle Kraft zu ermitteln ist ein wichtiger Schritt in der Entwicklung Ihres Trainingsplans. Achten Sie bei der Durchführung der Tests aber auf eine korrekte Ausführung, da die Ergebnisse sonst verfälscht wären. Es geht bei einem Test nicht darum, sich durch möglichst gute Werte hervorzutun. Denken Sie an die Worte der berühmten Anthropologin Margaret Mead: »Was Leute sagen und tun, ist etwas ganz anderes, als was sie sagen, dass sie tun.« Athleten wie Trainer sollten sich dem Test entschlossen und ehrlich unterziehen. Nun so gibt er Aufschluss über die gemachten Fortschritte und den weiteren Trainingsverlauf.

Inzwischen sollten Sie die spezifischen Anforderungen Ihrer Sportart kennen und Ihren eigenen Leistungsstand einschätzen können. Auch die Grundsätze des Functional Training dürften Ihnen klar geworden sein. Nun können Sie beginnen, das Trainingsprogramm zusammenzustellen, das Ihrer Sportart entspricht und mit dem Sie die entscheidenden Muskelgruppen stärken, Bewegungsabläufe optimieren und die Verletzungsgefahr senken können.

04

SO STELLEN SIE IHR TRAININGSPROGRAMM ZUSAMMEN

So stellen Sie Ihr Trainingsprogramm zusammen

In diesem Kapitel lernen Sie, wie man ein funktionelles Trainingsprogramm zusammenstellt. Darüber hinaus stellen wir Ihnen die grundlegenden Trainingsprinzipien sowie Hilfsmittel vor, die Sie verwenden können, um diese Prinzipien in Ihrem Programm umzusetzen. Dabei geht es nicht allein darum, Kraft zu entwickeln, sondern diese zugleich mit Balance und Stabilität zu vereinen.

Ein solches Programm zusammenzustellen ist gleichermaßen interessant und herausfordernd, denn die Menge an Informationen, die an Sie herangetragen wird, kann mitunter einschüchternd und die Empfehlungen können verwirrend sein.

Gehen wir daher noch einmal zurück zu den Kernfragen aus Kapitel 2:

- Beruht Ihre Sportart auf Schnelligkeit und Kraft?
- Müssen Sie häufig beschleunigen und abstoppen?
- Wie lange dauert ein Spiel, ein Satz, eine Runde, ein Wettkampf oder ein Rennen?

Nahezu jeder Mannschaftssport, darunter Fußball, Hockey und Basketball, aber auch Tennis gehören zu den Schnellkraftdisziplinen, also zu den Sportarten, bei denen häufiges Beschleunigen, Sprinten und Abstoppen sich abwechseln. Das funktionelle Training wird sich hier nach einer zwei- bis dreiwöchigen Vorbereitungsperiode hauptsächlich auf Start-und-Stopp-Läufe ähnlich dem Shuttle Run oder Pendellauf konzentrieren. In der Vorbereitungsphase werden extensive Tempoläufe absolviert, die eine Basis für die folgende intensive Laufarbeit schaffen sollen. Hierbei werden in einem Tempo, das zwischen Joggen und Sprinten liegt, Strecken von 100 bis 200 Metern gelaufen. Auf jedes Laufintervall folgt eine Gehpause. Unsere Athleten trainieren auf einem Fußballfeld, wobei sie die Länge des Feldes laufen und die Breite dann als Gehpause nutzen.

Im Anschluss an die Vorbereitungszeit werden schnelle Antritte und Abstoppen trainiert. Versuchen Sie hierbei, die Bewegungsmuster Ihrer Sportart genau zu imitieren. Viele Trainer setzen in dieser Phase auch eine Trainingsmethode ein, die hierzulande als »Fahrtspiel« bekannt ist. Dabei bindet der Athlet während eines Dauerlaufs selbstständig immer wieder intensivere Tempoläufe unterschiedlicher Länge ein. Ich persönlich halte das Fahrtspiel für keine gute Trainingsform, da Athleten, denen es freigestellt ist, wann, wie oft und wie lange sie Tempo aufnehmen, häufig zu langsam laufen und zu lange Pausen einlegen. Ich ziehe es vor, genaue Vorgaben zu Tempo und Pausenlänge zu machen. Der Athlet läuft sonst Gefahr, überwiegend im aeroben Bereich zu trainieren. Wie bereits erwähnt, wirkt sich ein Übermaß an Ausdauertraining aber negativ auf die Schnellkraft aus.

Prinzipien der Trainingsplangestaltung

Folgende Prinzipien müssen Sie bei der Zusammenstellung Ihres funktionellen Krafttrainingsprogramms beachten:

- *Erlernen Sie zuerst die Basisübungen.* Viele Athleten, die mit dem funktionellen Training beginnen, machen den Fehler, dass sie sich zu früh an schwierige, komplexe Übungen heranwagen. Sie versuchen, Bewegungen auf instabilem Untergrund wie einem Gymnastikball, einem Schaumstoffkissen oder einem Airex Balance-Pad auszuführen, bevor sie die Bewegungen in ihrer Grundform beherrschen. Erlernen Sie zuerst die Basisübungen wie Kniebeugen, Klimmzüge und Liegestütze mit eigenem Körpergewicht, bevor Sie die Aufbauübungen trainieren.
- *Beginnen Sie mit Übungen mit dem eigenen Körpergewicht.* Der häufigste Fehler von Sportlern beim Krafttraining ist, zu viel Gewicht aufzulegen. Wenn Sie eine Übung sauber mit dem eigenen Körpergewicht ausführen können, aber der Bewegungsablauf leidet, sobald Sie Gewichte auflegen, dann verzichten Sie auf zusätzliches Gewicht. Die Übung ist effektiver, wenn Sie sie korrekt ausführen. Bei vielen Oberkörperübungen haben ungeübte Athleten sogar Schwierigkeiten, ihr eigenes Körpergewicht zu stemmen. In der Anfangsphase müssen daher gegebenenfalls Hilfsmittel wie Geräte mit Gewichtsunterstützung eingesetzt werden.
- *Arbeiten Sie sich langsam von einfachen zu komplexeren Übungen vor.* Die progressive Übungsfolge in diesem Buch ist über viele Jahre entwickelt worden. Halten Sie sich an diese Abfolge, und versuchen Sie nicht, Zeit einzusparen, indem Sie Übungen überspringen oder die angegebene Trainingszeit verkürzen. Wenn Sie beispielsweise einbeinige Übungen trainieren, dann beginnen Sie mit der einfachsten Übung, der einbeinigen Kniebeuge auf stabilem Untergrund, bevor Sie zu einer schwierigeren Übung wie der einbeinigen Kniebeuge auf der Bank übergehen. Auf instabiler Oberfläche trainieren Sie erst dann, wenn Sie sich mit Basisübungen ausreichend vorbereitet haben.

Bei Übungen mit dem eigenen Körpergewicht ist die Trainingsfolge einfach:
Sie beginnen in der ersten Woche mit drei Sätzen à acht Wiederholungen. In der zweiten Woche trainieren Sie drei Sätze à zehn Wiederholungen, bevor Sie in der dritten Woche dann drei Sätze mit je zwölf Wiederholungen absolvieren. Das ist die progressive Overload-Methode, bei welcher der Trainingsreiz stetig gesteigert wird. Statt die Anzahl der Wiederholungen zu verändern, können Sie auch Zusatzgewicht einsetzen, das Sie von Woche zu Woche erhöhen.
In der vierten Woche gehen Sie dann zu einer schwierigeren Übung über. Auch diese komplexere Übung wird in den folgenden drei Wochen mittels steigender Wiederholungszahl oder Belastungsintensität trainiert.
Anfänger bauen am besten Kraft auf, indem sie den Widerstand stufenweise erhöhen. Wenn Sie in der Lage sind, wöchentlich 2 bis 2,5 Kilogramm zuzulegen, dann würde das nach einem

So stellen Sie Ihr Trainingsprogramm zusammen

Trainingsjahr über 100 Kilogramm Gewichtssteigerung bedeuten. Freilich erreichen alle Athleten mit dieser Methode früher oder später ein Leistungsplateau, Anfänger aber erzielen mit dieser Methode die größten Fortschritte.

Noch ein Wort zur Wahl der Trainingsinhalte: Vermeiden Sie unbedingt, Ihr Programm nach persönlichen Vorlieben zu gestalten. Trainer und Sportler neigen häufig dazu, Trainingsformen zu wählen, die sie mögen. Achten Sie daher darauf, dass Sie die Übungen immer nach dem Nutzen für Ihre Sportart auswählen.

Hilfsmittel für funktionelles Training

Viele Trainer und Sportler glauben, funktionelles Training bestehe hauptsächlich aus niedlichen Übungen mit dem Gymnastikball. Weit gefehlt! Das wichtigste Hilfsmittel ist nämlich das eigene Körpergewicht. Mit diesem zu arbeiten ist für viele schon anspruchsvoll genug. Erst wenn die Basisübungen mit dem eigenen Körpergewicht beherrscht werden, kann der Sportler mit dem Gymnastikball oder anderen Trainingsgeräten zu den Übungen auf instabilem Untergrund übergehen. Damit diese Übungen effektiv ausgeführt werden können, müssen alle Muskelgruppen mit Stabilisationsfunktion hinreichend vorbereitet sein, was durch vorheriges Training auf stabilem Untergrund geschieht. Schauen Sie einem Anfänger dabei zu, wie er Kniebeugen im Ausfallschritt macht: Der Mangel an Gleichgewicht ist unübersehbar, und in den meisten Fällen ist keine zusätzliche Instabilität nötig.

Im Folgenden finden Sie eine Auflistung der Trainingsgeräte, die beim Functional Training zum Einsatz kommen.

DER GYMNASTIKBALL

Der Gymnastikball ist leider zum Inbegriff für Functional Training geworden. Zahlreiche Bücher sind erschienen, die sich mit Trainingsformen rund um den Gymnastikball befassen, Videos und vielfältige Kurse wurden angeboten. Der übermäßige Einsatz des Gymnastikballs aber führte dazu, dass viele Trainer Functional Training heute kritisch betrachten oder gar ablehnen. Doch man sollte sich in Erinnerung rufen, dass der Ball nur eine Variante des instabilen Untergrunds und gerade bei Anfängern nicht die erste Wahl ist. Dagegen ist er ein ausgezeichnetes Hilfsmittel für Rumpfkraftübungen, wie zum Beispiel Liegestütze (siehe Abbildung links).

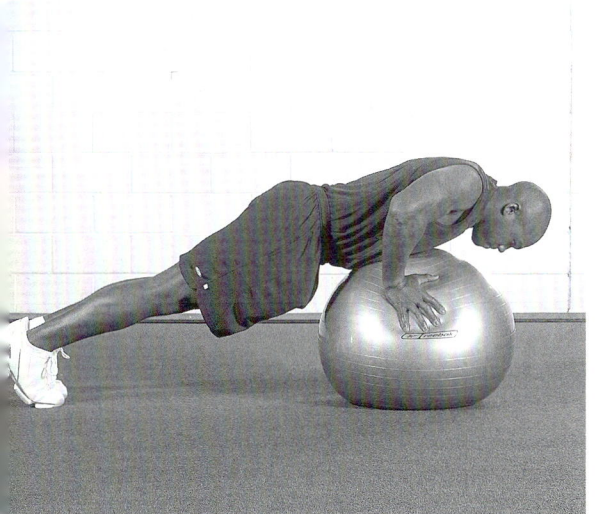

Auch zur Stärkung der Gesäß- und hinteren Oberschenkelmuskulatur kann er eingesetzt werden.

Nicht eingesetzt werden sollte der Gymnastikball bei Kniebeugen und bei Übungen mit Zusatzgewicht. Auch wer sich auf den Ball stellt, riskiert, sich erheblich zu verletzen. Es gibt genügend andere Hilfsmittel, die Sie als instabile Unterlage für das Beinmuskeltraining einsetzen können.

Seien Sie vorsichtig, wenn Sie den Gymnastikball als Sitzunterlage oder Bankersatz bei Oberkörperübungen mit Gewichten einsetzen. Für das Training mit Hanteln oder einer Stange sollten Sie ausschließlich Sicherheitsbälle benutzen, denn normale Gymnastikbälle platzen, wenn sie beschädigt werden, was zu gravierenden Verletzungen führen kann. Allerdings soll es auch schon vorgekommen sein, dass diese besonders robusten Sicherheitsbälle geplatzt sind. Unsere Devise lautet daher: Trainieren Sie am Gymnastikball nur mit dem eigenen Körpergewicht, und stellen Sie sich niemals auf den Ball.

DAS HALBRUNDE SCHAUMSTOFFKISSEN

Bei diesem wichtigen Trainingsgerät handelt es sich um eine etwa 30 Zentimeter lange, halbrunde Schaumstoffrolle. Ihre nur leicht instabile, nur wenig erhöhte Oberfläche bietet Sicherheit und eignet sich daher gut, um einbeinige Übungen auszuführen. Die Oberfläche passt sich der Fußform an und veranlasst dabei die fuß-, knie- und hüftstabilisierende Muskulatur, größere Kräfte zu mobilisieren, um die Instabilität in der Frontalebene auszugleichen (siehe Abbildung links unten).

DAS AIREX® BALANCE-PAD

Das Airex Balance-Pad entspricht dem nächsthöheren Grad an Instabilität nach dem Schaumstoffkissen, denn es ist nicht nur zur Seite hin, sondern in drei Achsen instabil. Mit dieser dreidimensionalen Instabilität bietet es die ultimative Herausforderung im Training der unteren Extremitäten. Unsere Athleten beginnen mit einbeinigen Übungen auf stabiler Oberfläche, trainieren dann auf dem Schaumstoffkissen und schließlich auf dem Airex Balance-Pad (siehe Abbildung auf Seite 29).

DAS REEBOK® CORE BOARD

Auch das von dem Physiotherapeuten Alex McKechnie für Reebok entwickelte Core Board ist ein wichtiges Trainingsgerät. Es handelt sich hierbei um eine in drei Achsen bewegliche Plattform, die im Unterschied zu den auf dem Markt erhältlichen Therapiekreiseln oder Kippelbrettern auch auf die Bewegung des Athleten reagie-

So stellen Sie Ihr Trainingsprogramm zusammen

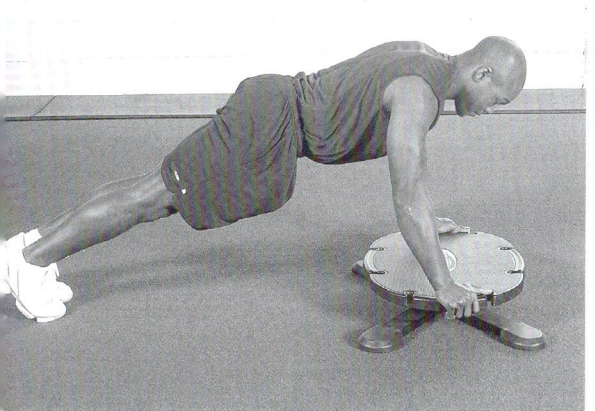

DAS SLIDEBOARD

Ursprünglich wurde das Slideboard für Eisschnellläufer entwickelt, doch heute wird es auch in vielen anderen Sportarten eingesetzt. Es ist das einzige Gerät, mit dem in einer sportartspezifischen Haltung Muskulatur und Kondition trainiert werden können.

Der Trainierende steht, wie beim Eisschnelllauf, mit gebeugten Knien auf dem Brett und führt kraftvolle Seitwärtsbewegungen aus (siehe Abbildung unten). Dabei kann er gleichzeitig seine Herz-Kreislauf-Funktion trainieren und das typische Bewegungsmuster trainieren, also die für den Eisschnelllauf relevanten Muskelgruppen stärken. Das ist mit herkömmlichen Cardiogeräten nicht möglich und macht das Training auf diesem Gerät mindestens ebenso effektiv wie Lauftraining. Unsere Athleten arbeiten regelmäßig mit dem Slideboard, das sowohl die Seitwärtsbewegungen und Balance schult als auch die ansonsten schwer trainierbaren Hüftabduktoren und -adduktoren trainiert. Kein anderes Trainingsgerät deckt so viele Bereiche gleichzeitig ab. Außerdem können alle Athleten auf

ren kann. Wenn es in eine Richtung gedrückt wird, entwickelt es eine Gegenkraft und drückt den Athleten in die Gegenrichtung. Damit wird die Muskulatur gezwungen zu reagieren. Auf diesem Brett können sowohl konzentrische (hier wird der Muskel kontrahiert, also verkürzt) als auch exzentrische Übungen (bei denen der Muskel verlängert wird) ausgeführt werden (siehe Abbildung oben). Es dient nicht nur dem Muskelaufbau im Sport, sondern ist auch in der Physiotherapie einsetzbar.

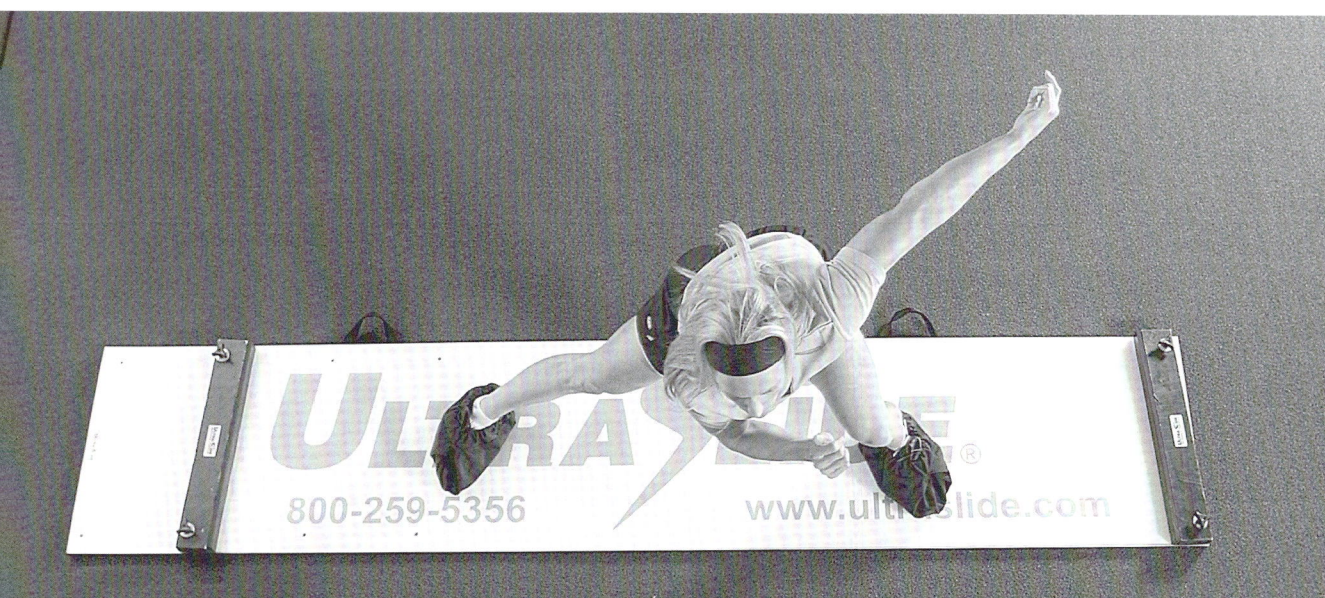

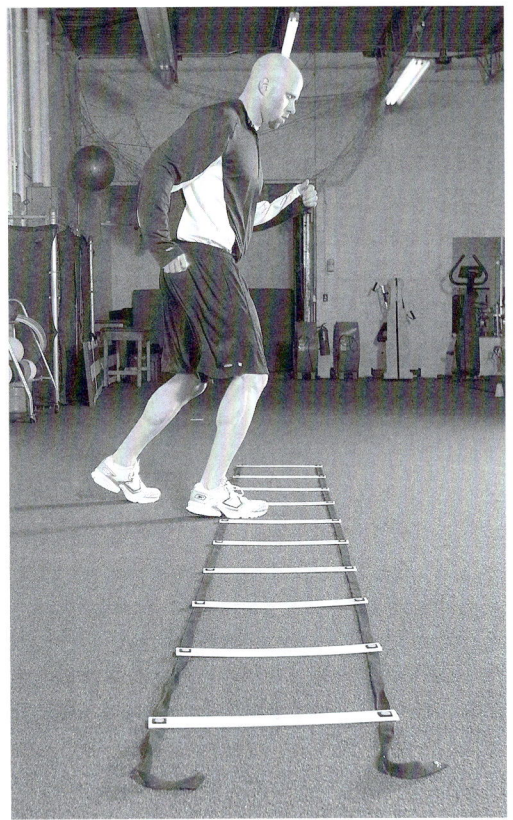

dem Brett trainieren, unabhängig davon, wie groß oder schwer sie sind.

DIE KOORDINATIONSLEITER

Die Koordinationsleiter *(Agility Ladder)* gehört zu den besten Hilfsmitteln, die für das funktionelle Training erhältlich sind. Dieses Trainingsgerät ermöglicht eine hocheffektive Form des dynamischen Aufwärmens und trainiert gleichzeitig Fußschnelligkeit, Balance, Koordination und exzentrische Kraft (siehe Abbildung oben). Bis zu seiner Einführung gab es keine andere effektive Möglichkeit, die Fußschnellkraft zu trainieren. Von dem Training mit der Koordinationsleiter profitieren sowohl die Muskeln, die zugleich aufgewärmt werden, als auch das neuromuskuläre System.

DER FITTER®

Der Fitter wurde ursprünglich in Kanada für Skifahrer entwickelt, stellt aber eine hervorragende Ergänzung der Ausrüstung für das funktionelle Training aller Athleten dar. Er besteht aus einem Gleitstück mit vier Rollen und einem stabilen Untergrund. Das Gleitstück ist mittels verstellbarer elastischer Seile unterschiedlicher Dicke auf dem Bodenteil befestigt. Die Seile ermöglichen es ihm, auf dem Bodenteil hin- und herzurollen (siehe Abbildung unten). Am Fitter können Seiten- und Längsbewegungen sowie diagonale Bewegungen des Ober- und Unterkörpers ausgeführt werden. Gleichzeitig wird die Balancefähigkeit geschult. Der Fitter wird auch in der Rehabilitation genutzt, wo er zur Stabilitätsentwicklung in praktisch jedem Gelenk eingesetzt werden kann.

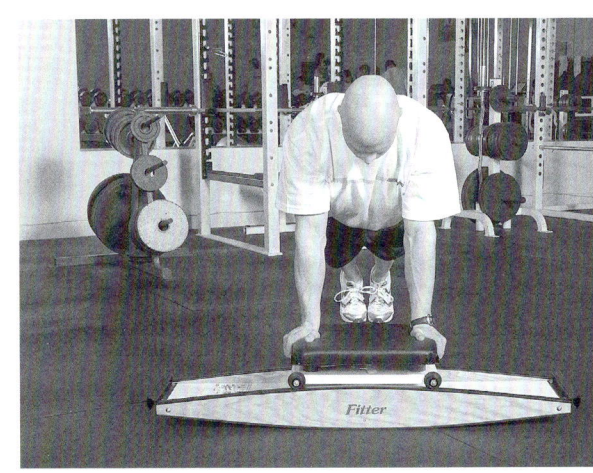

DER MEDIZINBALL

Der Medizinball ist das beste Hilfsmittel für das funktionelle Training des Rumpfes und die Vorbeugung von Verletzungen der Rotatorenmanschette. Der Medizinball existiert zwar schon seit Jahrhunderten, doch heute gibt es moderne Versionen aus latexfreiem Gummi, die hervorragende Aufpralleigenschaften besitzen. Um den Oberkörper zu kräftigen, kann der Ball gegen die Wand oder zu einem Partner geworfen werden. Auch Distanzwürfe, die den ganzen Körper beanspruchen, sind sehr effektiv. In Kapitel 8 finden Sie eine Vielzahl von Übungen mit dem Medizinball. Wer die Möglichkeit hat, an einer Mauer oder Steinwand zu trainieren, kann auf diese Weise sehr gut seine Schnellkraft trainieren. Manche Übungsformen bergen allerdings ein hohes Verletzungsrisiko. Wir haben daher in unsere Trainingsprogramme kaum Übungen aufgenommen, bei denen ein Trainingspartner den Ball auffangen muss, da es hierbei leicht zu Handgelenksverletzungen kommen kann. Auch von einarmigen Überkopfübungen raten wir ab, da diese das Schultergelenk zu stark belasten.

DIE GEWICHTSWESTE

Manche Trainer halten Gewichtswesten für überflüssig, wenn ihre Athleten mit Lang- und Kurzhanteln trainieren. Doch die Gewichtsweste besitzt einige Vorzüge gegenüber den Hanteln: Sie beschwert den Körper, ohne dabei den Bewegungsablauf zu beeinflussen, und der Trainierende hält keine Hantel in der Hand und kann die Bewegung ungehindert ausführen. Damit bietet die Gewichtsweste eine exzellente Möglichkeit, bei Übungen, die normalerweise nur mit dem eigenen Körpergewicht ausgeführt werden, wie Klimmzügen, Kniebeugen und Klimmzügen aus dem Schräghang, den Widerstand zu erhöhen. Bei Sportarten wie Eishockey oder Football kann die Weste außerdem dazu dienen, im Training das Gewicht der Schutzausrüstung zu simulieren, welche die Sportler auf dem Spielfeld tragen.

Das Kontinuum des funktionellen Trainings

In der Tabelle zum Kontinuum des funktionellen Trainings auf Seite 40 werden einige Übungen nach ihrer Funktionalität eingeordnet. Ganz links finden Sie Übungen, die relativ unfunktionell sind (es handelt sich hierbei meist um Übungen an Kraftgeräten), ganz rechts Übungen, die als hochfunktionell zu bezeichnen sind (Übungen auf instabilem Untergrund). Des Weiteren werden die Übungen nach Körperbereichen in Unterkörperübungen (knie- beziehungsweise hüftdominant), Oberkörperübungen (Zieh- und Stoßübungen) und Rumpfkraftübungen unterteilt. Bei der Zusammenstellung Ihres Trainingsprogramms sollten Sie immer relativ unfunktionelle traditionelle Übungen mit funktionellen Übungen verbinden, um zunächst allgemeine Kraft zu entwickeln und diese dann in funktionelle Kraft umzuwandeln.

Ein Beispiel: Wenn Sie sich die erste Reihe in der Tabelle anschauen, also die kniedominanten Übungen für den Unterkörper, dann sehen Sie,

DAS KONTINUUM DES FUNKTIONELLEN TRAININGS

(alle Sportarten außer Baseball, Schwimmen, Tennis)

Niedrige Funktionalität ⟶ Hohe Funktionalität

UNTERKÖRPERÜBUNGEN

kniedominant

Übung	Beinpressen	Kniebeuge an der Multipresse	Kniebeuge mit Langhantel	einbeinige Kniebeuge	einbeinige Kniebeuge auf Airex Balance-Pad
Erläuterung	liegend, keine Stabilisation notwendig	stehend, keine Stabilisation notwendig	beidbeinig	einbeinig	einbeinig, mit erschwerter Balance

hüftdominant

Übung	Beincurl	Rückenstrecken	beidbeiniges Kreuzheben mit gestreckten oder leicht angewinkelten Beinen	einbeiniges Kreuzheben mit gestreckten Beinen	einbeiniges Kreuzheben mit gestreckten Beinen auf Airex-Balance-Pad
Erläuterung	Bauchlage, unfunktioneller Bewegungsablauf	Bauchlage, funktioneller Bewegungsablauf	stehend, beidbeinig	stehend, einbeinig	stehend, einbeinig, mit erschwerter Balance

OBERKÖRPERÜBUNGEN

horizontales Drücken

Übung	Bankdrücken am Gerät	Bankdrücken	Bankdrücken mit Kurzhanteln	Liegestütz	Liegestütz am Gymnastikball
Erläuterung	Rückenlage, keine Stabilisation notwendig	Rückenlage, wenig Stabilisation notwendig	Rückenlage, einarmige Stabilisation	Bauchlage, *closed chain*	Bauchlage, mit erschwerter Balance

vertikales Ziehen

Übung	Latzug				Klimmzug

horizontales Ziehen

Übung	Rudern am Gerät	Rudern mit Kurzhanteln	Klimmzug aus dem Schräghang	einarmiges, einbeiniges Rudern	einarmiges, beidbeiniges Rotationsrudern

RUMPFKRAFTÜBUNGEN

Übung	Crunch	Russischer Twist	Lift im Stehen	Lift im Stehen mit Seil	Training mit Ballwurfmaschine
Erläuterung	liegend, keine Rotation	liegend mit Rotation	stehend ohne Bewegung	stehend mit Gewicht	stehend mit schneller Bewegung

dass die am wenigsten funktionelle Übung die Beinpresse ist. Der Athlet liegt auf dem Rücken und muss keinerlei Stabilisation erbringen; dies übernimmt das Gerät. Die nächsthöhere Stufe im funktionellen Kontinuum ist die Kniebeuge an der Multipresse. Hier steht der Athlet auf dem Boden, doch noch immer wird die Bewegung vom Gerät geführt. Bei der Kniebeuge mit Langhantelstange muss der Athlet dann selbst Stabilität in die Bewegung bringen. Die einbeinige Kniebeuge verlangt ihm schon sehr viel Balancefähigkeit ab und ist eine hochfunktionelle Übung. Die Muskulatur der Beine und des Rumpfes wird nun so stark beansprucht wie beim Laufen oder Springen. Die Übung mit der größten Funktionalität ist die einbeinige Kniebeuge auf dem Airex Balance-Pad. Hierbei trainiert der Athlet effektiv alle stabilisierenden Muskelgruppen und muss gleichzeitig auf der wackligen Unterlage die Balance halten.

Funktionelles Training für Frauen

Immer wieder wird unter Trainern diskutiert, inwiefern sich das Training von Männern und Frauen unterscheiden sollte. Unserer Erfahrung nach gibt es allerdings kaum Unterschiede. Unter keinen Umständen sollten Trainer von Frauen ihre Anforderungen herabsetzen. Fast alles, was ich je über das Training von Frauen gehört habe, erwies sich als unwahr, und auch meine eigenen Vorurteile waren falsch.

Die weitverbreitete Meinung, dass Frauen keine Oberkörperübungen mit eigenem Körpergewicht absolvieren sollten oder könnten, ist falsch. Frauen haben zwar geringere Oberkörperkraft als Männer und müssen in der Regel bei Übungen mit dem eigenen Körpergewicht zunächst unterstützende Hilfsmittel einsetzen, aber bei sinnvollem Training sind sie in der Lage, gute Ergebnisse zu erzielen. Doch wenn Trainer von vornherein zu niedrige Anforderungen an Frauen stellen, hemmen sie deren Leistungsfortschritt. Wir trainieren Frauen in den Sportarten Basketball, Fußball, Hockey, Eishockey und Eiskunstlauf und haben die Erfahrung gemacht, dass unsere Sportlerinnen nach einer gezielten Trainingsphase durchaus in der Lage sind, Liegestütze, Klimmzüge und Dips mit dem eigenen Körpergewicht auszuführen.

Ein weiterer Irrtum im Frauentraining ist, dass Frauen beweglicher sind als Männer. Unsere Profi-Eishockeydamen haben die gleichen Probleme mit der Stabilität im Hüftbereich wie die Männer in dieser Sportart. Auch unsere Fußballspielerinnen sind nicht beweglicher als die männlichen Kicker. Versteifungen und Unbeweglichkeit entstehen in Folge der repetitiven Bewegungsmuster einer Sportart und sind unabhängig vom Geschlecht.

Ein klarer Unterschied zwischen dem Training von Frauen und Männern besteht darin, dass Frauen leichter zu coachen sind als Männer. Während Männer beim Krafttraining gern danach schielen, wie viel Gewicht der Nachbar stemmt, und versuchen, ihn zu übertrumpfen, interessiert das Frauen überhaupt nicht. Sie messen sich nur an ihren eigenen Leistungen und achten nicht darauf, was andere tun. Das macht es für den Coach leichter, das Training zu kontrollieren.

Frauen haben außerdem ein kritischeres Selbstbild als Männer und machen sich zum Beispiel viel mehr Sorgen darüber, nicht genug Muskeln aufzubauen. Darüber müssen sich Trainer im Klaren sein, um möglichst adäquat gegenzusteuern. Statistiken zu Gewicht und Körperfettanteil sind oft erfunden oder nicht seriös erstellt worden und tragen nur dazu bei, das überkritische Selbstbild der Frau zu verstärken. Werte zu Körpergewicht und Körperfett sollten nur herangezogen werden, wenn sie eigens für diese Sportlerin ermittelt worden sind. Sie den Werten von Frauen anderer Vereine gegenüberzustellen, die von anderen Leuten mit anderen Methoden ermittelt worden sind, ist, als würde man Äpfel mit Orangen vergleichen. Hingegen sollte man den Frauen klarmachen, welches Gewicht und welcher Körperfettanteil den spezifischen Anforderungen der eigenen Sportart entsprechen.

Trainer, die sich mit den psychischen Problemen von Frauen überfordert fühlen und nicht wissen, wie sie mit Themen wie Essstörungen, dem Körperbild oder der Ernährung umgehen sollen, ziehen sich häufig gänzlich aus dieser Angelegenheit zurück und verzichten auf jede Problematisierung. Das ist aber keine Lösung. Wenn Sie feststellen, dass eine Ihrer Athletinnen ein Problem mit dem eigenen Körper hat, dann sollten Sie dieser Sportlerin hilfreich zur Seite stehen und das Thema offensiv angehen.

Frauen brauchen in diesem Fall Vorbilder aus ihrer eigenen Sportart, die eine gesunde Körperzusammensetzung und Figur aufweisen. Der Trainer ist die erste Kontaktperson, die solche Vorbilder verfügbar machen kann.

Der wichtigste Unterschied bei der Betreuung von Frauen aber liegt im benötigten Material. Frauen brauchen für die Durchführung von manchen Übungen besondere Hilfsmittel. Lesen Sie daher den folgenden Abschnitt über den Einsatz von Geräten im Training von Frauen.

GERÄTEBEDARF FÜR DAS FRAUENTRAINING

Die folgenden Empfehlungen für den Einsatz von Geräten gelten für Frauen und für junge Sportler beider Geschlechter.

Olympia-Hantelstangen mit 15 Kilogramm Gewicht

Die meisten jungen Sportler oder weiblichen Athletinnen haben noch so wenig Muskelkraft, dass sie leichtere Gewichtsstangen benutzen müssen als erwachsene Männer. Setzen Sie, wenn möglich, die 50-mm-Olympia-Hantelstangen für Frauen mit 15 Kilo Gewicht ein. Nutzen Sie nicht die traditionellen Hantelstangen und -scheiben mit Löchern von 30 Millimeter Durchmesser. Die jüngeren Athleten sollten nicht anders aussehen als alle anderen Sportler im Kraftraum.

Kurzhanteln mit 1-Kilogramm-Abstufungen

Nutzen Sie einen Kurzhantelsatz mit kleinen Gewichtsabstufungen, um den Athleten graduelle Gewichtssteigerungen zu ermöglichen. Wenn die jungen Sportler gezwungen sind, das Gewicht um 2,5 Kilogramm pro Kurzhantel zu steigern, bedeutet das bei zwei 5-Kilo-Hanteln eine Erhöhung von 30 Prozent. Kein Erwachsener würde sein Gewicht von einer Woche zur nächsten um 30 Prozent steigern.

So stellen Sie Ihr Trainingsprogramm zusammen

0,5-Kilogramm-PlateMates®
Wenn Sie kein Kurzhantelset mit kleinen Gewichtsdifferenzen zur Verfügung haben, können PlateMates eine gute Lösung sein. Es handelt sich hierbei um Magnete, die an der Kurzhantel angebracht werden und diese um je 0,5 Kilogramm erschweren. Achten Sie beim Kauf darauf, dass die PlateMates die gleiche Form haben wie Ihre verwendeten Kurzhanteln (rund beziehungsweise hexagonal), da sie ansonsten nur schlecht angebracht werden können.

0,5-Kilogramm-Gewichtsscheiben
Diese extrem kleinen Gewichtsscheiben sind zwar nicht weit verbreitet, aber sie erweisen gerade jungen Sportlern gute Dienste. Sie werden anstelle von 0,5 Kilogramm-PlateMates verwendet.

Dip-Gürtel
Fortgeschrittene Athleten können Klimmzüge oder Dips mit zusätzlichem Gewicht ausführen. Die traditionellen Dip-Gürtel sind häufig aber so lang, dass sie für schmale Frauenhüften nicht geeignet sind. In diesem Fall maßgefertigte Gürtel verwendet werden.

Gewichtsgürtel
Wenn Sie mit Gewichtsgürteln arbeiten, sollten Sie die Größe S für einen Hüftumfang zwischen 60 und 80 Zentimeter besorgen, um auch für ihre weiblichen Sportler den passenden Gürtel parat zu haben.

Wenn Ihr Trainingsraum vollständig ausgestattet ist, steht dem funktionellen Training von Frauen nichts mehr im Wege. Alles, was Sie in diesem Buch bisher über funktionelles Training gelernt haben, kann gleichermaßen für Frauen angewendet werden. Allerdings müssen Sie bei Oberkörperübungen mit Körpergewicht bei Frauen in der Anfangsphase eventuell unterstützende Maßnahmen anwenden. Trainieren Sie Klimmzüge zum Beispiel mit Hilfsmitteln, die den Körper stützen. Auch Klimmzuggeräte können eingesetzt werden.

Wer keine Liegestütze schafft, baut zunächst mittels Bankdrücken Kraft auf.

Beachten Sie, dass Sie bei der Wahl der funktionellen Übungen immer mit den Basisübungen beginnen und sich dann Schritt für Schritt nach oben arbeiten.

Hier noch einmal die wichtigsten Regeln:

- Lernen Sie zuerst die Basisübungen.
- Nutzen Sie Ihr Körpergewicht.
- Schreiten Sie langsam von einfachen zu schwierigen Übungen vor.

Meine Grundregel lautet: Alle Bewegungen müssen immer sauber und flüssig aussehen. Wenn Sie feststellen, dass ein Sportler eine Übung nicht korrekt ausführen kann, dann gehen Sie eine Schwierigkeitsstufe zurück. Technik ist das A und O.

34
LINEARES UND LATERALES AUFWÄRMEN

Lineares und laterales Aufwärmen

Es ist naheliegend, bei den praktischen Grundlagen des Functional Training mit dem funktionellen Warm-up zu beginnen. Functional Training hat nämlich auch das Konzept des Aufwärmens erneuert. Viele Trainer machen auch heute noch den Fehler, beim Aufwärmen statische Dehnübungen einzusetzen. Natürlich ist Beweglichkeit wichtig und muss, um Verletzungen vorzubeugen, regelmäßig trainiert werden. Statisches Dehnen gehört aber nicht ins Aufwärmprogramm.

Stellen Sie sich bitte einmal folgende Fragen:

- Kann ich mich auf Bewegungen vorbereiten, indem ich für längere Zeit stillstehe?
- Sollte ich mich sehr langsam bewegen, um mich auf schnelle Bewegungen vorzubereiten?
- Sollte ich still dasitzen, um mich auf Bewegung vorzubereiten?

Nur wenn Sie diese Fragen mit Ja beantwortet haben, würde statisches Dehnen im Aufwärmprogramm einen Sinn ergeben. Was würde zum Beispiel passieren, wenn Sie Gummibänder ins Gefrierfach legen und sie anschließend dehnen? Sie würden reißen.

Muskeln können ähnlich reagieren, wenn sie im kalten Zustand gedehnt werden.

Das Dehnen kalter Muskulatur stellt eine große Verletzungsquelle dar.

Wir haben dies zwar nicht in einer offiziellen Studie belegt, doch wir betreuen täglich mehr Athleten als jede andere Trainingseinrichtung, die wir kennen. Im Sommer 2002 trainierten 600 Athleten aller Leistungsklassen elf Wochen lang viermal pro Woche mit uns. Dies entspricht insgesamt 26 400 Trainingseinheiten. Keiner unserer Sportler hat sich während des Aufwärmens gedehnt, und trotzdem – oder gerade deswegen – hatten wir keine einzige Muskelzerrung zu vermelden, die ärztlich behandelt werden musste.

Unser Aufwärmprogramm dauert etwa 15 bis 20 Minuten und lässt die Athleten in der Regel ziemlich erschöpft zurück. Dabei wird die Belastung der Muskeln langsam erhöht, und die Bewegungen werden allmählich bis zu maximaler Geschwindigkeit intensiviert.

Funktionelles Aufwärmen bereitet den Körper auf hohes Tempo und auf Seitwärtsbewegungen vor und schult dabei gleichzeitig die Bewegungsausführung. Bereits beim Aufwärmen muss auf eine korrekte Fußstellung geachtet werden, damit der Athlet ein Gefühl dafür entwickelt, wie optimale Kraftübertragung zustande kommt. Einfach gesagt, bedeutet dies: Wenn der Fuß unter der Hüfte aufgesetzt wird, kann der Sportler effektiv beschleunigen. Wird er dagegen vor dem Körperschwerpunkt aufgesetzt, wirkt der Fuß als Bremse.

Achten Sie auch auf richtige Körperhaltung. Sportler sollten lernen, Bewegungen aus der Hüfte heraus auszuführen und nicht im Hüftbereich einzuknicken.

Mark Verstegen vom Athletes' Performance Institute teilt das Aufwärm- und Bewegungstraining in lineare und laterale Tage ein. An linearen Tagen trainiert der Athlet Schnellkraft, Tempo und Ausführung von Vorwärts- und Rückwärtsbewegungen. An lateralen Tagen widmet er sich dagegen den Seitwärtsbewegungen. Diese Einteilung ist der beste Weg, das Bewegungstraining in Übungseinheiten aufzuteilen.

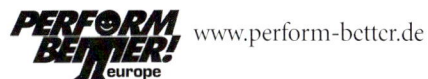

Lineares Aufwärmen

Ein aktives lineares Warm-up besteht aus Übungen, die den Sportler auf das Sprinten vorbereiten. Er übt die saubere Sprinttechnik und bereitet gleichzeitig seine Beine auf die folgenden intensiven Belastungen vor. Die meisten Übungen sind aus dem Leichtathletiktraining übernommen worden und werden gemeinhin unter dem Oberbegriff Koordinationsläufe zusammengefasst. Sie wärmen die wichtigsten Muskelgruppen auf und dehnen dabei gleichzeitig sanft die Antagonisten. Dieser Doppelnutzen macht das lineare Warm-up so wertvoll: Die Muskulatur wird aufgewärmt und gleichzeitig über die volle Bewegungsamplitude geführt. Weder Stretching noch einfaches Joggen kann beide Bedingungen erfüllen. Auch Rückwärtslaufen sollte Teil des linearen Aufwärmens sein, schließlich sind Rückwärtsbewegungen ein wichtiger Bestandteil vieler Sportarten. Viele Trainer machen beim Tempotraining den Fehler, ausschließlich auf Theorie und Praxis der Leichtathletik zurückzugreifen. Auch wenn die gängigen Methoden und Übungen auf diesem Gebiet vornehmlich aus der Leichtathletik stammen, sollten Sie zusätzlich Bewegungsmuster in Ihr Aufwärmprogramm integrieren, die auf die ganz besonderen Anforderungen Ihrer Sportart vorbereiten.

Das lineare Aufwärmen (siehe Tabelle unten) widmet sich hauptsächlich den drei Muskelgruppen, die bei Laufbewegungen häufig überlastet werden: den Hüftbeugern, der hinteren und der vorderen Oberschenkelmuskulatur. Am Ende der Aufwärmphase sollten diese Muskelgruppen in verschiedenen Geschwindigkeiten über die gesamte Bewegungsamplitude geführt worden sein. Erst danach wird intensives lineares Training wie Sprints, plyometrische Übungen oder Pendelläufe absolviert.

Lineares Aufwärmen (circa 20 Meter pro Übung)

Kniehebegang	Rückwärtspedalieren
Kniehebelauf	Ausfallschritte rückwärts (erst ab der zweiten Woche)
Skipping	
Anfersen	Ausfallschritte vorwärts (erst ab der dritten Woche)
Skipping mit gestrecktem Bein	
Standwaage	Raupe
Rückwärtslauf	

→ Kniehebegang

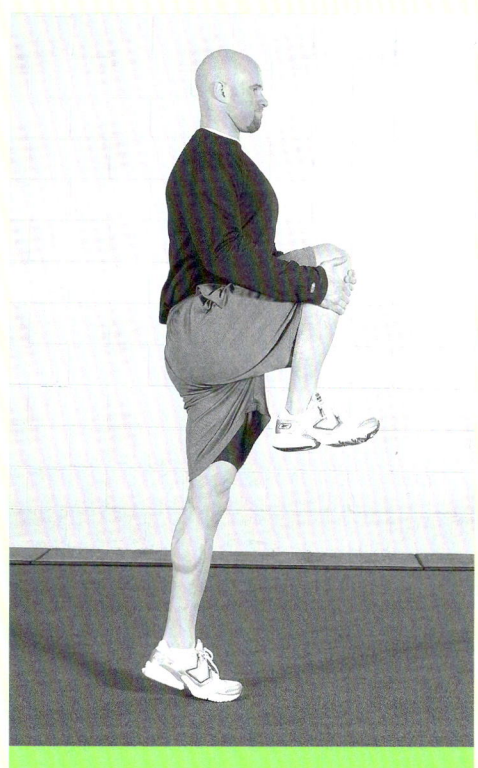

Der Kniehebegang stellt die Muskulatur behutsam auf das Aufwärmprogramm ein. Er dehnt die Muskeln im hinteren Hüftbereich, insbesondere die Gesäßmuskulatur. Machen Sie einen Schritt nach vorne, greifen Sie dabei das Schienbein des gegenüberliegenden Beins mit beiden Händen, und ziehen Sie das Knie zur Brust. Strecken Sie dann das Standbein, und stellen Sie sich auf die Zehenspitzen. Dadurch wird der Hüftbeuger der Gegenseite aktiviert.

→ Kniehebelauf

Beim Kniehebelauf handelt es sich um eine wenig intensive Bewegung, da bei dieser Übung noch kein Wert auf Höhe und Schnelligkeit gelegt wird. Die rhythmischen Bewegungen aktivieren den Hüftbeuger.

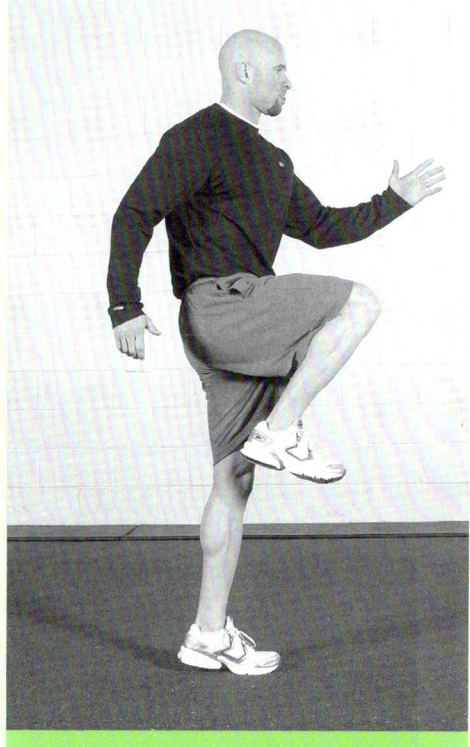

→ Skipping

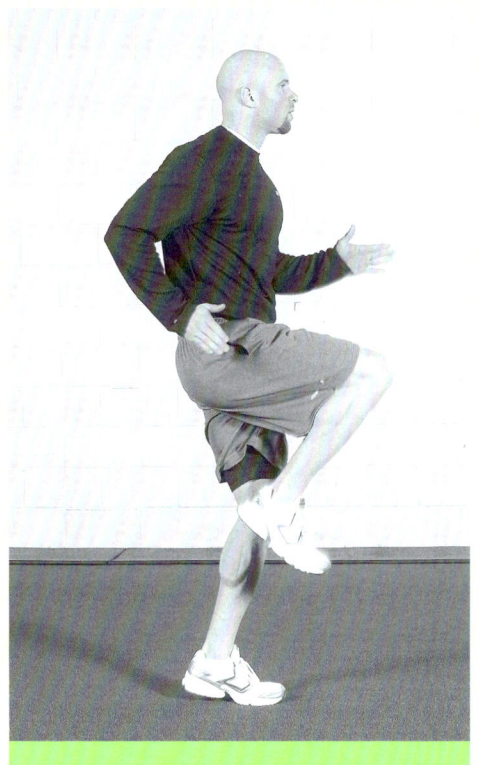

Diese Übung ist intensiver als die vorangehende. Durch schnelle Beinbewegungen wird der Hüftbeuger stark beansprucht. Bei der Bewegungsausführung sollte darauf geachtet werden, dass der Oberkörper des Trainierenden stets aufrecht bleibt (er darf weder vor- noch zurückfallen) und die Füße mit möglichst hoher Frequenz bewegt werden. Die richtige Haltung ist entscheidend bei dieser Übung, denn nur so werden die richtigen Muskelgruppen trainiert.

→ Anfersen

Das Anfersen aktiviert die hintere Oberschenkelmuskulatur und führt den Vierköpfigen Schenkelstrecker *(Quadrizeps)*, also die vordere Oberschenkelmuskulatur, über die volle Bewegungsamplitude.

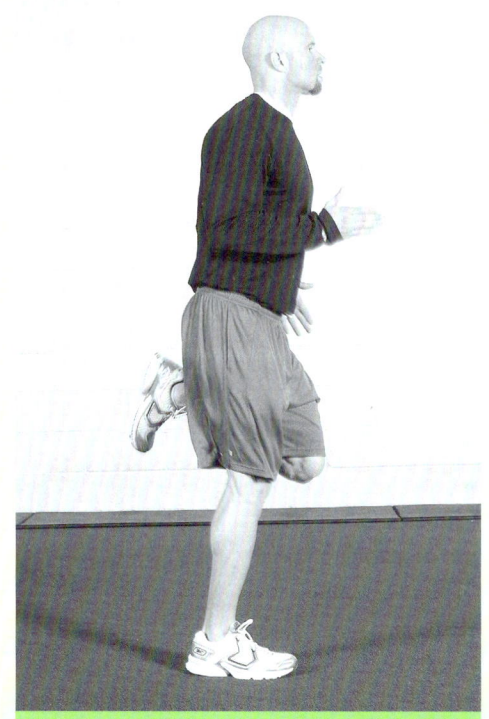

Lineares und laterales Aufwärmen

→ Skipping mit gestrecktem Bein

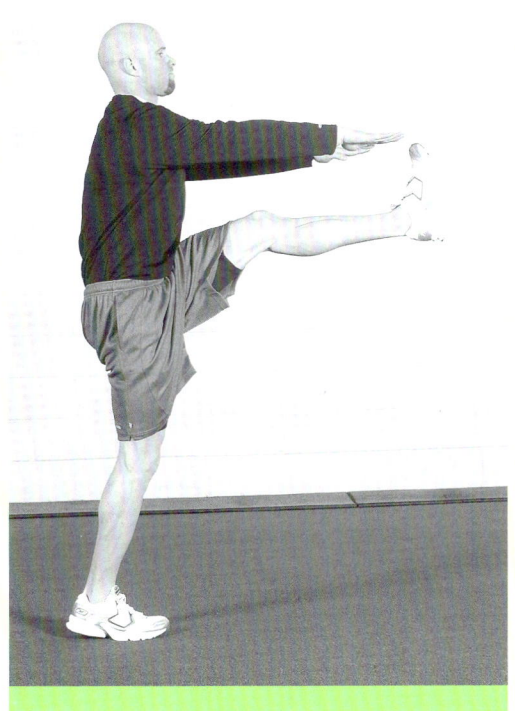

Bei dieser Übung halten Sie die Arme auf Schulterhöhe gestreckt nach vorne, um einen Anhaltspunkt für die Höhe der Fußbewegung zu haben. Durch das gestreckte Anheben des Beines wird die hintere Oberschenkelmuskulatur dynamisch gedehnt. Gleichzeitig wird der Hüftbeuger aktiviert, der sich stark zusammenziehen muss, um die Hüfte mit gestrecktem Bein zu beugen.

→ Standwaage

Halten Sie beide Arme gestreckt zur Seite, heben Sie ein Bein vom Boden ab, und führen Sie es gestreckt bis auf Hüfthöhe nach hinten. Halten Sie diese Stellung einen Moment, bevor Sie mit dem angehobenen Bein einen großen Schritt nach vorne machen. Diese Übung wirkt einen sehr großen propriozeptiven Stimulus auf die Fußgelenkmuskulatur aus und dehnt gleichzeitig die Muskulatur des hinteren Oberschenkels. Außerdem wird der Hüftstrecker des angehobenen Beines aktiviert. Anfänger klagen dabei aber häufig über Probleme im hinteren Oberschenkel.

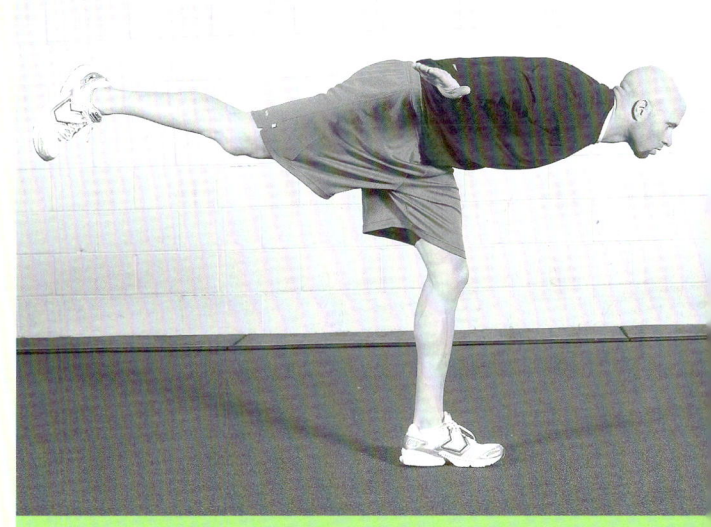

→ Rückwärtslauf

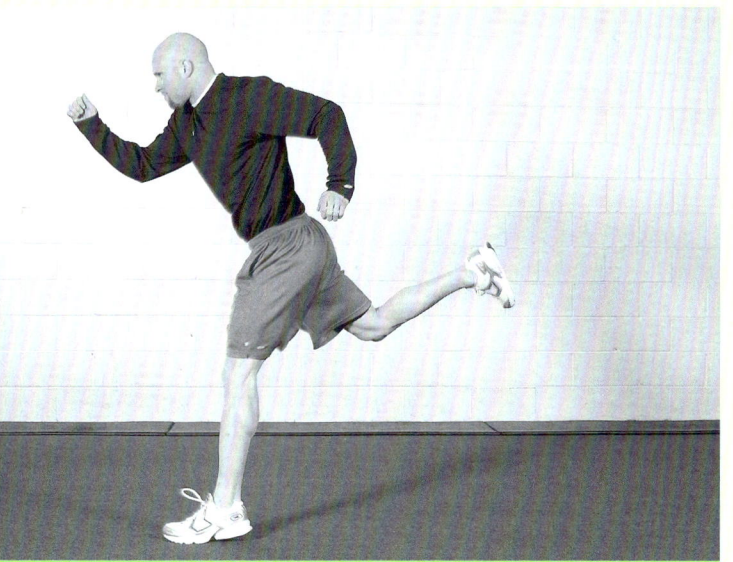

Der Rückwärtslauf darf nicht mit dem Rückwärtspedalieren verwechselt werden. Auf den ersten Blick mögen beide Übungen ähnlich aussehen, doch trainieren sie entgegengesetzte Muskelgruppen. Beim Rückwärtslauf stößt sich der Athlet aktiv mit dem vorderen Bein ab und macht einen kraftvollen Schritt nach hinten. Bei dieser Rückwärtsbewegung wird die hintere Oberschenkelmuskulatur aktiviert und gleichzeitig der Hüftbeuger gedehnt. Im Grunde handelt es sich um die dem umgekehrten Skipping mit gestrecktem Bein entgegengesetzte Bewegung.

→ Rückwärtspedalieren

Das Rückwärtspedalieren ist zwar auch eine Rückwärtsbewegung, aktiviert aber vor allem die vordere Oberschenkelmuskulatur. In der Bewegungsausführung muss die Hüfte daher stets gebeugt bleiben. Die Füße befinden sich entweder unter dem Körperschwerpunkt oder davor. Der Sportler drückt sich aktiv aus dem Oberschenkel ab, versucht aber nicht, einen langen Schritt nach hinten zu machen. Der Fuß befindet sich niemals, wie das beim Rückwärtslauf der Fall ist, hinter dem Körperschwerpunkt. Footballspieler, die in der Abwehr spielen, sind mit dieser Übung bestens vertraut. Andere Sportler jedoch haben anfangs häufig Schwierigkeiten mit der Bewegungsausführung.

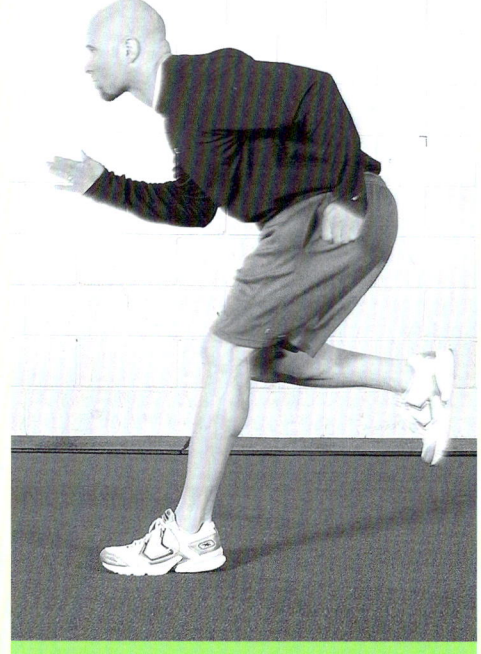

Lineares und laterales Aufwärmen

→ Ausfallschritte rückwärts und vorwärts

Das Vorwärts- und Rückwärtsgehen in Ausfallschritten aktiviert Bein- und Hüftstrecker und dehnt dabei gleichzeitig den vorderen Hüftbereich. Diese Übung ist allerdings eine große Belastung für die Beinmuskulatur, sodass ungeübte Sportler schnell erhebliche Probleme bekommen und das Training vorzeitig abbrechen müssen.
Ausfallschritte sollten daher erst ins Aufwärmprogramm integriert werden, nachdem die Sportler mindestens eine Woche lang einbeinige Übungen zur Stärkung der Beinmuskulatur absolviert haben.
Wir beginnen in der Regel in der zweiten Woche mit Rückwärtsausfallschritten, da diese vor allem die Kniestrecker aktivieren, aber die Adduktoren weniger belasten. Vorwärtsausfallschritte führen wir dann in der dritten Woche ein.

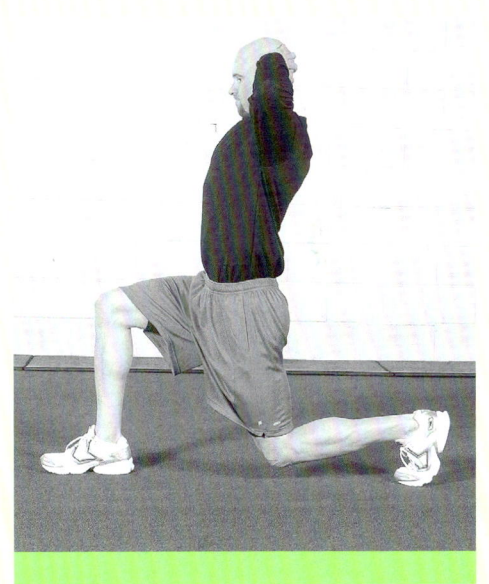

→ Raupe

Die Raupe ist eine der besten Aufwärmübungen für den ganzen Körper und gleichzeitig eine der unbeliebtesten, denn sie ist anstrengend und ermüdet die Sportler schnell. Beginnen Sie in der Liegestützposition, und senken Sie dann die Hüfte ab, wobei die Bauchmuskulatur gedehnt wird. Dann laufen Sie mit den Füßen in kleinen Schritten zu den Händen, wobei die Beine stets gestreckt bleiben. In diesem Teil der Bewegung wird die hintere Oberschenkelmuskulatur gedehnt. Wenn Sie mit den Füßen nicht mehr näher an die Hände herankommen, bewegen Sie sich in kleinen Schritten mit den Händen vorwärts. Die Füße bleiben jetzt auf der Stelle. Dieser zweite Teil der Bewegung aktiviert die Oberkörpermuskulatur, insbesondere im Schulterblattbereich. In der Endposition befindet sich der Sportler wieder in Liegestützhaltung mit gedehnter Bauchmuskulatur. Führen Sie die Übung über eine Länge von etwa 20 Metern aus.

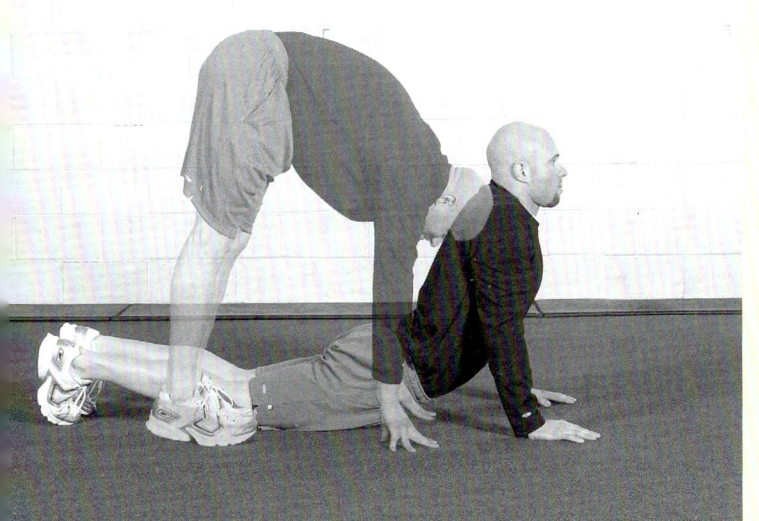

Lineares Aufwärmen mit dem Schwerpunkt Flexibilität

Lineares Aufwärmen mit dem Schwerpunkt Flexibilität (circa zehn Meter pro Übung)	
Kniehebegang mit Außenrotation	Ausfallschritt rückwärts mit Drehung
Anfersen mit Innenrotation	Standwaage vorwärts
Anfersen gehend	Standwaage rückwärts
Standwaage mit Ferse zum Gesäß	Cross-over mit gestrecktem Bein
Überkopf-Ausfallschritt	Rückwärtsraupe

Dieses alternative lineare Warm-up kann eingesetzt werden, wenn es bei der folgenden sportlichen Aktivität vor allem auf dynamische Beweglichkeit ankommt (die Bewegungsreichweite während der sportlichen Aktivität) und weniger auf schnelle Bewegungen. Diese Übungen sind dem statischen Dehnen daher ähnlicher als die zuvor beschriebenen. Sie werden in langsamem Gehtempo und nur über etwa zehn Meter absolviert. Jede Übung wird einmal ausgeführt.

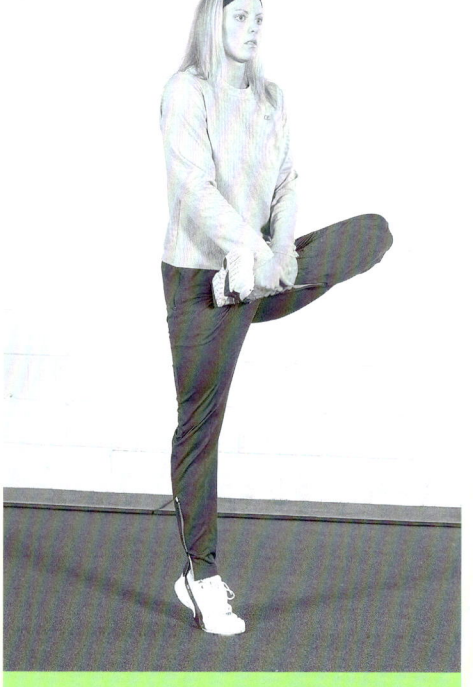

→ Kniehebegang mit Außenrotation

Bei dieser Übung greifen Sie Ihr Schienbein mit beiden Händen und ziehen es auf Hüfthöhe. Dadurch wird die Hüfte nach außen gedreht. Gleichzeitig strecken Sie die Hüfte auf der Seite des Standbeins, indem Sie sich auf die Zehenspitzen stellen.

Lineares und laterales Aufwärmen

→ Anfersen mit Innenrotation

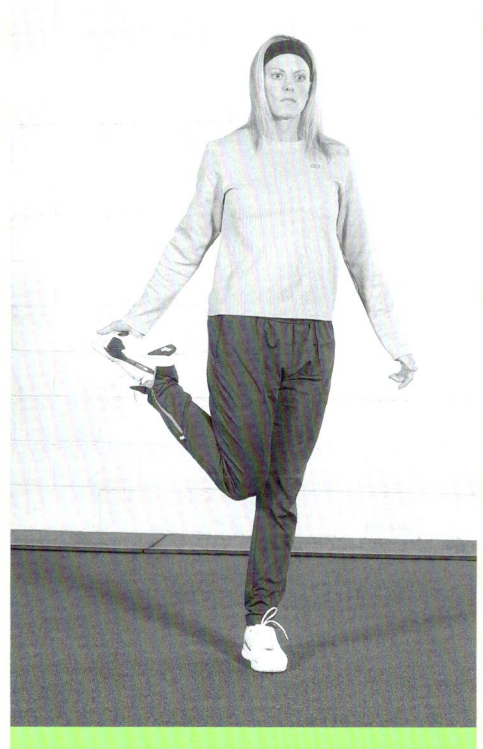

Auch bei dieser Übung wird die Hüfte gedehnt, allerdings durch Innenrotation. Umgreifen Sie mit nach außen zeigender Handfläche die Innenseite der Fußsohle. Drehen Sie dann den Fuß auswärts, das Bein dreht sich dabei einwärts. Sie dehnen damit die äußeren Hüftrotatoren. Athleten, die über eine geringe dynamische Flexibilität verfügen, haben anfangs oft Schwierigkeiten, diese Übung auszuführen.

→ Anfersen gehend

Umgreifen Sie nach jedem Schritt, den Sie nach vorne gehen, die Fußspitze, und ziehen Sie die Ferse ans Gesäß. Wenn Sie den Fuß mit der gegengleichen Hand umgreifen, wird auch der Rumpf aktiviert.

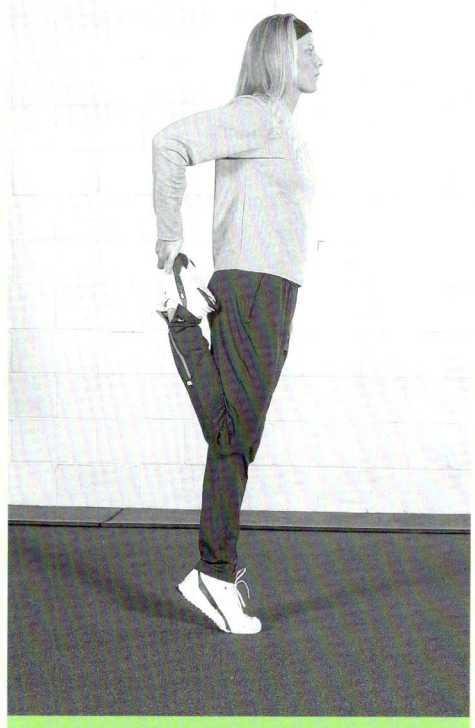

→ Standwaage mit Ferse zum Gesäß

Sie ziehen, wie in vorheriger Übung beschrieben, die Ferse ans Gesäß. Zusätzlich lehnen Sie sich vorwärts und heben das Knie so hoch wie möglich, wobei Sie den Oberkörper gerade halten. Diese Übung wirkt einen großen propriozeptiven Stimulus auf die Fußgelenkmuskulatur des Standbeins aus und aktiviert gleichzeitig die vordere Oberschenkelmuskulatur, speziell den geraden Oberschenkelmuskel *(Rectus femoris)*, des angehobenen Beins.

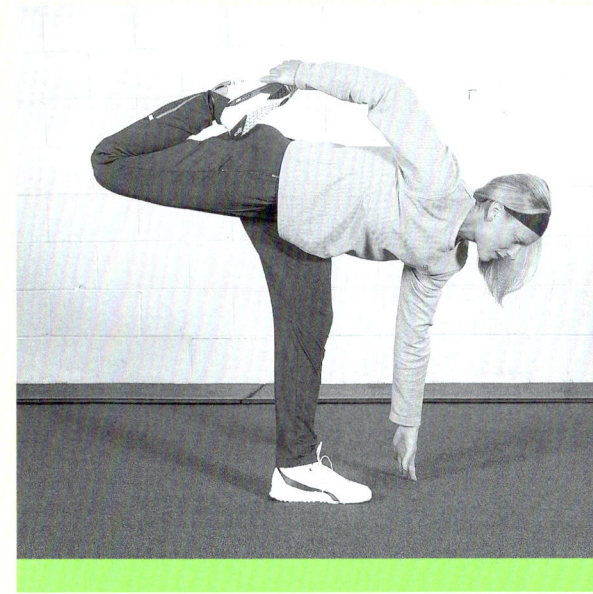

→ Überkopf-Ausfallschritt

Der Bewegungsablauf dieser Übung ist der gleiche wie bei den zuvor (auf Seite 51) beschriebenen Vorwärts- oder Rückwärtsausfallschritten. Bei dieser Variante halten Sie jedoch die Arme gestreckt über den Kopf, wodurch auch der Oberkörper aktiviert wird. Umschließen Sie mit einer Hand den Daumen der anderen Hand, und ziehen Sie die Schulterblätter hoch.

Lineares und laterales Aufwärmen

→ Ausfallschritt rückwärts mit Drehung

Bei dieser Variante des Rückwärtsausfallschritts drehen Sie den Oberkörper mit abgespreizten Armen so weit zur Seite, bis sich der gegenüberliegende Ellenbogen über dem Knie des vorderen Beins befindet. Dadurch wird die Bewegungsamplitude der Hüftbeuger vergrößert.

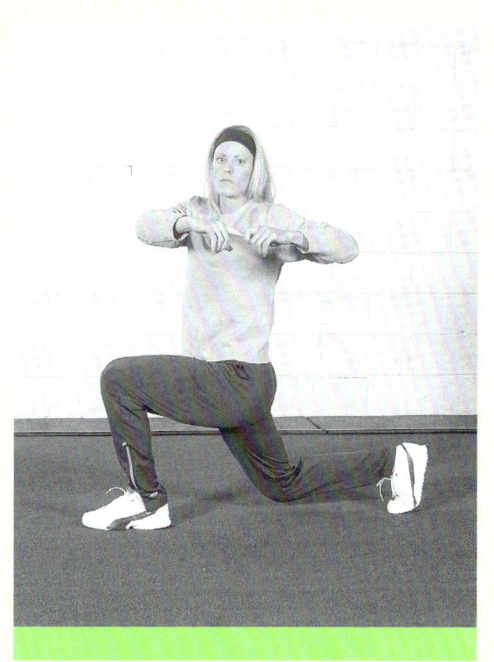

→ Standwaage

Diese Übung wurde bereits im linearen Aufwärmprogramm beschrieben (Seite 49). Sie kann vorwärts und rückwärts ausgeführt werden und bietet eine exzellente Dehnung und Aktivierung der hinteren Oberschenkelmuskulatur.

→ Cross-over mit gestrecktem Bein

Diese Übung dehnt die hintere Oberschenkelmuskulatur und das iliotibiale Band (Tractus iliotibialis), einen Faserstreifen, der von der Hüfte ausgehend seitlich außen am Oberschenkel entlang über das Knie läuft und schließlich am Schienbein endet. Schreiten Sie voran, indem Sie den rechten Fuß links neben dem linken Fuß aufsetzen. Dadurch dreht sich die Hüfte nach links. Dann berühren Sie mit den Fingerspitzen den Boden rechts neben den Fußspitzen. Wichtig ist, dass Sie die Hüfte in die Bewegungsrichtung vorschieben, damit das iliotibiale Band gedehnt wird.

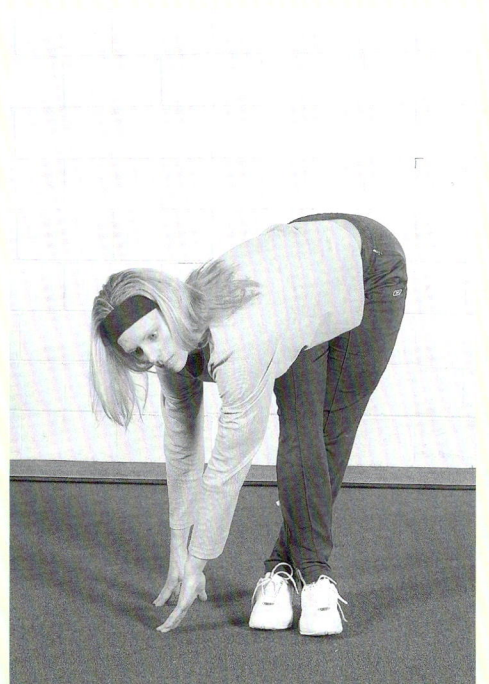

→ Rückwärtsraupe

Auch diese Übung wurde bereits bei den linearen Aufwärmübungen beschrieben (Seite 51). Hier wird sie allerdings rückwärts ausgeführt. Aus der Liegestützposition beginnen die Hände mit der Rückwärtsbewegung. Dann gehen die Füße in kleinen Schritten rückwärts. Bewegen Sie sich so etwa zehn Meter.

Lineare Aufwärmübungen aktivieren hauptsächlich die drei Muskelgruppen, die bei schnellen Laufbewegungen der größten Verletzungsgefahr ausgesetzt sind, nämlich den Hüftbeuger, die hintere und die vordere Oberschenkelmuskulatur. Jedes lineare Tempotraining oder plyometrische Training sollte mit linearen Aufwärmübungen vorbereitet werden, die den Bewegungsabläufen der jeweiligen Sportart entsprechen.

Leicht und sicher Schnelligkeit aufbauen

In den letzten zehn Jahren sind vielfältige Informationen und Materialien zum linearen Tempotraining auf den Markt gekommen. So ist den meisten Trainern mittlerweile bekannt, dass Schnelligkeit nur entwickelt werden kann, wenn Kraft und Explosivkraft trainiert werden. Heute werden im Schnelligkeitstraining daher häufig widerstandsleistende (resisted) oder auch widerstandsreduzierende Methoden (assisted) angewendet. Außerdem wurden, besonders für das Training von Seitwärtsbewegungen, immer bessere Trainingsgeräte und -hilfsmittel entwickelt. Ich persönlich empfehle allen Mannschaftssportlern ein einfach durchzuführendes System des Tempotrainings, das besonderen Wert auf Verletzungsprophylaxe legt. Treffender wäre allerdings der Begriff »Beschleunigungsentwicklung«, denn es geht in Mannschaftssportarten vornehmlich um Beschleunigung, nicht um Geschwindigkeit. Oft werden diese beiden Begriffe selbst in Fachkreisen verwechselt. Wenn Trainer von der Wichtigkeit der Schnelligkeit sprechen, meinen sie aber in Wirklichkeit meist die Beschleunigung. Der Unterschied zwischen beiden lässt sich am einfachsten mit einem Vergleich aus dem Motorsport beschreiben: Alle Autos können 100 Kilometer pro Stunde fahren. Was den Fiat vom Porsche unterscheidet, ist die Zeit, die der Wagen benötigt, um diese Geschwindigkeit zu erreichen.

Besonders das Training an Cardiogeräten und viele aus der Leichtathletik stammende Übungsprogramme setzen falsche Akzente auf die Geschwindigkeit statt auf Beschleunigung.

Die entscheidende Frage bei der Zusammenstellung eines Trainingsprogramms ist, welche Übungen wie häufig und über welche Streckenlänge absolviert werden sollten. Den hier vorgeschlagenen Trainingsplan haben wir im Sommer 2000 mit 400 Athleten getestet. Diese haben über einen Zeitraum von zwölf Wochen viermal wöchentlich trainiert, was eine Gesamtanzahl von 19 000 Trainingseinheiten ergab. Im gesamten Trainingszeitraum hatten wir weniger als zehn Zerrungen in der Leiste oder der hinteren Oberschenkelmuskulatur zu beklagen.

Folgende Kernpunkte wurden in jedem Training beachtet:

➲ Vor jedem Schnelligkeitstraining wurden 15 Minuten dynamisches Aufwärmen und Beweglichkeitstraining absolviert. Auf statisches Dehnen vor dem Training wurde verzichtet.

Lineares und laterales Aufwärmen

⤵ Nach dem Aufwärmen und vor Beginn des Tempotrainings wurden plyometrische Übungen absolviert. Dies erhöht die Geschwindigkeit der Muskelkontraktion und bereitet erfolgreich das Sprintprogramm vor.

Das Hauptprogramm ist in drei Phasen von jeweils drei Wochen unterteilt, die aufeinander aufbauende Trainingsziele verfolgen.

ERSTE BIS DRITTE WOCHE
TRAINING DER ALLGEMEINEN ANTRITTS-SCHNELLIGKEIT

In dieser ersten Phase wird mittels kurzer Antritte an Starttechnik und Beinschnellkraft gearbeitet. Die Athleten sprinten nur drei bis fünf Schritte und laufen dann aus. In dieser Phase sollten die Sportler noch nicht mit voller Kraft sprinten, um die Muskulatur behutsam auf die Belastung vorzubereiten. Unter keinen Umständen sollten diese Übungen als Wettkampf angesehen werden. Sportler treten daher nicht gegeneinander an.

Die beiden Hauptübungen, die in den ersten Wochen zur Anwendung kommen, werden in den untenstehenden Abbildungen gezeigt. Bei der ersten Übung lehnt sich der Sportler so weit vor, bis er fast nach vorne kippt, und beginnt dann zu sprinten (Bild links). In der zweiten Übung wird der Oberkörper um etwa 90 Grad gebeugt. Dann lehnt sich der Sportler vor und beginnt zu sprinten (Bild rechts).

Diese Übungen haben wir von Vern Gambettas *Video Straight Ahead Speed* übernommen (Gambetta Sports Systems, 1995).

Pro Trainingseinheit sollten nicht mehr als sechs Sprints über zehn Meter absolviert werden.

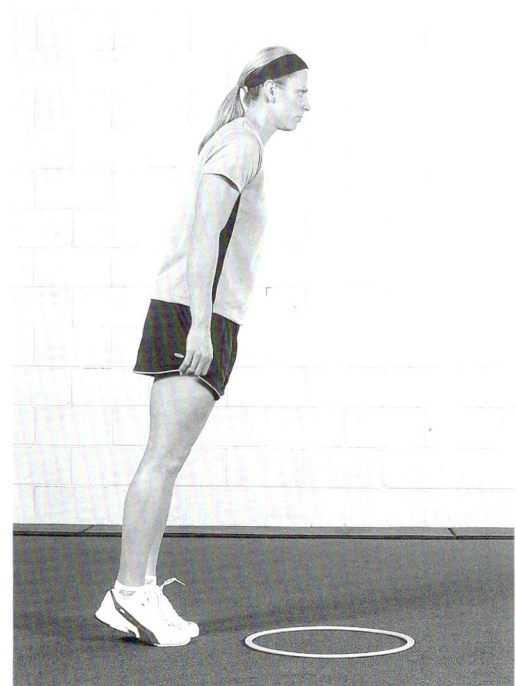
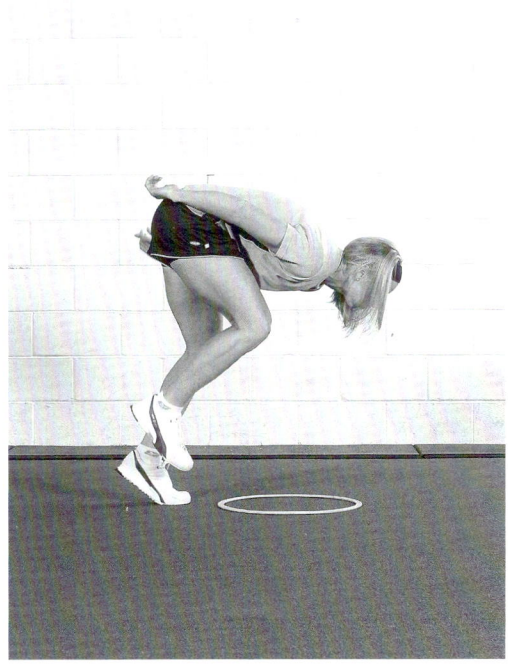

VIERTE BIS SECHSTE WOCHE
TRAINING DER ANTRITTSSCHNELLIGKEIT MIT WETTKAMPFCHARAKTER

In der zweiten Phase wird die Laufintensität erhöht, die Streckenlänge des Sprinttrainings bleibt entweder gleich oder wird sogar verkürzt. Ein Problem beim Maximalgeschwindigkeitstraining ist, dass für den Trainer schwer festzustellen ist, ob der Athlet wirklich mit voller Kraft beschleunigt. Aus diesem Grund wird in dieser zweiten Phase ein Reiz geboten, der den Athleten dazu motivieren soll, voll anzutreten: In einigen Meter Entfernung wird ein Tennisball aus Schulterhöhe fallen gelassen. Der Läufer muss versuchen, ihn in der Luft zu fangen, bevor er das zweite Mal auf den Boden fällt. Er startet dabei aus unterschiedlichen ein- und beidbeinigen Positionen.

Diese Übung motiviert die meisten Athleten, bis ans Äußerste zu gehen, um den Ball zu erwischen. Sie trainiert effektiv die Antrittsfähigkeit, ohne dabei zu sehr die hintere Oberschenkelmuskulatur oder die Hüftbeuger zu belasten.

Sportler mit hoher Antrittsgeschwindigkeit sind in der Lage, etwa fünf bis sieben Meter zurückzulegen, bevor sie den Ball fangen.

SIEBTE BIS NEUNTE WOCHE
TRAINING MAXIMALER GESCHWINDIGKEIT MIT WETTKAMPFCHARAKTER

In der letzten Phase sprintet der Athlet gegen einen Partner. Sprints unterschiedlicher Länge werden aus verschiedenen Startpositionen im Stehen oder Liegen ausgeführt. Auch Fang- und Laufspiele oder Staffeln finden in dieser Phase ihren Platz. Die Distanz ist nun größer, bleibt aber dennoch auf zehn bis zwanzig Meter beschränkt.

Dieses Tempotraining garantiert ausgezeichnete Ergebnisse, wenn es mit einem angemessenen Warm-up, einem sinnvollen Kraftprogramm speziell der unteren Extremitäten und plyometrischen Übungen kombiniert wird. Die Übungen sind so aufgebaut, dass die Muskulatur nach neun Wochen vorbereitet und ausgebildet ist, um höchsten Belastungen standzuhalten. Von Woche zu Woche werden entweder Umfang oder Intensität des Trainings erhöht, niemals beides. Das Kraftprogramm für den Unterkörper trainiert die Kniestreckung (Kniebeuge ein- und beidbeinig) und die Hüftstreckung (Gesäßmuskulatur und hinterer Oberschenkel). Alle Übungen werden zweimal pro Woche absolviert.

Dieser Kombination der Trainingsinhalte ist die geringe Verletzungsrate in unserer Trainingseinrichtung zu verdanken: In tausend Trainingseinheiten hatten wir weniger als eine Verletzung.

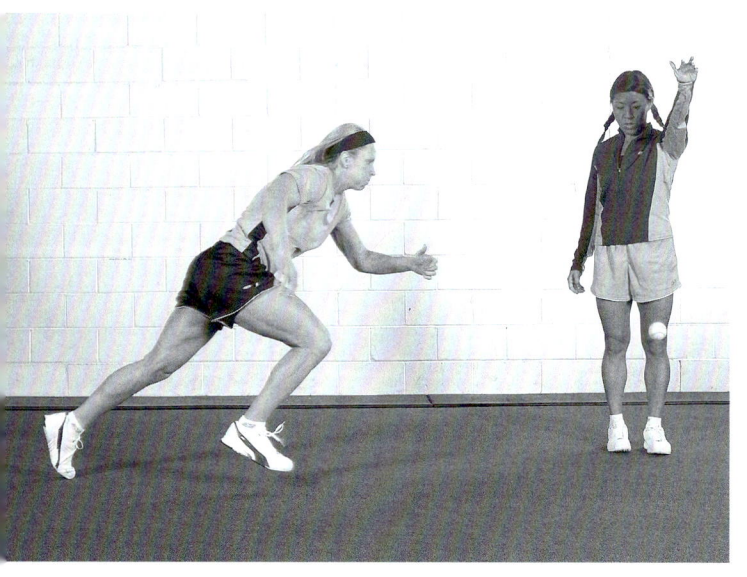

Lineares und laterales Aufwärmen

Laterales Aufwärmen – Verbesserung von Schnelligkeit und Mobilität bei Seitwärtsbewegungen

Dieses Warm-up bereitet den Athleten gezielt auf Trainingseinheiten vor, die den Seitwärtsbewegungen gewidmet sind. Es besteht aus acht Minuten Arbeit mit der Koordinationsleiter und fünf Minuten Übungen für die seitliche Beweglichkeit. Hierbei werden die Abduktoren und Adduktoren stärker beansprucht, als das beim linearen Warm-up der Fall ist. Zusätzlich zur Koordinationsleiter sollten mit Übungen wie der seitlichen Kniebeuge oder dem Spiderman die Muskeln im Hüftbereich aktiviert werden. Außerdem sollte das Warm-up an die spezifischen Anforderungen der Sportart angepasst werden.

→ **Seitliche Kniebeuge**

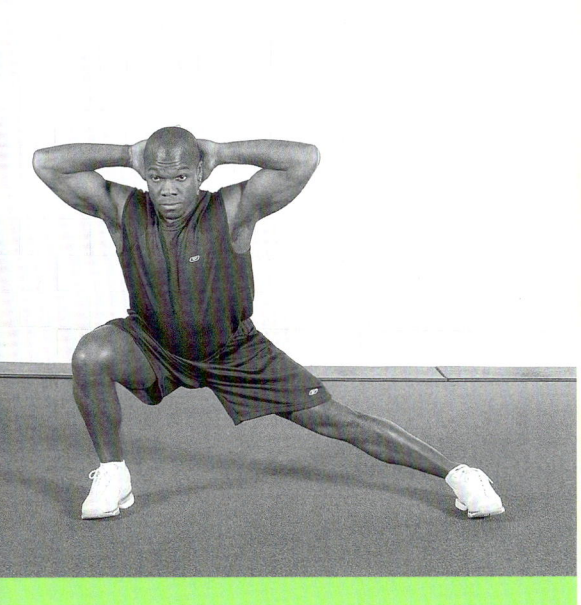

Viele Trainer betrachten die seitliche Kniebeuge nur als Dehnung der Leistengegend. Für mich ist diese Form der Kniebeuge außerdem eine dynamische Übung, die die Bewegungsamplitude der Hüfte in der Frontalebene verbessert.
Machen Sie einen großen Schritt zur Seite. Dabei liegt das Gewicht auf dem gebeugten Bein, das andere Bein ist komplett gestreckt. Der Körperschwerpunkt sollte so tief wie möglich liegen, der Oberkörper bleibt aufrecht. Halten Sie diese Position eine Sekunde, und wechseln Sie dann zur anderen Seite.

→ Spiderman

Nehmen Sie die Liegestützposition ein. Machen Sie mit dem rechten Fuß einen großen Schritt nach vorne, und setzen Sie ihn seitlich außen neben der rechten Hand auf. Senken Sie nun den rechten Ellenbogen zum Boden hin ab. Dann setzen Sie den Fuß wieder zurück. Führen Sie die Bewegung auf der anderen Seite aus. Halten Sie die gedehnte Position nicht länger als eine Sekunde, da die Übung sonst einem statischen Dehnen entspricht. Wenn Sie den Spiderman nach dem Training ausführen, können Sie die Dehnung länger halten.

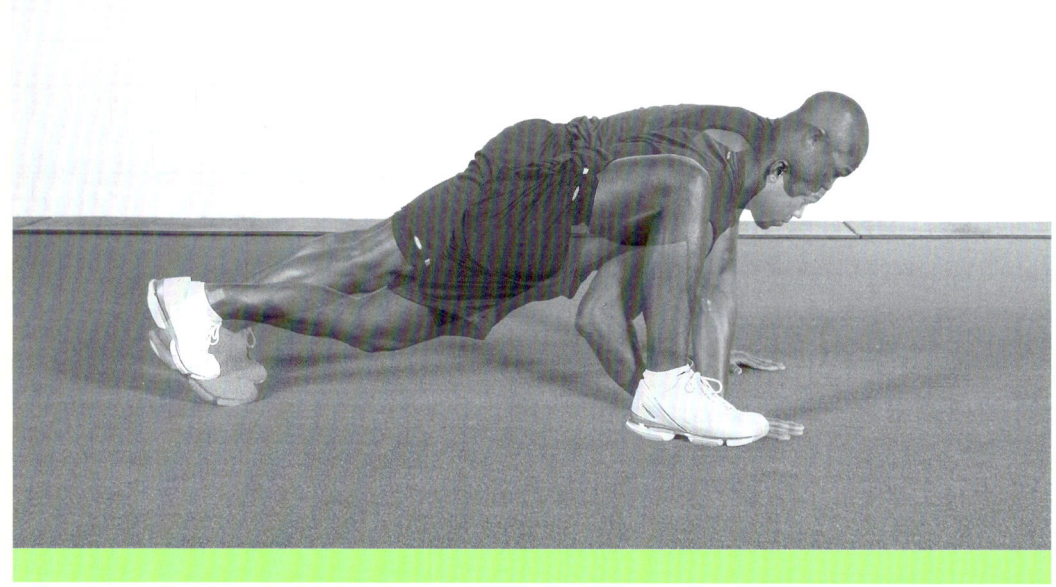

Lineares und laterales Aufwärmen

TRAINING SEITLICHER MOBILITÄT

Die Behauptung, dass Schnelligkeit nicht trainierbar sei, ist längst widerlegt worden. Dennoch glauben immer noch viele Trainer, dass Wendigkeit und Koordination nicht erlernt werden könnten. Dabei ist der schnelle Richtungswechsel – die Grundlage der Seitwärtsbewegung – durchaus trainierbar. Der Sportler muss nur drei Kriterien erfüllen:

1. Er braucht ausreichend einbeinige Kraft, um Bewegungen abzustoppen und neu zu beginnen. Wer Beweglichkeit entwickeln will, muss an der Kraft des einzelnen Beins arbeiten. Ohne diese kann auch ein sehr wendiger Athlet keine Bewegungswechsel mit maximaler Geschwindigkeit durchführen.
2. Er braucht ausreichend exzentrische Kraft, um abstoppen zu können. Exzentrische Kraft wird nicht nur benötigt, um Gewichte abzusetzen, sondern vor allem auch, um den Körper bei hoher Laufgeschwindigkeit schnell zum Stillstand zu bringen. Exzentrische Kraft befähigt dazu, die Bremse zu ziehen.
3. Sein propriozeptives System muss so gut vorbereitet sein, dass er stets stabil und sicher landen kann.

Zunächst einmal muss der Sportler das Grundprinzip des Richtungswechsels verstehen: Wer sich nach links bewegen will, muss sich kräftig mit dem rechten Fuß abdrücken. Wer einfach nur einen Schritt nach links macht, kann keinen Druck entwickeln. Doch bevor der Richtungswechsel eingeleitet werden kann, müssen die vorhergehende Bewegung sicher abgestoppt und der Körper stabilisiert werden. Bewegungsrichtungen schnell zu ändern ist vor allem eine Frage des richtigen Timings, und dieses kann erlernt werden. Versuchen Sie daher nicht, einfach nur die Zeit zu verbessern, die ein Athlet für das Zurücklegen eines Hütchenparcours benötigt. Üben Sie mit ihm den korrekten Bewegungsablauf einer Links- und Rechtswendung, aber auch einer 45-Grad-Drehung ein. Der Sportler muss lernen, zum richtigen Zeitpunkt die richtigen Muskeln einzusetzen.

Eine Übung, mit der Seitwärtsbewegungen trainiert werden können, ist Eins, zwei, stoppen, die auf dem Stotterschritt aufbaut – einer Grundbewegung, die in vielen Mannschaftssportarten vorkommt. Es handelt sich um ein Ausweichmanöver, das dazu dient, den direkten Gegner loszuwerden.

Um die korrekte Positionierung der Füße einzuüben, verwenden wir bei den folgenden Übungen stets Gymnastikreifen. Diese sind so flach, dass die Füße nicht angehoben werden müssen. Vom Einsatz höherer Gegenstände raten wir ab, da sie den Bewegungsablauf verfälschen. Seitwärtsbewegungen werden im Sport generell sehr nah am Boden vollzogen und nur selten gesprungen. Die Füße sollten sich schnell, akkurat und möglichst nah über dem Boden bewegen.

Die folgenden Übungen sind in vier Schwierigkeitsgrade unterteilt. Die Übungen der Stufe 1 sind für Anfänger geeignet, sollten aber in den ersten drei Wochen von Athleten aller Leistungsklassen trainiert werden. Dann wird die Übung der Stufe 2 ausgeführt, bevor schließlich die schwierigeren Übungen in Angriff genommen werden. Wer zu schnell von einer Übung zur nächsten übergeht, riskiert, sich zu verletzen, da er seine Muskulatur nicht ausreichend auf die ungewohnten Belastungen vorbereitet hat.

→ Eins, zwei, stoppen Stufe ❶

Bei dieser Übung lernt der Athlet, stabil und sicher zu landen und sich dann effektiv mit dem Fuß abzudrücken.

Sie benötigen dafür vier in einer Reihe liegende Reifen. Zu Beginn der Übung steht der Trainierende mit dem linken Fuß im ersten Reifen. Die Bewegung ist eine einfache Rechts-links-rechts-Schrittfolge. Der Sportler drückt sich mit dem linken Fuß ab, überspringt mit dem rechten Fuß den zweiten Reifen und landet im dritten. Der linke Fuß landet im zweiten Reifen. Zum Schluss setzt der Athlet einbeinig mit dem rechten Fuß im vierten Reifen auf. Nun wird die Übung in die andere Richtung (links-rechts-links) ausgeführt. Die Landung erfolgt auf der Innenseite des Fußballens, wobei sich das Knie etwas weiter innen befindet als der Fuß. Nach dieser stabilen Landung kann sich der Sportler schnell in die andere Richtung zurück bewegen. Außerdem führt die Gewichtsverlagerung auf die Innenseite des Fußballens zu Stabilität im Fußgelenk, was Verstauchungen entgegenwirkt.

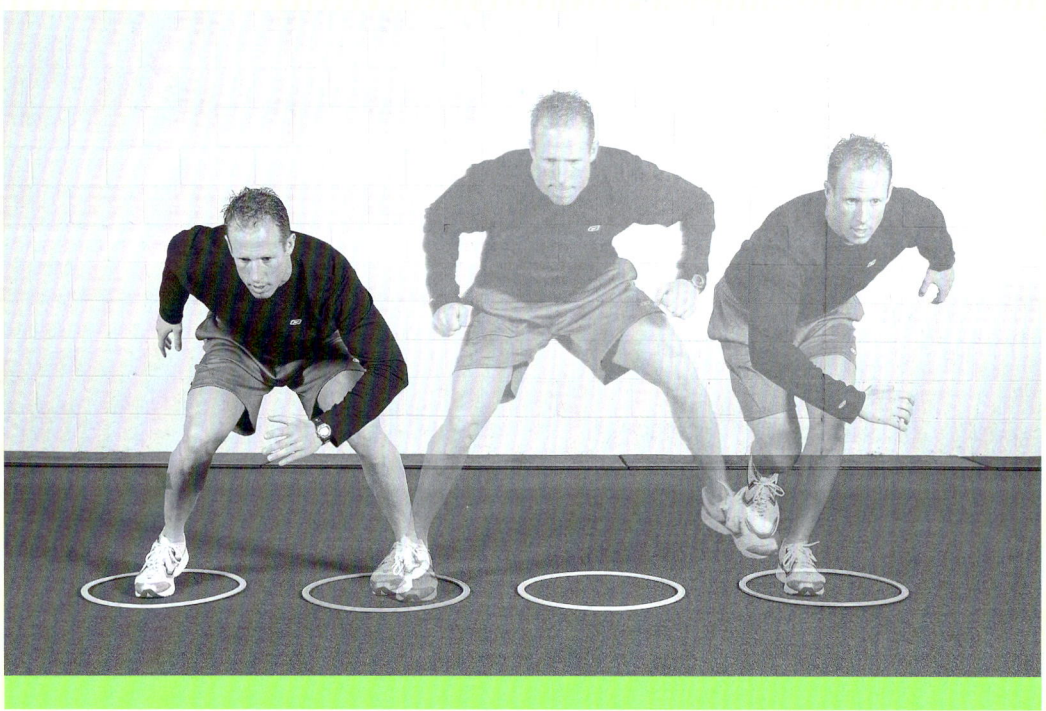

Lineares und laterales Aufwärmen

→ Eins, zwei, abstoßen Stufe ❷

Diese Übung ist die nächste Stufe im Training des Richtungswechsels und eine Fortführung von Eins, zwei, stoppen. Die stabile Landung am Ende jeder Bewegungsfolge fällt weg. Stattdessen bewegt sich der Athlet so schnell wie möglich zur Seite, wechselt dann die Richtung und führt die Schrittfolge zur anderen Seite aus. Achten Sie auch hier auf saubere Fußarbeit und die Gewichtsverlagerung auf die Innenseite des Fußballens. Das Knie sollte wiederum etwas weiter nach innen verlagert sein als der Fuß.

→ Eins, zwei, abstoßen mit Theraband Stufe ❸

Bei dieser Variante von Eins, zwei, abstoßen sorgt ein Theraband für Widerstand. Es beschleunigt beziehungsweise verlangsamt die Bewegung des Athleten. Dadurch muss sich der Sportler gegen einen Widerstand abdrücken und bei der Bewegung in die Gegenrichtung eine höhere exzentrische Bremskraft einsetzen.

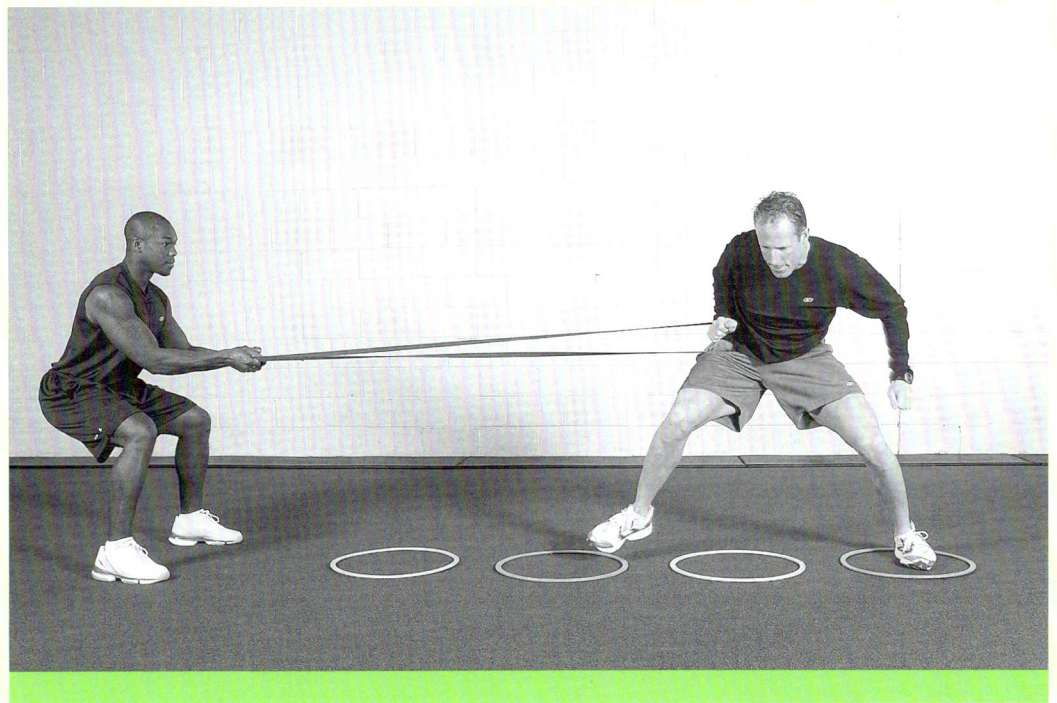

→ Eins, zwei, abstoßen im 45-Grad-Winkel Stufe ❹

Auf Stufe 4 im Training der seitlichen Mobilität ist die Fußarbeit die gleiche wie bei den vorhergehenden Stufen, aber eine lineare Bewegung kommt hinzu. 13 Reifen werden so ausgelegt, dass sie zwei 45-Grad-Winkel bilden. Der Trainierende absolviert den Stotterschritt wie zuvor in einer Rechts-links-rechts- und einer Links-rechts-links-Abfolge und setzt dabei aktiv Hüfte und Schultern ein.

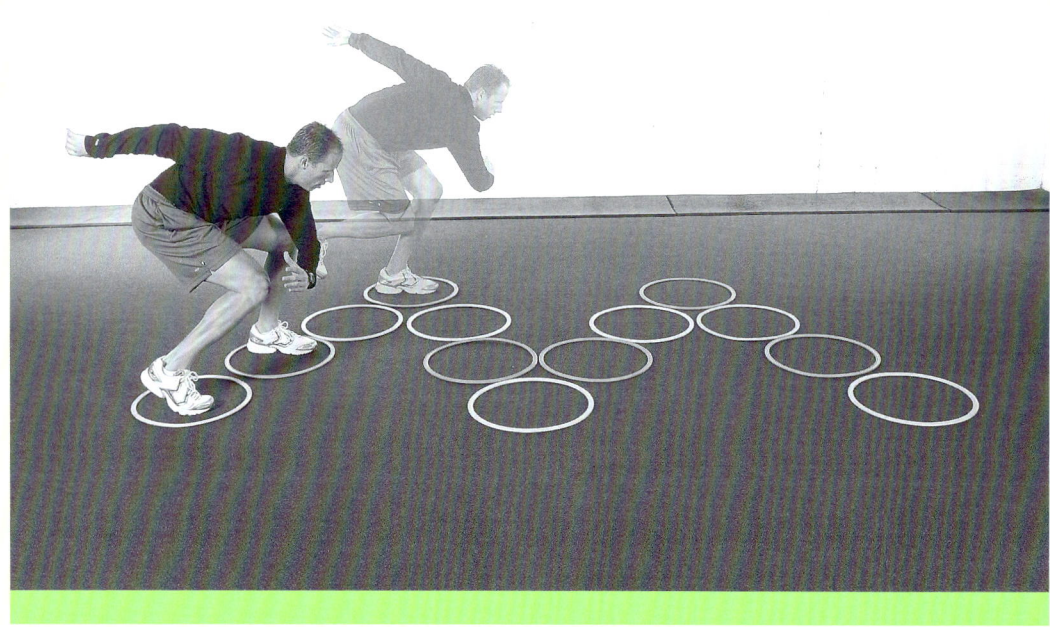

TRAINING SEITLICHER SCHNELLIGKEIT

Nachdem zuvor der Richtungswechsel trainiert wurde, geht es bei den folgenden Übungen um die Entwicklung lateraler Schnelligkeit. Auf der höchsten Stufe werden dann Richtungswechsel und seitliche Schnelligkeit kombiniert.

Auch bei diesen Übungen setzen wir Gymnastikreifen ein, um einen authentischen Bewegungsablauf zu gewährleisten. Achten Sie wiederum darauf, dass die Füße schnell und nah am Boden bewegt werden.

Lineares und laterales Aufwärmen

→ Laufen und stoppen mit drei Reifen   Stufe ❶

Bei dieser Übung werden beide Füße nacheinander im selben Reifen aufgesetzt. Wenn Sie von rechts nach links laufen, drücken Sie sich als Erstes vom rechten Fuß ab. Dann folgt in jedem der drei Reifen eine Links-rechts-Kombination. Am Ende der Bewegungsfolge landen Sie außerhalb des dritten Reifens stabil auf dem linken Fuß.
Führen Sie dann die Bewegung in die andere Richtung aus.

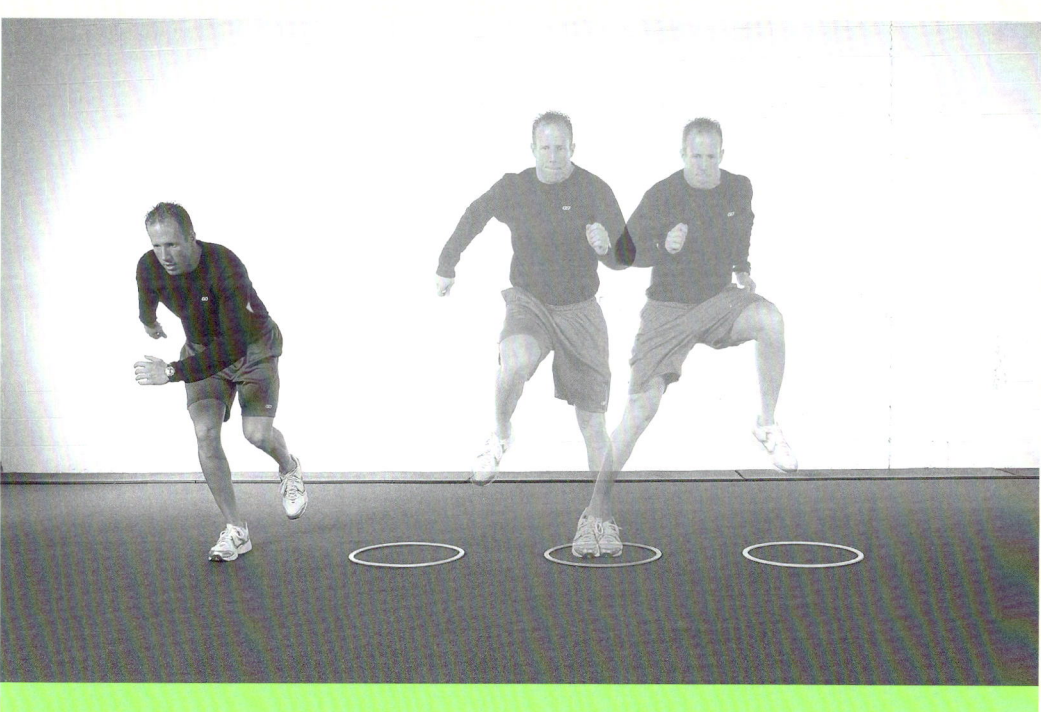

→ Laufen und stoppen mit fünf Reifen   Stufe ❷

Die Anzahl der Reifen wird erhöht, die Bewegungsfolge bleibt gleich. Der Trainierende kann mehr Geschwindigkeit aufbauen, muss dadurch aber auch stärker abbremsen.

→ Laufen und stoppen mit sieben Reifen Stufe ③

Zwei weitere Reifen kommen hinzu, der Übungsablauf bleibt unverändert.

→ Laufen und stoppen mit Richtungswechsel Stufe ④

Bei dieser Variante setzen Sie nur zwei Reifen ein und kombinieren dann die beim Eins, zwei, abstoßen und Laufen und stoppen trainierten Bewegungsabläufe. Dadurch werden gleichzeitig Seitwärtsbewegungen und Maximalgeschwindigkeit eingeübt. Der Athlet bewegt sich seitlich durch die beiden Reifen, bremst dann ab und führt die Bewegung in Gegenrichtung aus. Wenn Sie eine höhere Maximalgeschwindigkeit erreichen wollen, können Sie nach und nach einen weiteren Reifen dazunehmen.

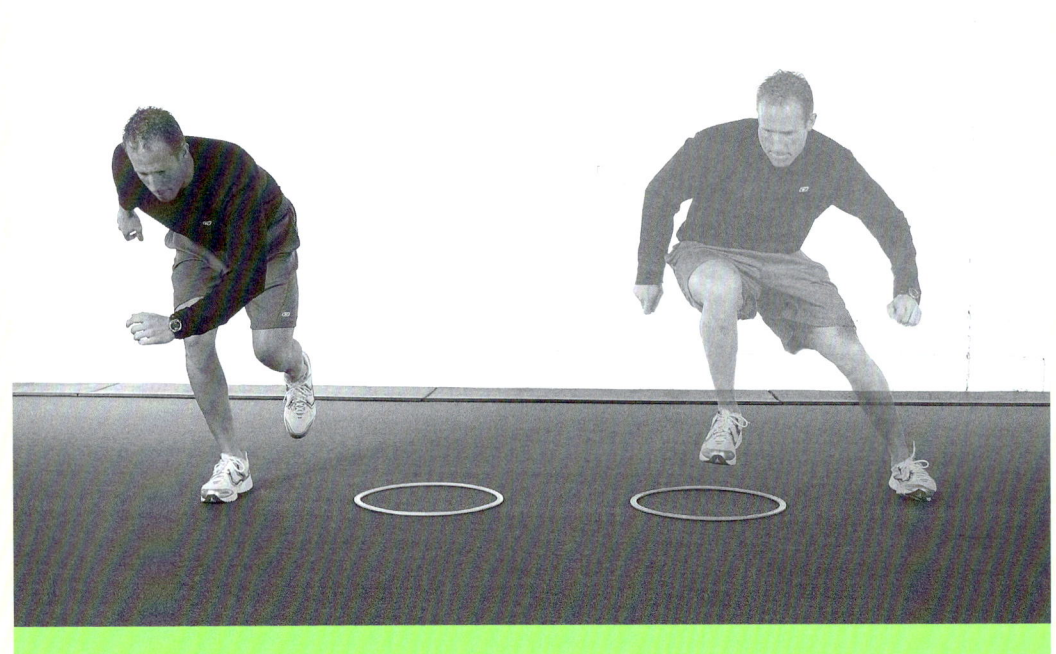

Vielleicht scheint Ihnen die in diesem Kapitel beschriebene Übungsfolge zu mechanisch oder zu einfach zu sein.
Ich bin jedoch davon überzeugt, dass die meisten Athleten diese Grundlagen, die Spitzensportler schon verinnerlicht haben, zuerst einmal erlernen müssen. Seitwärtslaufen, Abstoppen und Beschleunigen sind technisch anspruchsvoll Bewegungsabläufe und sollten Teil Ihres Trainings sein.

Die Bedeutung des statischen Dehnens: Beweglichkeit nach dem Training

Lassen Sie sich durch die Tatsache, dass statisches Dehnen bisher noch keinen Platz in diesem Trainingskonzept gefunden hat, nicht zu der Annahme verleiten, Beweglichkeit sei nicht wichtig. Sie ist sogar sehr wichtig. Aber statisches Dehnen muss zum richtigen Zeitpunkt mit dem richtigen Ziel ausgeführt werden. Das Warm-up sollte dynamisch sein und den Sportler auf das weitere Training vorbereiten. Dehnübungen haben dagegen die Aufgabe, Muskeln, die sich während des Trainings kontrahiert haben, wieder zu strecken und damit Verletzungen oder Überlastungserscheinungen vorzubeugen. Wenn Sie mehr über Beweglichkeit erfahren möchten, besuchen Sie die Website der National Academy of Sports Medicine http://www.NASM.org.

In diesem Kapitel haben Sie einfache, aber effektive Techniken kennengelernt, um die lineare und laterale Schnelligkeit zu verbessern. Im Aufwärmprogramm sollten stets Übungen ausgewählt werden, die den Trainierenden spezifisch auf die Bewegungen im nachfolgenden Training vorbereiten. So werden an manchen Tagen die linearen, das heißt die Vorwärts-und rückwärts-Bewegungen trainiert, andere Tage sind den lateralen, also den seitlichen Bewegungen gewidmet. Mit jeder Aufwärmübung wird die neuromuskuläre Belastung graduell gesteigert. Dieses einfache Prinzip erleichtert es den Trainern, Trainingseinheiten zusammenzustellen, und es gewährleistet, dass die Muskulatur immer ausreichend auf die folgenden Belastungen vorbereitet ist. Am Ende jeder Trainingseinheit wird mit statischen Stretchingübungen gedehnt.

Alle Übungen basieren auf dem aktuellen Stand der Wissenschaft zum Thema Warm-up und Verletzungsprophylaxe. Vergessen wir nicht: Functional Training ist Training mit Sinn. Aufwärmübungen, die die Belastungen des Hauptprogramms angemessen vorbereiten, sind sinnvoll. Aufwärmen durch Bewegung ist sinnvoll.

KRAFT- UND BALANCETRAINING FÜR DEN UNTERKÖRPER

Kraft- und Balancetraining für den Unterkörper

In jedem guten Trainingsprogramm sollte das Training funktioneller Unterkörperkraft im Vordergrund stehen. Krafttraining für den Unterkörper sollte immer mit Kniebeugen ohne Zusatzgewicht beginnen. Beim Ausüben simpler Kniebeugen trainiert der Sportler gleichzeitig Kraft und Beweglichkeit und schützt sich so vor Verletzungen. Außerdem dient die Kniebeuge zur Bestimmung von Unterkörperkraft und von Beweglichkeit der Hüfte, der Fußgelenke und der hinteren Oberschenkelmuskulatur.

Ist ein Athlet nicht in der Lage, die Knie so weit zu beugen, dass sich die Oberschenkel parallel zum Boden befinden und dabei die Knie nicht über die Zehen hinausragen (wie in der Abbildung unten links), verfügt er über unzureichende Beweglichkeit entweder in den Fußgelenken, der Hüfte oder der hinteren Oberschenkelmuskulatur. In diesem Fall sollte ein kleiner Keil unter die Fersen gelegt werden, der das Absenken der Oberschenkel erleichtert. Manche Experten behaupten, dass eine Erhöhung der Fersen die Knie belasten würde. Diese These ist aber wissenschaftlich nicht bewiesen worden.

Eine korrekte Kniebeuge muss aus den Knien und nicht aus den Fußgelenken heraus erfolgen. Athleten mit unzureichender Kraft oder Flexibilität oder Athleten, die nach einer Verletzung der Patellarsehne wieder ins Training einsteigen, tendieren dazu, die Knie unkorrekterweise nach vorne zu schieben, wenn sie ihren Körperschwerpunkt absenken (siehe Abbildung unten rechts), um dadurch ihre schwache Oberschenkelmuskulatur zu schonen. Hierbei werden die

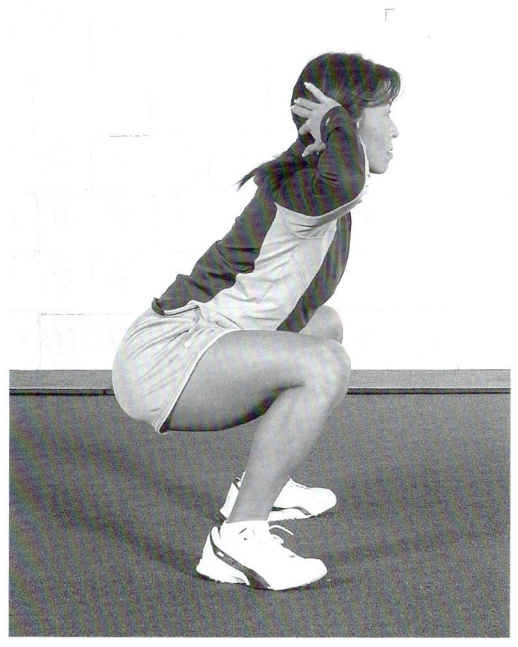
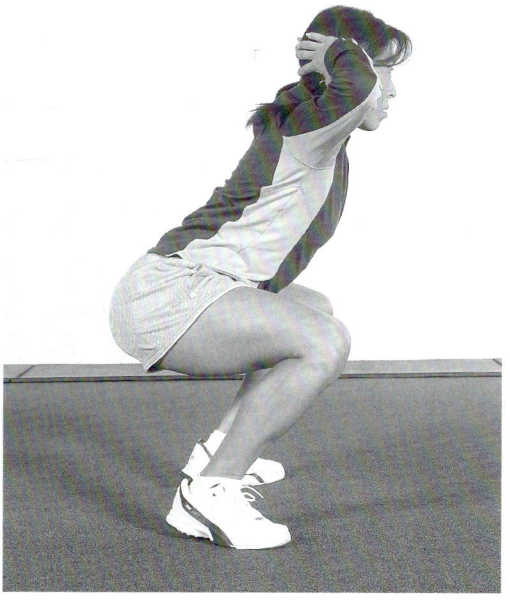

Knie so weit über die Zehenspitzen hinausbewegt, bis der Bewegungsspielraum des Fußgelenks erschöpft ist. Doch erst dann beginnt die Übung auf das Kniegelenk zu wirken. Um die Oberschenkel aus dieser Position in eine Parallele zum Boden zu bringen, müssen die Knie extrem gebeugt werden.

Viele Physiotherapeuten und Leichathletiktrainer definieren die Kniebeuge über den Kniewinkel. Die Patienten oder Sportler werden angehalten, mit dem Knie einen 90-Grad-Winkel zu erreichen. Doch bei Athleten, die die Kniebeuge aus dem Fußgelenk heraus ausführen, bilden die Knie, schon lange bevor die Oberschenkel parallel zum Boden sind, einen Winkel von 90 Grad. Trainer sollten die Kniebeuge daher nicht mit dem Kniewinkel, sondern mit der Parallelstellung der Oberschenkel zum Boden definieren, was mitunter einen Kniewinkel von über 135 Grad bedeuten kann.

Die ideale Kniebeuge entspricht einem Kompromiss zwischen den Forderungen der Physiotherapeuten, die eine möglichst geringe Beugung des Knies empfehlen, und den Zielen der Krafttrainer, die eine möglichst tiefe Absenkung des Körperschwerpunkts fordern. Der Athlet muss demnach lernen, Kniebeugen ohne Zusatzgewicht auszuführen, bei denen der Bewegungsumfang der Fußgelenke möglichst gering und die Bewegungsamplitude des Kniegelenks möglichst groß ist. Nur wer diese Grundübung sauber beherrscht, kann zur Frontkniebeuge mit ausgestreckten Armen übergehen (siehe Seite 72).

Die Frontkniebeuge *(front squat)* – bei der das Zusatzgewicht vor dem Körper gehalten wird – ist die Kernübung unseres Trainingsprogramms. Zwar ziehen die meisten konventionellen Kraftprogramme die Kniebeuge mit auf dem Rücken abgelegtem Zusatzgewicht vor *(back squat)*, wir aber haben die Erfahrung gemacht, dass die Frontkniebeuge zu einem ausgezeichneten Kraftaufbau führt und die Verletzungsgefahr dabei sehr gering ist.

In unserem Programm finden Sie nur tiefe Kniebeugen (mit einer Absenkung, bis die Oberschenkeloberkante parallel zum Boden ist). Halbe oder hohe Kniebeugen halten wir nicht für sinnvoll, da sie die Muskulatur im unteren Rücken, im Gesäß und im hinteren Oberschenkel nicht voll entwickeln. Sie bergen außerdem ein größeres Verletzungsrisiko im unteren Rücken, da bei diesen Teilbewegungen oft höhere Gewichte gestemmt werden. Das Verletzungsrisiko im Kniegelenk wird durch die geringere Bewegungsamplitude aber nicht vermindert. Das Kniegelenk unterliegt den gleichen Gesetzen wie jedes andere Gelenk. Bei Armcurls würde auch kein Athlet auf die Idee kommen, diese zum Schutz des Ellenbogens nur halb auszuführen. Sportler mit verminderter Beweglichkeit können den Bewegungsablauf erleichtern, indem sie einen Keil oder eine kleine Gewichtsscheibe unter die Fersen legen.

Erlernen der technisch korrekten Kniebeuge

Die folgenden Lernschritte helfen, sich eine saubere Kniebeugetechnik anzueignen.

ERSTER SCHRITT: KNIEBEUGE MIT AUSGESTRECKTEN ARMEN

Bitte überspringen Sie diese erste Übung nicht. Sie ist wichtig für Athleten aller Leistungsklassen, denn sie bereitet die Kniebeuge mit Langhantel vor. Diese soll später auf den Schultern gehalten werden, nicht auf den Handgelenken.

Die Ausgangsposition

Halten Sie die Arme waagerecht gestreckt vor dem Körper, die Hände befinden sich auf Schulterhöhe. Ihre Brust ist herausgedrückt, der Rücken angespannt und gestreckt. Die Füße stehen schulterbreit auseinander und sind 10 bis 15 Grad nach außen gedreht. Bei mangelnder Beweglichkeit können Sie die Füße auch etwas weiter auseinander aufstellen. Sie dürfen auch einen Keil unter die Fersen legen, um zu verhindern, dass Sie sich während der Abwärtsbewegung zu weit nach vorne lehnen, Ihre Fersen Bodenkontakt verlieren oder Ihr Becken nach hinten kippt. Unsere Sportler haben mit dieser Methode großen Erfolg und keinerlei Knieprobleme.

Die Abwärtsbewegung

1. Atmen Sie tief ein. Eine volle Lunge stützt den oberen und unteren Rücken.
2. Wenn Sie nun in die Knie gehen, konzentrieren Sie sich darauf, den Körperschwerpunkt möglichst weit nach hinten zu legen. Ihr Körpergewicht befindet sich auf den Fersen. Halten Sie die Arme stets waagerecht, und atmen Sie nicht aus.
3. Gehen Sie so weit in die Knie, bis sich die Oberschenkeloberflächen parallel zum Boden befinden. Halbe oder hohe Kniebeugen trainieren die Muskulatur mangelhaft. Tiefe Kniebeugen führen zu besseren Ergebnissen.
4. Die Knie reichen nicht über die Zehen hinaus. Drehen Sie die Knie nicht nach innen, sondern halten Sie sie möglichst leicht nach außen gedreht über den Zehen.

Die Aufwärtsbewegung

1. Halten Sie die Brust stets ausgestreckt.
2. Drücken Sie die Fersen in den Boden, und schieben Sie die Hüfte gleichzeitig nach oben und nach vorne.
3. Atmen Sie langsam aus. Stellen Sie sich vor, Ihre Lunge sei ein Reifen, aus dem die Luft langsam durch ein Loch entweicht.

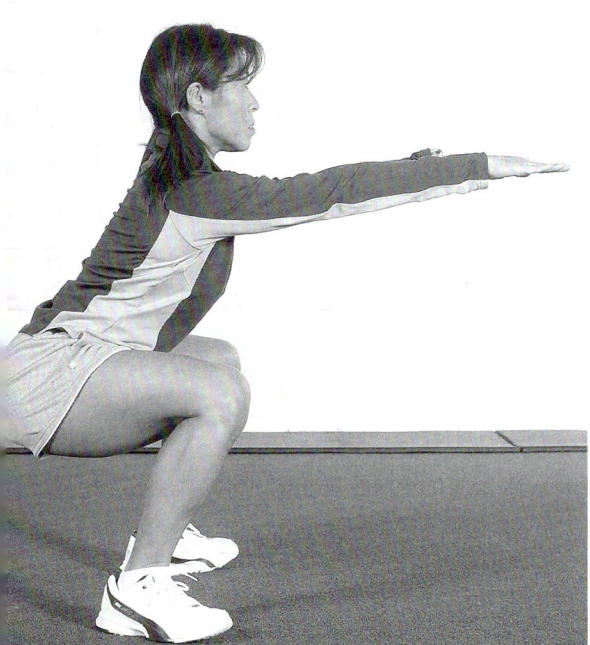

Denken Sie immer daran, dass die Kniebeuge sauber ausgeführt werden muss. Wechseln Sie erst zu komplexeren Übungen oder Gewichten, wenn Sie diese Grundübung perfekt beherrschen. Verletzungen entstehen nur dann, wenn Sie nicht technisch korrekt trainieren.

ZWEITER SCHRITT: FRONTKNIEBEUGE MIT AUSGESTRECKTEN ARMEN

In der Ausgangsposition halten Sie die Arme auf Schulterhöhe gestreckt vor dem Körper. Die Handflächen zeigen nach unten. Dicht am Hals wird nun auf den vorderen Deltamuskeln eine Langhantelstange platziert. Die Stange wird ganz bewusst nicht mit den Händen berührt. So lernen die Athleten, die Stange auf den Schultern zu halten (siehe Abbildung unten). Zur Abwärts- und Aufwärtsbewegung folgen Sie bitte den Angaben der vorherigen Übung.

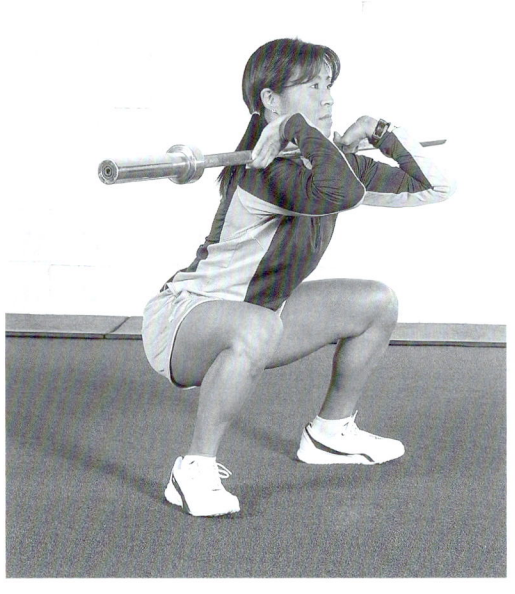

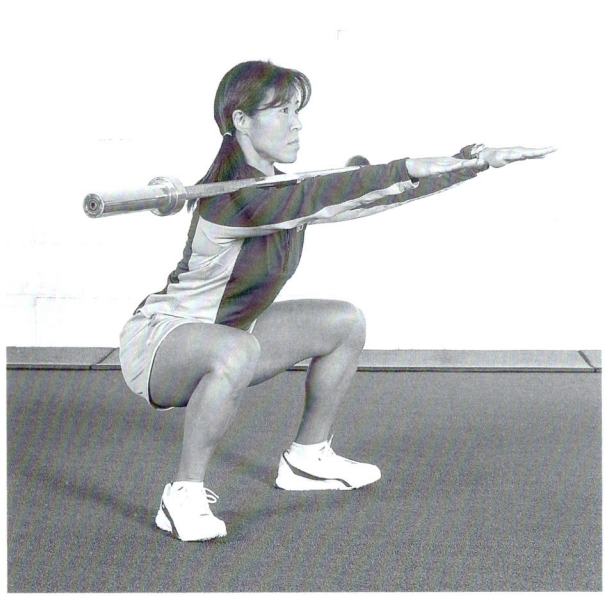

DRITTER SCHRITT: FRONTKNIEBEUGE MIT *CLEAN GRIP*

Überkreuzen Sie die Arme nicht, wenn Sie Frontkniebeugen mit *clean grip*, also einem Griff wie beim Umsetzen im Gewichtheben, ausführen. Um korrekt umsetzen zu können, muss der Athlet den Bewegungsablauf der klassischen Frontkniebeuge beherrschen. Die Ausgangsposition der Frontkniebeuge wird auch bei verschiedenen Übungen aus dem Gewichtheben wie dem Standausstoßen *(push jerk)*, Schwungdrücken *(push press)* und Absenken in die Hockposition *(clean catch)* eingenommen.

Auch für Athleten, die in ihrem Unterkörpertraining den *back squats* die Hauptrolle einräumen, ist die Frontkniebeuge eine gute Vorbereitungsübung zum Erlernen der Kniebeuge.

Warum? Die Frontkniebeuge setzt eine perfekte Körperhaltung voraus und verbessert die Beweglichkeit der Schulter – ein großer Vorteil in der vom Bankdrücken dominierten Welt des Krafttrainings. Flexibilität des Schultergürtels wird aber nur entwickelt, wenn der *clean grip* zur Anwendung kommt (siehe Abbildung auf der linken Seite oben rechts).

Bei Frontkniebeugen wird üblicherweise ein geringeres Gewicht aufgelegt. So achtet der Athlet eher auf einen sauberen Bewegungsablauf.

Wenn es Ihnen schwerfällt, Kniebeugen sauber auszuführen, verfügen Sie vielleicht über unzureichende Beweglichkeit in der Hüfte und der Achillessehne. In diesem Fall hilft folgende Übung: Gehen Sie in die tiefe Kniebeugeposition, machen Sie ein Hohlkreuz, und drücken Sie dann mit den Ellenbogen von innen gegen Ihre Knie, bis sich diese über den Zehen befinden (siehe Abbildung rechts oben). Diese Dehnübung sollten Sie mindestens einen Monat lang regelmäßig absolvieren und dabei gleichzeitig an Ihrer einbeinigen Kraft arbeiten.

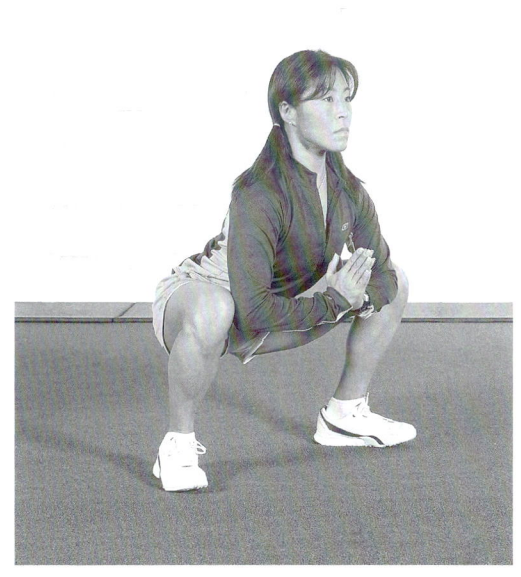

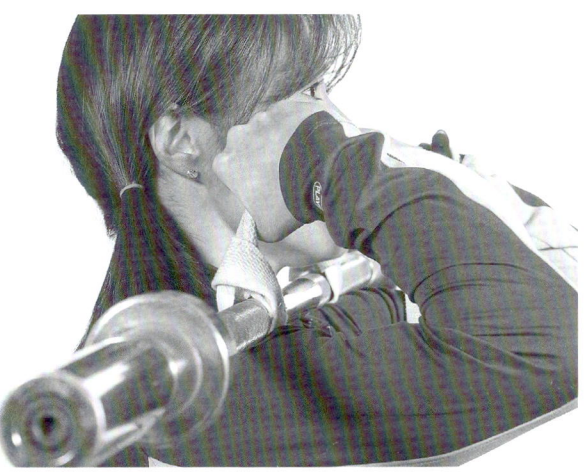

Der kanadische Trainer Charles Poliquin setzt bei der Frontkniebeuge mit *clean grip* Bänder ein, wenn der Athlet über unzureichende Flexibilität im Handgelenk verfügt (siehe Abbildung links). Diese Hilfestellung halten wir für die einzige wirklich gute Möglichkeit, die Frontkniebeuge komfortabler zu gestalten. Wir haben die Erfahrung gemacht, dass unsere Sportler nach etwa zwölf Wochen Training 80 bis 90 Prozent des Maximalgewichts, das sie in einem *back squat* stemmen können, auch in der Frontkniebeuge erreichen.

FRONTKNIEBEUGE AUF INSTABILEM UNTERGRUND

Bis vor einigen Jahren ließ ich Hebekraftübungen zweimal pro Woche, einmal mit schweren Gewichten und einmal mit leichteren Gewichten, trainieren. Diesen Trainingsansatz habe ich nun leicht abgewandelt. An Tagen, an denen meine Athleten mit leichteren Gewichten trainieren, führen sie die Übung auf instabilem Untergrund aus. Damit wird auf der einen Seite sichergestellt, dass sie am zweiten Trainingstag der Woche nicht zu schwere Gewichte stemmen. Außerdem trainieren sie Balance und propriozeptive Fähigkeiten. Auf der anderen Seite zwingt die instabile Unterlage die Sportler, sich auf Technik und Gleichgewicht zu konzentrieren.

→ Kniebeuge auf dem Balancebrett

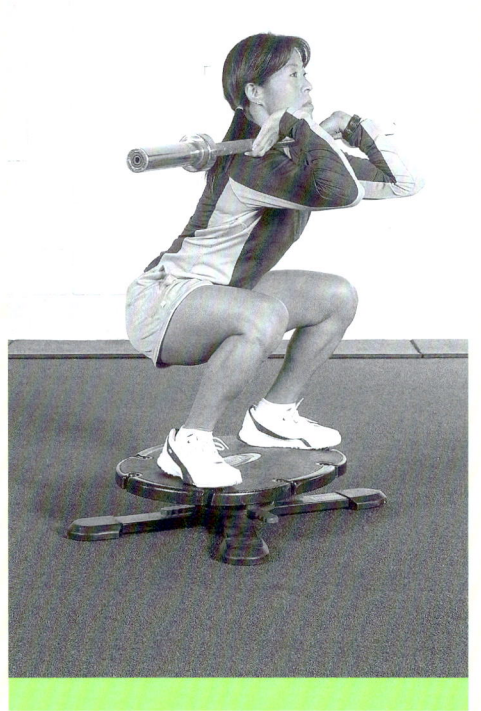

Die Kniebeuge auf dem Balancebrett trainiert die propriozeptiven Eigenschaften der Beine und verbessert die Technik der Frontkniebeuge. Der Bewegungsablauf entspricht dem der Frontkniebeuge mit *clean grip*.
Als Balancebrett kann das Reebok Core Board verwendet werden. Natürlich können Sie auch Ihr eigenes Brett bauen. Die Bretter, die in unserer Trainingsgruppe zur Anwendung kommen, sind 45 mal 90 Zentimeter groß und bestehen aus acht Zentimeter dickem Sperrholz. Sie werden auf einem 10 mal 10 Zentimeter großen Holzklotz befestigt, der auf der Unterseite so zugefräst wird, dass nur noch eine runde Fläche von ca. 7 Zentimeter auf dem Boden aufliegt. Anschließend wird das Brett mit Schrauben und Leim an der Unterlage befestigt. Beachten Sie, dass dieses Brett unbedingt stabil sein muss. Bei selbst hergestellten Geräten tragen Sie die Verantwortung für die Sicherheit.

Entwicklung einbeiniger Kraft

Noch immer spielt die einbeinige Kraft in vielen Trainingsprogrammen eine untergeordnete Rolle, und das, obwohl sie entscheidend zur Entwicklung von Schnellkraft und Balance und zur Vorbeugung von Verletzungen beiträgt. Die einbeinige Kraft ist der Inbegriff der funktionellen Kraft der Beine. Tatsächlich sind beidbeinige Übungen zum Teil als unfunktionell zu betrachten. Die Begründung hierfür liegt auf der Hand: Im Sport kommt es praktisch nicht vor, dass der Athlet mit beiden Beinen gleichzeitig Bodenkontakt hat. Meistens wird nur ein Bein belastet. Wer also seine Muskulatur funktionell trainieren möchte, muss einbeinige Übungen ausführen.

Zurzeit aber konzentriert sich das Krafttraining meist noch auf beidbeinige Übungen wie Kniebeugen, Beinpressen oder eindeutig unfunktionelle Übungen wie Beinbeugen oder -strecken. Dabei sind einbeinige Übungen nicht durch beidbeinige Übungen zu ersetzen, da die hüftstabilisierende Muskulatur bei einbeinigen Übungen ganz anders beansprucht wird. Der mittlere Gesäßmuskel (*Musculus gluteus maximus*) und der viereckige Lendenmuskel im unteren Rücken (*Musculus quadratus lumborum*) übernehmen nur bei einbeinigen Übungen stabilisierende Aufgaben. Einbeinige Übungen fördern Schnellkraft, Balance und Propriozeption und wirken damit verletzungsvorbeugend. Daher sind einbeinige Übungen heutzutage auch regelmäßig Bestandteil von Rehabilitationsprogrammen nach Knieverletzungen.

Die folgenden Übungen sind in drei Schwierigkeitsgrade unterteilt. Beachten Sie auch hier, dass Athleten aller Leistungsstufen mit den Übungen des ersten Schwierigkeitsgrades beginnen und diese drei Wochen lang trainieren sollten. Am Anfang wird hierbei nur das eigene Körpergewicht eingesetzt. Von Woche zu Woche wird aber die Wiederholungszahl von acht auf zehn und schließlich zwölf Wiederholungen gesteigert. Wer noch keine Erfahrung mit einbeinigen Übungen hat, sollte in dieser Phase unter keinen Umständen Zusatzgewicht einsetzen. Außerdem sollten niemals weniger als fünf Wiederholungen einer Übung absolviert werden. Beherrscht der Athlet den Bewegungsablauf, kann er entweder die gleiche Übung auf instabilem Untergrund absolvieren oder zur Übung des nächsten Schwierigkeitsgrades übergehen. Wenn Sie auf instabilem Untergrund trainieren, sollten Sie die entsprechenden Hilfsmittel in folgender Reihenfolge einsetzen:

1. Halbrundes Schaumstoffkissen mit der runden Seite nach oben
2. Halbrundes Schaumstoffkissen mit der runden Seite nach unten
3. Airex Balance-Pad

Fortgeschrittene Athleten können die meisten Übungen der ersten und zweiten Schwierigkeitsstufe mit Zusatzgewicht absolvieren.

→ Kniebeuge im Ausfallschritt Stufe ❶

Die Kniebeuge im Ausfallschritt ist eine einfach durchzuführende Übung zur Entwicklung einbeiniger Kraft. Sie verbessert auch die Beweglichkeit des Hüftbeugers. In der Ausgangsposition nehmen Sie eine weite Schrittstellung ein. Aber Achtung: Bei dieser Übung werden keine Ausfallschritte ausgeführt. Die Füße werden nämlich nicht bewegt.

Bewegungsablauf

- → Achten Sie darauf, dass beide Füße stabil auf dem Boden stehen. Senken Sie die Hüfte, bis das hintere Knie den Boden berührt. Das vordere Knie befindet sich über dem Fußgelenk.
- → Der Oberkörper ist aufrecht, die Brust herausgedrückt, die Hände befinden sich hinter dem Kopf.
- → Sie können bei dieser Übung auch Kurz- oder Langhanteln einsetzen und diese entweder vor dem Körper halten *(front squat)* oder in den Nacken legen *(back squat)*.
- → In der Endposition fühlen Sie eine leichte Dehnung im Hüftbeuger.

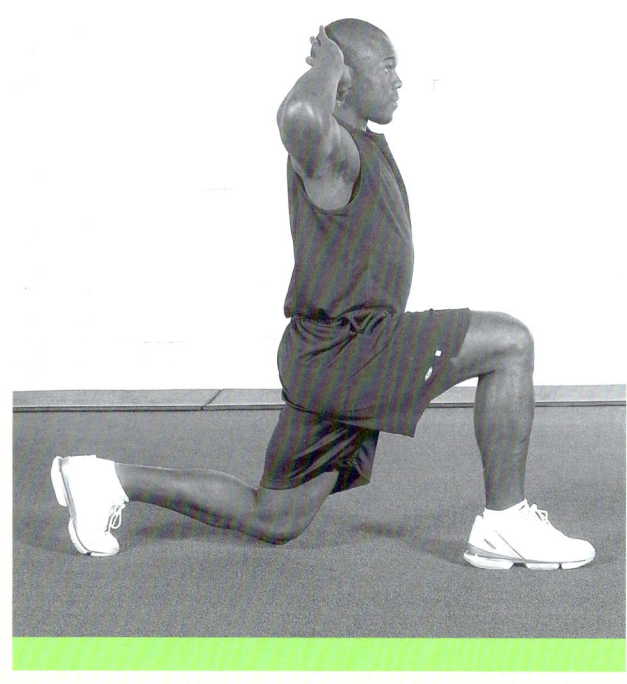

Kraft- und Balancetraining für den Unterkörper

→ Überkopf-Kniebeuge im Ausfallschritt Stufe ❶

Im Unterschied zur Kniebeuge im Ausfallschritt wird bei dieser Übung eine Stange mit durchgestreckten Armen senkrecht über dem Kopf gehalten.
Diese Übung verbessert die Beweglichkeit des Hüft- und Schulterbereichs. Außerdem stimuliert sie die für die Ausdehnung des Brustkorbs verantwortliche Muskulatur und trägt dadurch zu einer besseren Körperhaltung bei. Sie trainiert also gleichzeitig die einbeinige Kraft und die Beweglichkeit sowohl des Unter- als auch des Oberkörpers und stellt damit eine hocheffektive Übungsform dar.

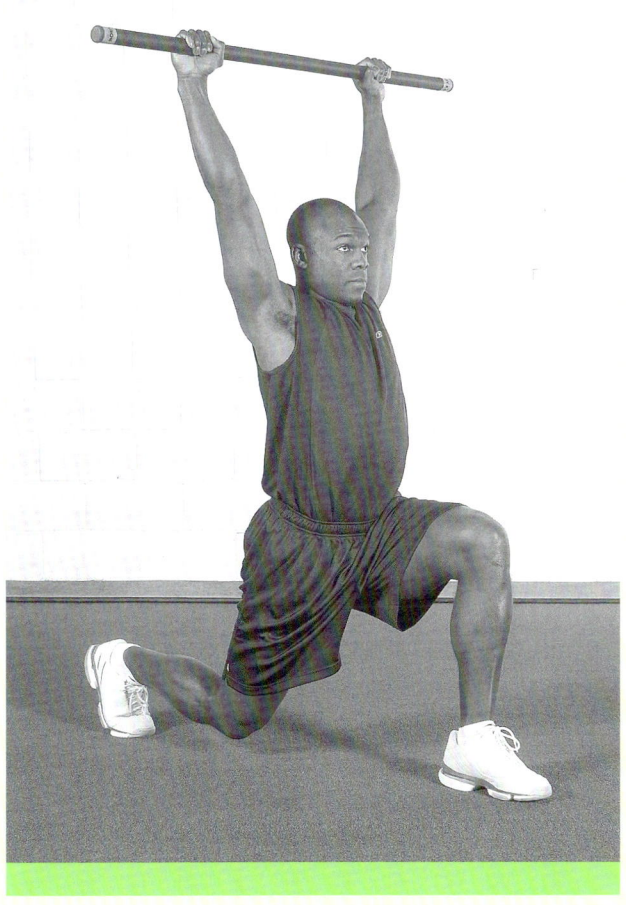

→ Einbeinige Kniebeuge auf der Bank Stufe ❷

Bei dieser Übung wird der hintere Fuß auf einer Bank abgelegt, wodurch Instabilität in den Bewegungsablauf gebracht wird. Während der vordere Fuß sicher auf dem Boden ruht, kann das hintere Bein in der Senkphase nicht viel zur Stabilisierung beitragen. Aus dieser Position senken Sie den Körperschwerpunkt so weit ab, bis der vordere Oberschenkel waagerecht zum Boden ist und das hintere Knie fast den Boden berührt.
Ebenso wie die Kniebeuge im Ausfallschritt verbessert auch diese Variante die Beweglichkeit des Hüftbeugers. Sie kann ohne Zusatzgewicht ausgeführt werden, wobei von Woche zu Woche die Wiederholungen gesteigert werden sollten (acht–zehn–zwölf). Alternativ können auch Kurz- oder Langhanteln eingesetzt und drei Sätze mit je fünf Wiederholungen absolviert werden.

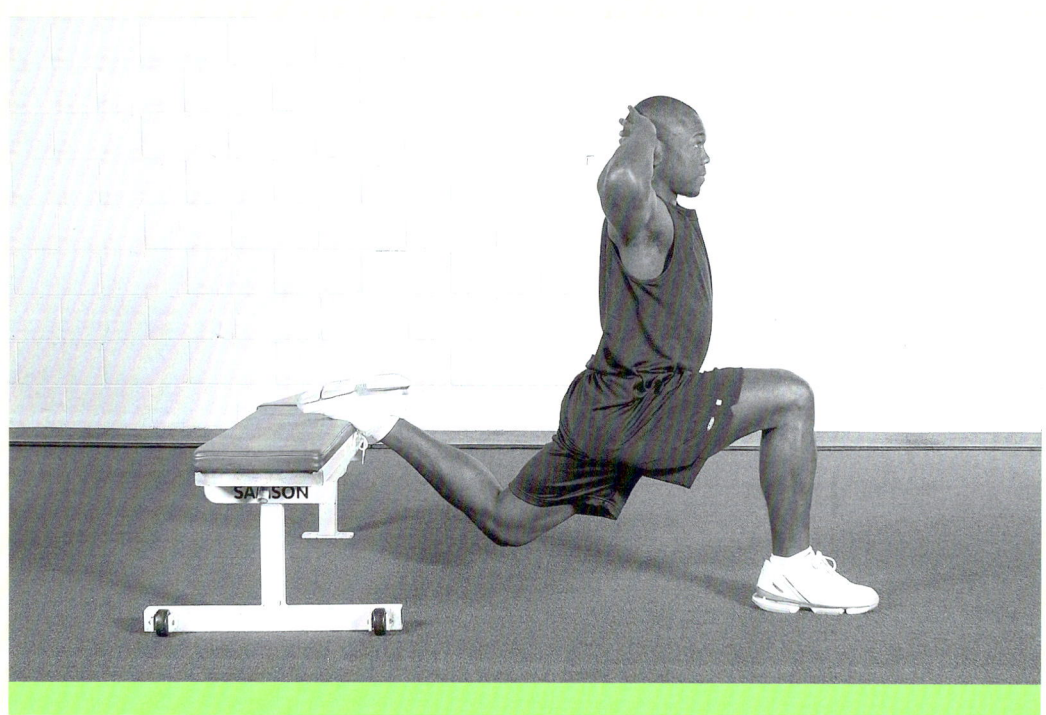

Kraft- und Balancetraining für den Unterkörper

→ Einbeinige Kniebeuge auf dem Kasten Stufe ❸

Dies ist die schwierigste, aber auch die effektivste unter den einbeinigen Übungen. Bevor Sie sich an sie heranwagen, sollten Sie alle vorhergehenden Stufen sauber beherrschen. Die Schwierigkeit dieser Übung besteht darin, dass nur ein Bein für Stabilität sorgt, während das andere Bein in die Luft gestreckt ist. Wenn das aktive Bein den Körperschwerpunkt senkt und hebt, muss die Hüftmuskulatur Stabilisations- und Balancearbeit leisten. Dies ist eine sehr wichtige Übung für alle Schnellkraftsportarten, da die Hüftmuskulatur bei allen Formen des Sprints den Oberkörper stabilisiert.

Bewegungsablauf

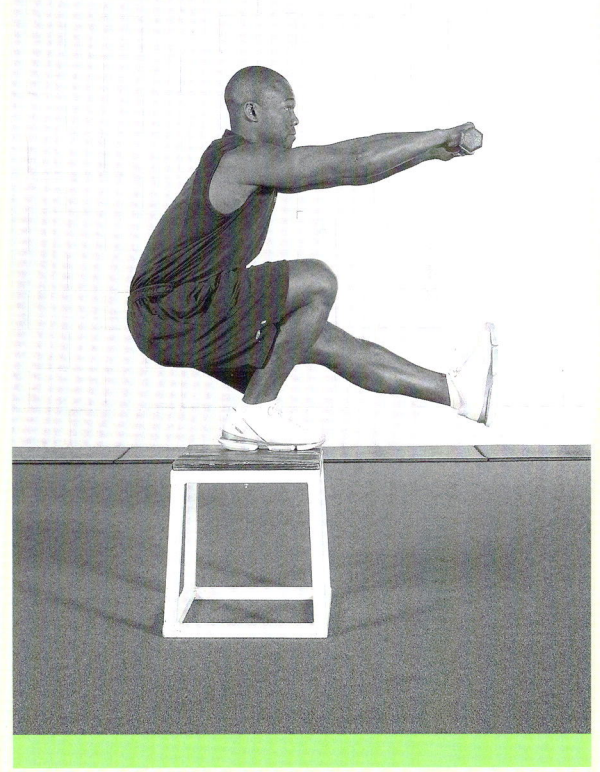

- → In der Ausgangsposition stehen Sie mit einem Bein sicher auf einem Kasten und strecken das andere Bein vor dem Körper aus. Die Arme strecken Sie waagerecht nach vorne aus, wobei Sie ein Paar Kurzhanteln in den Händen halten. Die Hanteln machen die Übung nicht schwieriger – im Gegenteil: Sie bilden ein Gegengewicht und helfen, den Körper zu stabilisieren.
- → Achten Sie darauf, dass das Gewicht auf der hinteren Ferse ruht und das Fußgelenk möglichst wenig bewegt wird. Manchen Sportlern hilft es auch, Keile unter die Ferse zu legen.
- → Senken Sie nun den Körperschwerpunkt. Die Bewegung sollte aus den Knien heraus erfolgen und nicht aus dem Fußgelenk.
- → Gehen Sie so tief hinunter, bis sich der Oberschenkel parallel zum Boden befindet. In dieser Position darf das Knie nicht über die Fußzehen hinausragen.
- → Während des Absenkens heben Sie die Hantel bis auf Schulterhöhe. Dies erleichtert es Ihnen, Ihr Gewicht auf die Ferse zu verlagern.

Die meisten Sportler sollten mit drei Sätzen à fünf Wiederholungen beginnen und dabei zwei 2,5 Kilogramm schwere Kurzhanteln einsetzen. In der Folge erhöhen Sie entweder die Anzahl der Wiederholungen oder das Gewicht der Kurzhanteln – je nach Ihrem Trainingsziel (Kraftaufbau oder Muskelwachstum). Allerdings sollten Sie wie bei der einbeinigen Kniebeuge auf der Bank mindestens fünf Wiederholungen pro Bein absolvieren.

→ Ausfallschritt Stufe ❸

Der Ausfallschritt ist eine weitere sehr effektive einbeinige Übung und wird oft irrtümlich als einfachere Variante der Kniebeuge angesehen. Tatsächlich ist sie aber eine gute Ergänzung dazu. Was den Ausfallschritt so schwierig und damit wertvoll macht, ist, dass die Beinmuskulatur den sich bewegenden Oberkörper abstoppen muss. Auf diese Abstoppbewegung müssen die Beine ausreichend vorbereitet sein, was den hohen Schwierigkeitsgrad der Übung erklärt. Der Ausfallschritt bietet außerdem eine gute dynamische Dehnung des Hüftbereichs und sollte schon allein aus diesem Grund Bestandteil jedes Kraft- und Aufwärmprogramms sein. Insbesondere Athleten, die Probleme mit der Leiste oder dem Hüftbeuger haben, profitieren von dieser Übung.

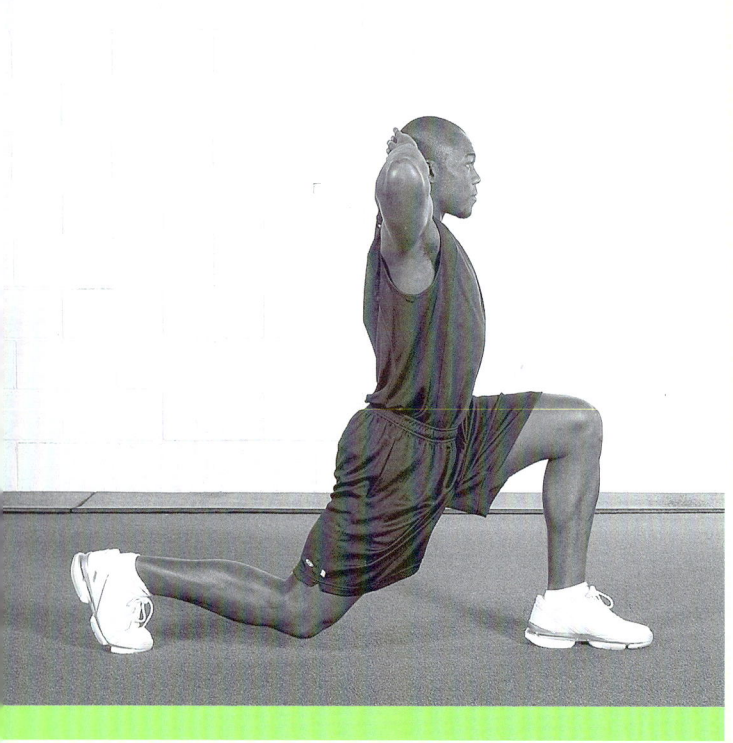

Bewegungsablauf

→ In der Ausgangsstellung steht der Athlet aufrecht und mit beiden Füßen nebeneinander auf dem Boden. Die Hände hält er hinter dem Kopf.
→ Die Länge des Schrittes sollte in etwa der Körpergröße des Athleten entsprechen. Der Schritt sollte lang genug sein, um den Hüftbeuger des hinteren Beines zu dehnen.
→ Während der gesamten Bewegung ist der Rücken stets angespannt, und der Oberkörper bleibt aufrecht.
→ Schließlich drückt sich der Trainierende mit dem Vorderfuß ab, um in die Ausgangsposition mit nebeneinanderstehenden Füßen zurückzugelangen.

Im Kraftausdauertraining sollte diese Übung mindestens 15-mal pro Bein absolviert werden. Ausfallschritte können auch gut in ein Zirkeltraining eingebaut werden, wo sie mit anderen Übungen kombiniert werden.

Kraft- und Balancetraining für den Unterkörper

WEITERE FUNKTIONELLE EINBEINIGE ÜBUNGEN

Die bisher beschriebenen Übungen bilden das Basisprogramm für alle Einsteiger. Sportler sollten sich so lange auf diese Übungen beschränken, bis sie sie perfekt beherrschen. Erst dann sollten zusätzliche Übungen ins Trainingsprogramm eingebaut werden.

Es ist grundsätzlich nicht sinnvoll, viele verschiedene Übungen zu trainieren, wenn die einzelnen Bewegungen nicht korrekt ausgeführt werden.
Die folgenden Übungen sind daher nur für erfahrene Sportler, die Abwechslung in ihr Trainingsprogramm bringen wollen, oder zur Anwendung in der Rehabilitation gedacht.

→ Step-up Stufe ❶

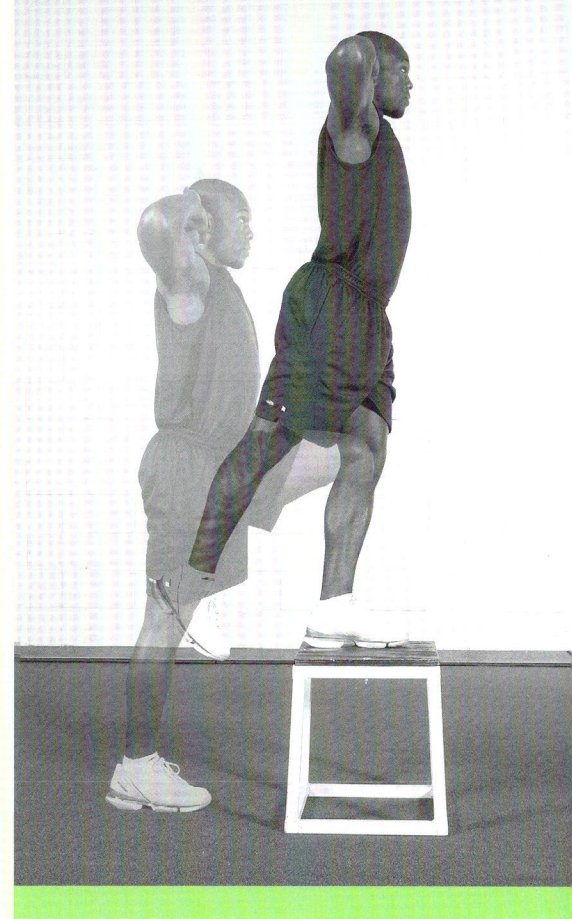

Der Step-up beansprucht die Knie und den unteren Rücken weniger als die Kniebeuge und ist daher für Athleten mit Knie- oder Rückenproblemen eine gute Alternativübung zur Kniebeuge im Ausfallschritt. Zudem wird weniger Zusatzgewicht benötigt.

Allerdings können manche Athleten mit Knieproblemen diese Übung aufgrund der geringeren exzentrischen Kontraktion bei Bewegungsbeginn als unangenehmer empfinden als die vorherigen einbeinigen Übungen.

Ein weiterer Nachteil dieser Übung ist, dass Athleten dazu neigen, die Bewegung unsauber auszuführen, indem sie sich kräftig mit dem Standbein abdrücken.

Bewegungsablauf

→ In der Ausgangsstellung steht ein Fuß auf einem Kasten (ein Teil der Ferse kann über den Rand hinausragen), der andere Fuß steht auf dem Boden. Der Oberkörper ist aufrecht.
→ Drücken Sie sich mit dem oberen Fuß ab. Belasten Sie dabei Ferse und Mittelfuß, und vermeiden Sie es, das Gewicht auf den Fußballen zu verlagern.
→ Halten Sie Kopf, Schultern und Brust aufrecht, und führen Sie die Bewegung mit Kopf und Schultern an.
→ In der Endposition wird der hintere Fuß nicht aufgesetzt, das Bein bleibt gestreckt hinter dem Körper.

→ Seitlicher Step-up Stufe ❶

Der seitliche Step-up unterscheidet sich von der vorhergehenden Übung nur dadurch, dass der Athlet von der Seite auf den Kasten steigt. Dadurch werden besonders die Adduktoren beansprucht. Insbesondere für Fußball- und Hockeyspieler ist diese Variante sehr effektiv.
Zu Beginn der Übung stehen Sie seitlich neben dem Kasten, wobei ein Bein auf dem Kasten abgestellt ist. In der Endposition stehen Sie mit einem Bein auf dem Kasten, während das andere Bein seitlich neben dem Körper hochgehalten wird.

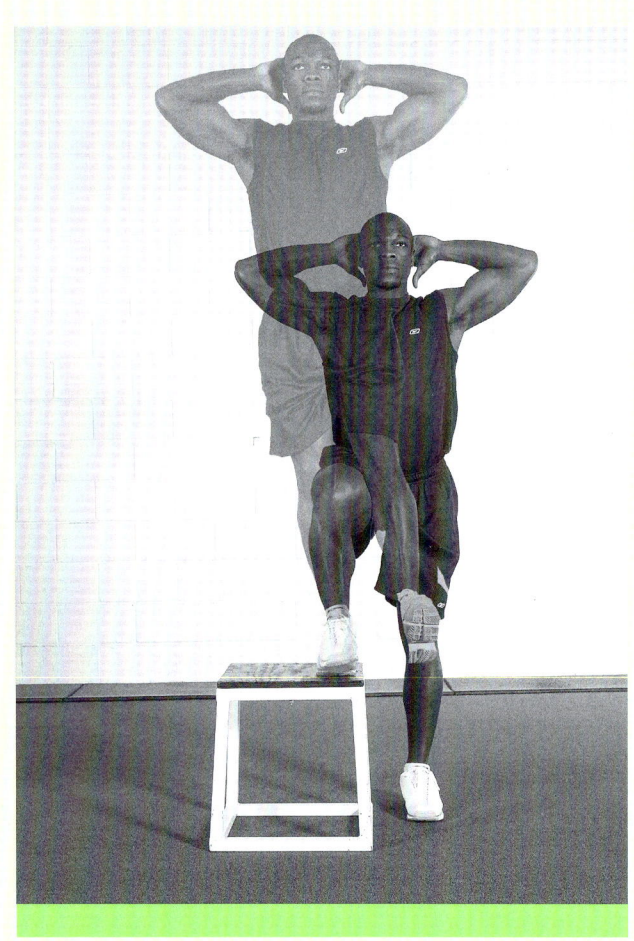

Kraft- und Balancetraining für den Unterkörper

→ Ausfallschritt rückwärts am Slideboard   Stufe ❷

Diese hervorragende Übung trainiert einbeinige Kraft, Beweglichkeit und Stabilität und kann sowohl im Krafttraining als auch in der Rehabilitation eingesetzt werden. Sie kann auch auf einer etwa anderthalb Meter langen glatten Oberfläche ausgeführt werden, wenn Sie kein Slideboard zur Verfügung haben.
Ziehen Sie einen Gleitschuh über den hinteren Fuß, und gleiten Sie mit diesem in den rückwärtigen Ausfallschritt. Der Oberkörper ist aufrecht, die Hände werden hinter dem Kopf gehalten. Das vordere Knie befindet sich über dem Mittelfuß.
Nun gleitet der hintere Fuß vorwärts und rückwärts, während das vordere Bein eine Kniebeuge ausführt.
Wegen der großen Instabilität und Dehnung im Hüftbereich sollte diese Übung nur mit dem eigenen Körpergewicht ausgeführt werden. Die Wiederholungszahl kann aber von Woche zu Woche gesteigert werden.

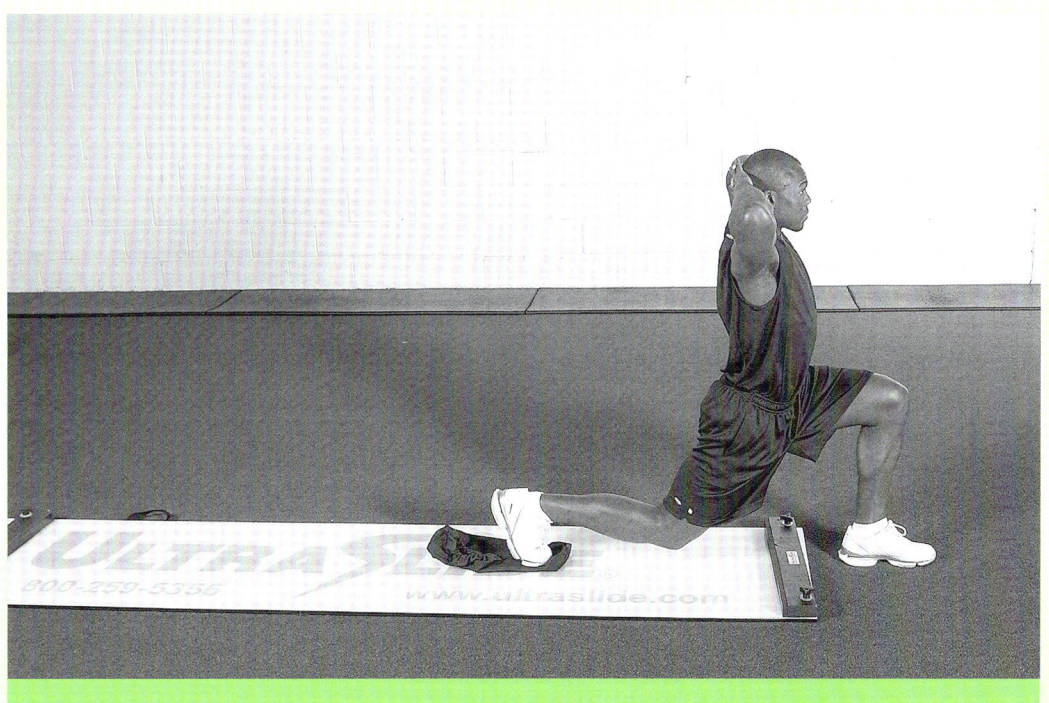

→ Erhöhter Ausfallschritt rückwärts am Slideboard   Stufe ❸

Diese Übung unterscheidet sich von der vorherigen nur dadurch, dass der vordere Fuß auf einer etwa 10 bis 15 Zentimeter hohen Stufe abgestellt wird, wodurch die Bewegungsamplitude vergrößert wird.
Diese ist insbesondere für Athleten, deren Hüftbeuger stark belastet werden, eine sinnvolle Aufbauübung.

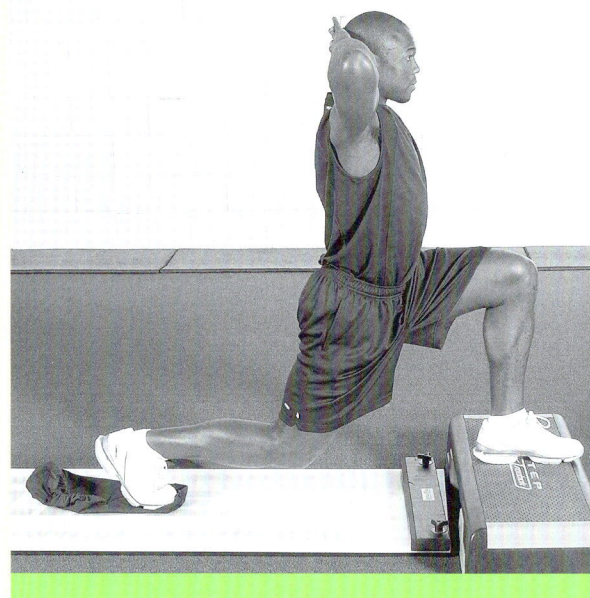

→ Einbeinige Skaterkniebeuge   Stufe ❸

Diese Übung ist eine Variante der einbeinigen Kniebeuge auf dem Kasten, die besonders bei Hockeyspielern eingesetzt wird. Im Gegensatz zur traditionellen Kniebeuge auf dem Kasten ist hier der Oberkörper nicht aufrecht, sondern so weit nach vorne gebeugt, dass er den Oberschenkel berührt. Das freie Bein wird nicht nach vorne ausgestreckt, sondern nach hinten angewinkelt. Die Arme zeigen nach vorn. Diese Position ähnelt der Startposition eines Eisschnellläufers.

Kraft- und Balancetraining für den Unterkörper

→ Seitliche Kniebeuge Stufe ❶

Die seitliche Kniebeuge verbessert die Beweglichkeit der Adduktoren und kann sowohl im lateralen Aufwärmprogramm als auch als Kraftübung eingesetzt werden.
Nehmen Sie eine breite Grätschstellung ein. Große Athleten sollten die Füße mehr als 1,20 Meter voneinander entfernt aufstellen. Verlagern Sie nun das Körpergewicht zu einer Seite. Achten Sie dabei darauf, dass Sie Ihr Gewicht auf der Ferse halten und sich das Knie über den Zehen befindet. Drücken Sie sich dann vom gebeugten Bein ab, um in Grätschstellung zurückzugelangen. Der Oberkörper bleibt dabei stets aufrecht.
Führen Sie auch diese Übung zunächst nur mit dem eigenen Körpergewicht aus. Später können Sie dann auch eine Langhantelstange einsetzen, die Sie auf den Schultern absetzen.

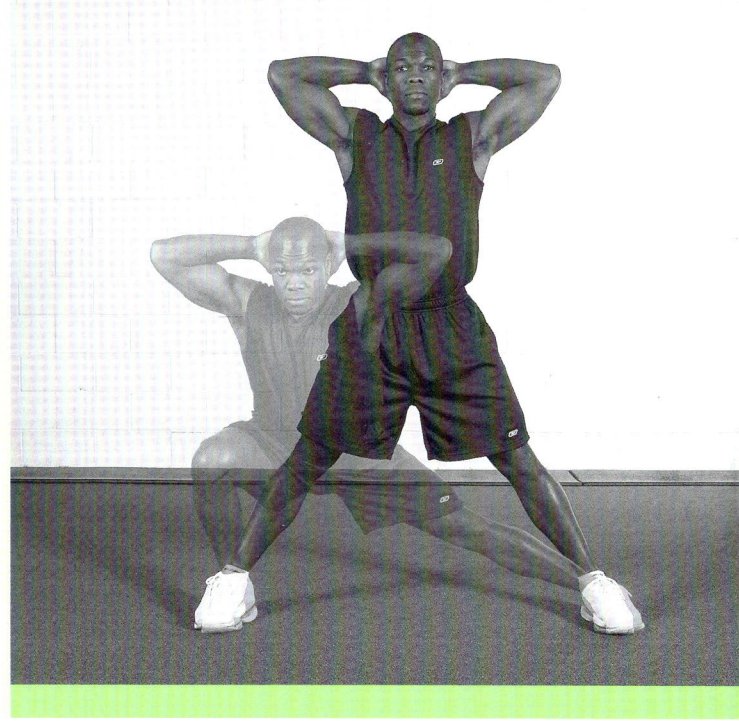

Entwicklung einbeiniger Stabilität

Viele Athleten, die die Kniebeuge im Ausfallschritt oder auch die einbeinige Kniebeuge auf der Bank problemlos ausführen können, haben große Schwierigkeiten mit der einbeinigen Kniebeuge auf dem Kasten. Nicht selten handelt es sich dabei um Athleten mit Knieproblemen wie dem Patellaspitzensyndrom *(Tenditinis patellae)*, dem Patellofemoralen Schmerzsyndrom oder einer Erweichung des Knorpels hinter der Kniescheibe *(Chondromalacia patellae)*. Nach meiner Erfahrung haben Sportler mit solchen Erkrankungen häufig Schwierigkeiten, ihre Beine bei Kniebeugeübungen zu stabilisieren, da ihr mittlerer Gesäßmuskel *(Musculus gluteus medius)* zu wenig entwickelt ist. Dieser im Training häufig vernachlässigte Muskel der Hüfte hat in erster Linie die Aufgabe, bei einbeinigen Kniebeugen, Lauf- oder Sprungbewegungen die Beine zu stabilisieren. Bei vielen Sportlern ist er entweder zu schwach ausgebildet, oder der Sportler hat gar nicht gelernt, ihn zu aktivieren. Daraus folgt, dass das Kniegelenk und sein Bandapparat für die nötige Stabilisierung sorgen müssen. Hierbei kann es zu einer Überlastung und folglich zu Schmerzen im Iliotibialband, in der Patellasehne oder unter der Kniescheibe kommen.

Lange Zeit begründete man diese Überlastungserscheinungen mit einem zu schwachen Quadrizeps und empfahl den Athleten unfunktionelle Übungen wie Beinstrecken, um die vordere Oberschenkelmuskulatur zu stärken. Erst in jüngster Vergangenheit haben Physiotherapeuten und Trainer die Rolle des *Musculus gluteus medius* bei der Kniestabilisation erkannt. Inzwischen werden Isolationsübungen eingesetzt, um den *Musculus gluteus medius* zu aktivieren und zu kräftigen. Zwei einfache Übungen, nämlich die Hüftabduktion mit angewinkelten Beinen und die Hüftabduktion mit gestreckten Beinen, erfüllen diesen Zweck.

→ Hüftabduktion mit angewinkelten Beinen

In der Ausgangsstellung liegen Sie auf der Seite und winkeln beide Beine um etwa 90 Grad und die Hüfte um 45 Grad an. Die Fußsohlen befinden sich in einer Linie mit der Wirbelsäule. Es handelt sich um die gleiche Ausgangsposition, die Sie bei einfachen Crunches einnehmen (auf dem Rücken liegend, Füße auf dem Boden, Hüfte und Knie gebeugt), nur liegen Sie hier auf der Seite. Um die Oberschenkel ist ein etwa 40 bis 50 Zentimeter langes Theraband geschnürt, um der Abduktionsbewegung (Anheben des Beines) einen Widerstand entgegenzusetzen. Halten Sie die Füße geschlossen, und heben Sie nun das obere Bein, ohne sich dabei in der Lendenwirbelsäule zu verdrehen. Hüfte und Schultern bleiben stets in einer Linie, die Bewegung erfolgt nur aus der Hüfte heraus.

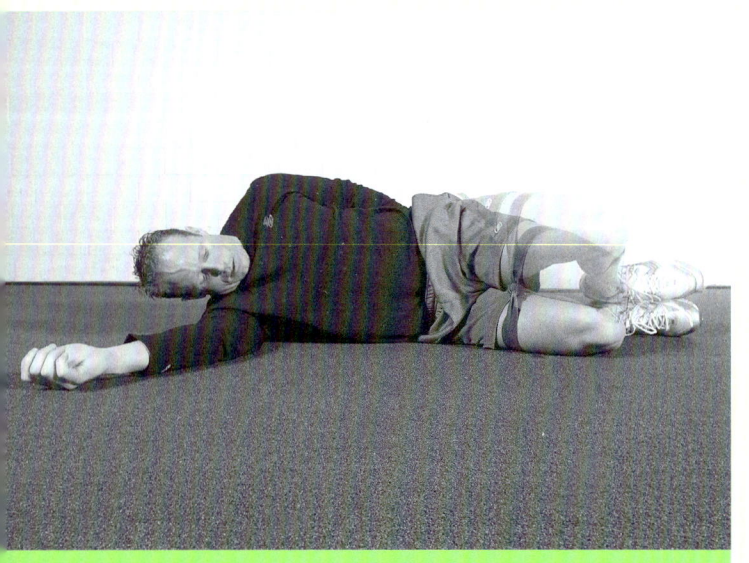

Beginnen Sie in der ersten Woche mit zehn Wiederholungen, und steigern Sie diese Zahl jede Woche um zwei Wiederholungen.

Achten Sie unbedingt darauf, dass bei der Übungsausführung der Rumpf nicht gedreht wird. Nur der Oberschenkel darf sich bewegen, nicht aber die Lendenwirbelsäule.

→ Hüftabduktion mit gestreckten Beinen

Bei dieser Übung liegen Sie mit gestreckten Beinen auf der Seite. Das obere Bein ist aus der Hüfte heraus leicht angehoben, der Oberschenkel leicht nach innen gedreht. Der ganze Körper bildet eine Linie. Heben Sie nun das obere Bein gestreckt nach oben.
Diese Hüftabduktionsübungen helfen dem Athleten, den *Musculus gluteus medius* zu isolieren und zu aktivieren.

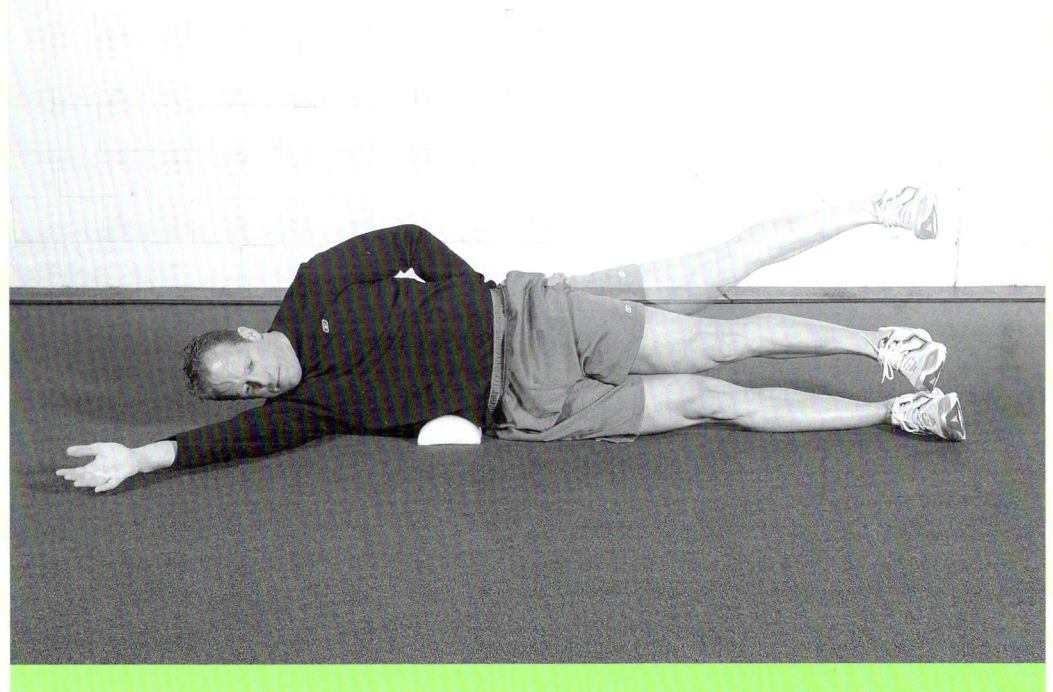

In diesem Kapitel haben Sie Übungen kennengelernt, die die Muskulatur des Unterkörpers kräftigen. Verschiedene Varianten der Kniebeuge und einbeinige Übungen sind die Schlüsselübungen, um Kraft und Schnellkraft zu entwickeln. Führen Sie die Übungen genau so aus wie beschrieben, um optimale Trainingsfortschritte zu erzielen. Ein Sportler kann keine Kraft, Beweglichkeit und Stabilität entwickeln, indem er an Kraftgeräten sitzt oder auf ihnen liegt. Versuchen Sie nicht, den einfachen Weg zu gehen; der schwierige ist hier wie so oft der bessere.

67
TRAINING DER GESÄSS- UND DER HINTEREN OBERSCHENKELMUSKULATUR

Training der Gesäß- und der hinteren Oberschenkelmuskulatur

In vielen Trainingsprogrammen (selbst wenn es sich dabei um funktionelles Training handelt) werden die Hüftstrecker – das sind insbesondere der Große Gesäßmuskel (*Musculus gluteus maximus*) und die hintere Oberschenkelmuskulatur – vernachlässigt. Oft konzentrieren sich die Programme fast ausschließlich auf den Kniebeuger und lassen den Hüftstrecker außen vor. Bisweilen werden die Muskeln, die die Hüfte strecken, speziell die hintere Oberschenkelmuskulatur, sogar fälschlicherweise als Kniebeuger trainiert. Nicht funktionelle Trainingsprogramme basieren heute noch auf überholten Vorstellungen der Muskelfunktion. Sogar in Anatomiebüchern ist zu lesen, dass es sich bei den hinteren Oberschenkelmuskeln um Kniebeuger handele. Inzwischen hat die Sportwissenschaft aber erkannt, dass diese Muskeln als Hüftstrecker fungieren und außerdem das Knie stabilisieren. Sie sind nur in unfunktionellen Übungen als Kniebeuger aktiv. Dazu gehören liegend oder stehend ausgeführtes Beinbeugen – für Sportler eine reine Zeitverschwendung, da die Muskeln hierbei auf eine Weise trainiert werden, wie sie im Sport nie gebraucht werden. Beim Laufen, Springen oder Skaten wirkt die hintere Oberschenkelmuskulatur nämlich als Hüftstrecker.

Wer wiederholt unfunktionelle Übungen trainiert, muss früher oder später mit Muskelzerrungen oder anderen Überlastungserscheinungen rechnen. Beinbeugen auf dem Gymnastikball, wie es später in diesem Kapitel beschrieben wird, ist eine Ausnahme, weil es eine sogenannte *Closed-chain*-Übung ist: Die Füße haben während der Übungsausführung Boden- beziehungsweise Ballkontakt.

Übungen zur Hüftstreckung

Hüftextensionen können mit gestreckten oder mit angewinkelten Beinen absolviert werden. Um eine optimale Entwicklung der Streckerkette, das heißt der Gesäß- und hinteren Oberschenkelmuskulatur, zu erzielen, müssen beide Varianten trainiert werden.

Manche Experten sind der Auffassung, dass Übungen mit angewinkelten Beinen nur den *Gluteus* trainieren würden. Dies trifft aber auf *Closed-chain*-Übungen nicht zu. Sobald nämlich die Füße Boden- oder Ballkontakt haben, arbeitet auch der hintere Oberschenkelmuskel. Es ist gar nicht möglich, die Aktivität einer Muskelgruppe auszuschalten, man kann sie höchstens reduzieren. Bei Übungen mit angewinkelten Beinen wird die hintere Oberschenkelmuskulatur weniger beansprucht als bei Übungen mit gestreckten Beinen.

Auch Kniebeugeübungen trainieren die Streckerkette, allerdings nur in der Phase des Aufrichtens, wenn Knie und Hüfte gestreckt werden. Wer diese Muskelgruppen intensiver arbeiten lassen möchte, sollte die Übung hüftorientiert, nicht knieorientiert ausführen. Dies lässt sich am Beispiel der Frontkniebeuge erklären: Bei der Frontkniebeuge beugt sich die Hüfte in gleichem Umfang wie die Knie, nämlich um etwa 90 Grad. Der Schwerpunkt dieser Übung liegt gleich stark in der Knie- und Hüftarbeit. Beim modifizierten Kreuzheben mit gestreckten Beinen beugt sich die Hüfte ebenfalls um 90 Grad, doch wird hierbei der *Gluteus* von der hinteren Oberschenkelmuskulatur unterstützt.

Ein sinnvolles Trainingsprogramm sollte hüftdominante Übungen mit gestrecktem und mit angewinkelten Bein beinhalten. Dadurch wird sichergestellt, dass die hintere Oberschenkel- und die Gesäßmuskulatur gleichmäßig trainiert werden.

Ebenso wie in Kapitel 6 sollten auch die Übungen in diesem Kapitel zunächst nur mit dem eigenen Körpergewicht ausgeführt werden. Von Woche zu Woche wird die Wiederholungszahl von acht auf zehn bis zwölf gesteigert.

→ Hüftheben nach Gray Cook Stufe ●

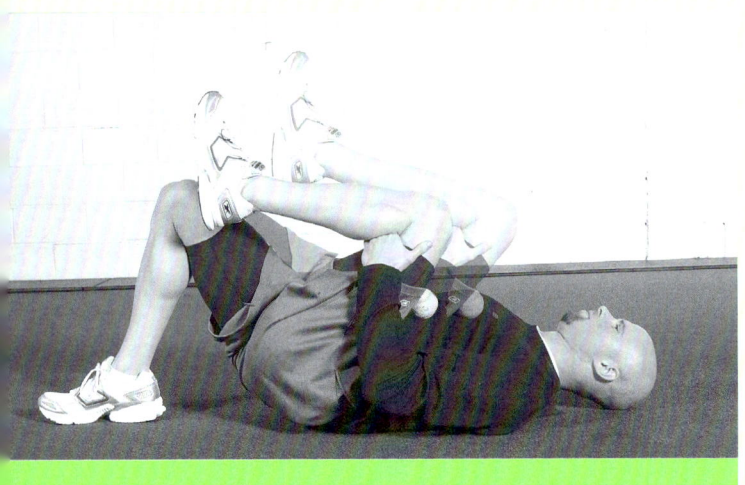

Diese Übung, die von dem bekannten Physiotherapeuten Gray Cook entwickelt wurde, ermöglicht es, den Hüftstrecker isoliert zu trainieren, ohne die Streckmuskulatur der Lendenwirbelsäule unterstützend einzusetzen. In der Ausgangsstellung liegen Sie mit angewinkelten Beinen flach auf dem Boden. Nun legen Sie sich einen Tennisball auf die Rippen und klemmen diesen mit einem Oberschenkel ein. Hierzu greifen Sie mit beiden Händen um den Oberschenkel und ziehen ihn zur Brust heran. Drücken Sie jetzt das Standbein aktiv auf den Boden, und heben Sie die Hüfte an. Üben Sie dabei stets mit dem gegengleichen Oberschenkel Druck auf den Tennisball aus.

Der Bewegungsumfang dieser Übung dürfte nicht mehr als fünf bis acht Zentimeter betragen. Wenn Sie den Druck auf den Tennisball verringern, vergrößert sich zwar die Bewegungsamplitude, aber der Hüftstrecker arbeitet dann auch nicht mehr isoliert.

Diese Übungsform hat drei Vorteile:
1. Der *Gluteus* und die hintere Oberschenkelmuskulatur arbeiten als Hüftstrecker.
2. Die Hüftstrecker werden isoliert von der Streckmuskulatur der Lendenwirbelsäule aktiviert, und der Sportler lernt, beide zu unterscheiden.
3. Verkürzungen des Hüftstreckers, die Ursache für Schmerzen im unteren Rücken sein können, werden so erkannt.

Wenn Sie während der Übungsausführung Krämpfe in der hinteren Oberschenkelmuskulatur bekommen, ist der *Gluteus* nicht ausreichend aktiviert. Der hintere Oberschenkel muss dann die Aufgabe des unzureichend arbeitenden *Gluteus* kompensieren. Sie sollten in diesem Fall die Vierfüßlerübungen aus Kapitel 8 ausführen, um den großen Gesäßmuskel zu trainieren.

Training der Gesäß- und der hinteren Oberschenkelmuskulatur

→ Hyperextension Stufe ❶

Die Hyperextension, die auch Rückenstrecken genannt wird, sollte in keinem Einsteigerprogramm fehlen. Bei dieser Übung lernt der Sportler, die Gesäß- und die hintere Oberschenkelmuskulatur in ihrer Funktion als Hüftstrecker einzusetzen. Viele Sportler nutzen diese Übung nur zur Stärkung des unteren Rückens. Die Hyperextension ist aber gleichzeitig eine exzellente Möglichkeit, die Hüftstrecker zu trainieren.

Bei der Ausführung muss darauf geachtet werden, dass vor allem die hintere Oberschenkel- und die Gesäßmuskulatur beansprucht werden und nicht der Rückenstrecker.

Die Übung hat drei Vorteile:

1. Sie trainiert die untere Rückenmuskulatur isometrisch. Die untere Rückenmuskulatur hat wichtige Stabilisationsaufgaben bei allen Übungen, die im Stehen ausgeführt werden.
2. Sie trainiert den *Gluteus* und die hintere Oberschenkelmuskulatur als Hüftstrecker.
3. Sie verbessert die Beweglichkeit des unteren Rückens und der hinteren Oberschenkelmuskulatur. Durch das Heben und Senken des Oberkörpers wird außerdem die hintere Oberschenkelmuskulatur gedehnt.

Führen Sie die Übung zunächst nur mit dem eigenen Körpergewicht aus. Später können Sie auch eine Gewichtsscheibe mit beiden Händen vor der Brust halten.

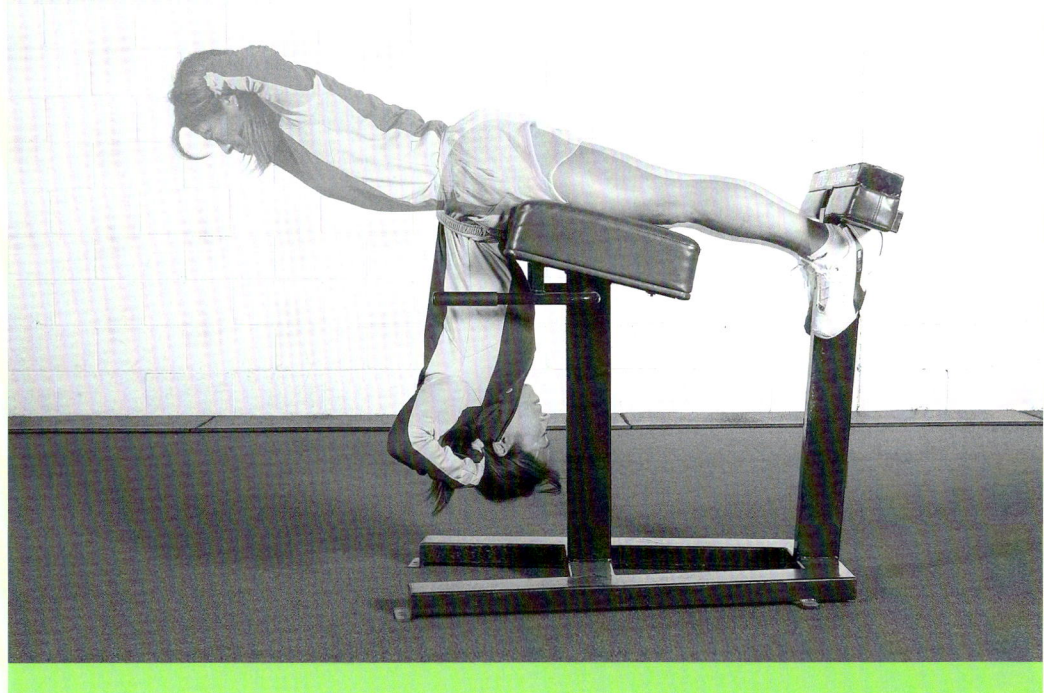

→ Hyperextension mit Halten Stufe ❶

Haltestopps in der Endposition der Hyperextension wurden von dem bekannten Therapeuten und Trainer Paul Chek eingeführt. Chek setzt diese isometrische Variante der Hyperextension bei Sportlern mit Schmerzen im unteren Rücken ein, und wir haben die Übung in unser Programm aufgenommen. Der Ablauf ist einfach. Führen Sie eine Hyperextension aus, und halten Sie die obere Position 30 Sekunden lang. Mit der Zeit dehnen Sie die Haltephase dann auf bis zu eine Minute zu. Diese Stabilisationsübung trainiert den *Gluteus*, den Rückenstrecker *(Musculus erector spinae)* und die hintere Oberschenkelmuskulatur.
Wenn Sie Ihre Arme im 90-Grad-Winkel vor dem Körper ausstrecken, werden zusätzlich Rumpfstrecker und Rotatorenmanschette aktiviert.
Absolvieren Sie drei Sätze, und halten Sie die Hyperextension in der ersten Trainingswoche 30 Sekunden lang, dann 45 Sekunden und schließlich in der dritten Trainingswoche eine Minute.

→ Hüftheben mit erhöhtem Fuß Stufe ❷

Diese Übung ist eine hervorragende Fortführung des Hüfthebens nach Gray Cook. Je nach gewünschtem Schwierigkeitsgrad wird der Fuß auf einem Balancebrett, einer Schaumstoffrolle, einem Step-Board (dem Untersatz für Step-Aerobic) oder sogar auf einem Medizinball abgestellt. Step-Boards haben den Vorzug, dass sie höhenverstellbar sind und daher das Training verschiedener Schwierigkeitsgrade ermöglichen. Ein zehn Zentimeter hohes Step-Board entspricht Stufe zwei. 15 Zentimeter Erhöhung oder Training am Balancebrett entsprechen Stufe drei. Für Stufe vier kann eine Schaumstoffrolle eingesetzt werden. Diese ist zweidimensional instabil, wodurch die hintere Oberschenkelmuskulatur zwei unterschiedliche Funktionen übernehmen muss: Sie

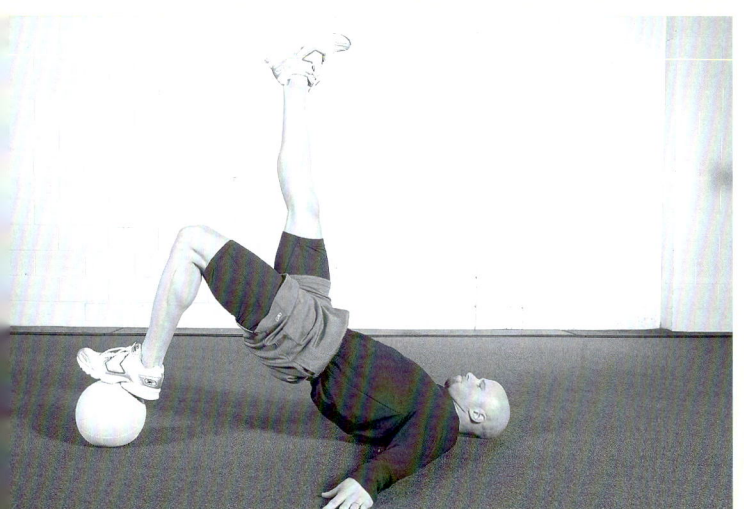

arbeitet exzentrisch, um eine Streckung des Knies zu vermeiden, und sie streckt zugleich die Hüfte. Der Einsatz eines Medizinballes entspricht aufgrund der dreidimensionalen Instabilität, die der Ball auf die Hüfte überträgt, der Stufe fünf. Die hintere Oberschenkelmuskulatur muss hierbei Hüft- und Kniegelenk stabilisieren, während gleichzeitig die hüftstabilisierende Muskulatur Hüftabduktion und Hüftadduktion verhindert.
Führen Sie diese Übung ohne Zusatzgewicht aus, und steigern Sie die Wiederholungszahl von acht über zehn auf zwölf.

Training der Gesäß- und der hinteren Oberschenkelmuskulatur

→ Modifiziertes Kreuzheben mit gestreckten Beinen Stufe ❷

Ebenso wie die Kniebeuge gehört auch das Kreuzheben zu den Übungen, die häufig falsch ausgeführt werden. Die oftmals falsche Ausführung bedingt den Ruf beider Übungen, ungesund und gefährlich zu sein. Doch wer das Kreuzheben korrekt und mit angemessenem Gewicht absolviert, trainiert auf sehr effektive Weise konzentrisch die hintere Oberschenkelmuskulatur und isometrisch den Rückenstrecker (Erector spinae). So wird die untere Rückenmuskulatur ähnlich wie bei der Kniebeuge trainiert. Die Bewegung des Kreuzhebens ist recht schwierig und sollte daher zuerst mit einer Holzlatte oder einer Langhantelstange ohne Hantelscheiben erlernt werden.

Bewegungsablauf

- → Beim Kreuzheben mit Kurzhanteln werden die Hanteln mit den Handflächen zum Körper zeigend vor den Oberschenkeln gehalten.
- → Wer eine Langhantelstange einsetzt, hält diese mit gestreckten Armen im *clean grip* (siehe Seite 72–73). Die Handgelenke werden eingerollt, um die Streckung der Ellenbogen zu unterstützen.
- → Die Füße stehen hüftbreit auseinander. Die Knie sind leicht gebeugt.
- → Die Schulterblätter werden nach hinten genommen. Die Brust wird vorgestreckt, der Rücken durchgestreckt. Diese Rückenhaltung wird beibehalten, wenn der Oberkörper geneigt wird.
- → Während der Beugephase wird das Körpergewicht langsam vom Fußballen zur Ferse verlagert. Die Hanteln werden an den Oberschenkeln entlang so weit nach unten geführt, wie es die Streckfähigkeit der hinteren Oberschenkelmuskulatur zulässt.

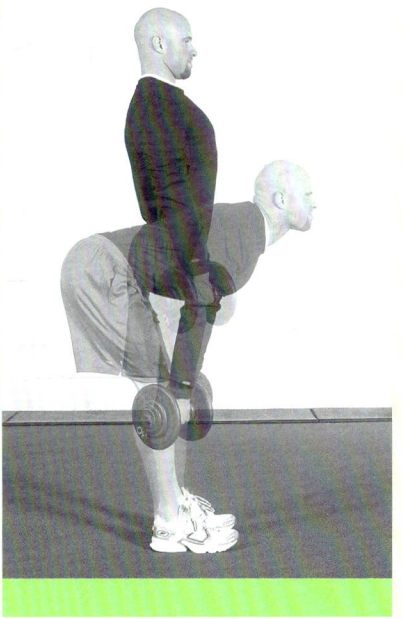

Der Rücken behält stets eine leichte Hohlkreuzhaltung bei. Wenn er beginnt, sich zu beugen, hat die hintere Oberschenkelmuskulatur das Limit ihrer Streckfähigkeit erreicht. Dies ist eine isometrische Übung für den Rückenstrecker und eine konzentrische Übung für die Gesäß- und die hintere Oberschenkelmuskulatur. Die Bewegung sollte von der Hüfte ausgehen und nicht von der Lendenwirbelsäule.
Je nach Trainingszustand werden mehrere Sätze mit je fünf bis zwölf Wiederholungen absolviert. Zum Schutz vor Verletzungen sollte ein Satz aus wenigstens fünf Wiederholungen bestehen. Wenn Sie kein Kraftdreikämpfer (Powerlifter) sind, sollten Sie diese Übung grundsätzlich mit leichten Gewichten ausführen und dabei stets auf korrekte Ausführung achten.

→ Einbeiniges Kreuzheben mit gestrecktem Bein Stufe ❷

Das einbeinige Kreuzheben trainiert die gesamte Streckerkette (*Gluteus* und hintere Oberschenkelmuskulatur) und entwickelt gleichzeitig Balancefähigkeit und Propriozeption des Fußgelenks. Die Übung ist bei korrekter Ausführung sicher und effektiv. Wir ziehen sie in unserem Programm gegenüber der beidbeinigen Variante vor, weil das einbeinige Training der hinteren Oberschenkelmuskulatur funktioneller ist. Einbeinige Übungen, die zugleich die Balance und die Propriozeption verbessern, sind am wirkungsvollsten. Hohe Zusatzgewichte sind bei der einbeinigen Ausführung nicht notwendig. Dies schützt vor Rückenverletzungen. Wie die seitliche Kniebeuge (siehe Seiten 59 und 85) kann auch diese Übung mit dem eigenen Körpergewicht als Warm-up oder auch mit Zusatzgewicht im Rahmen des Krafttrainings ausgeführt werden.

Bewegungsablauf

- → Die Bewegungsausführung ähnelt der des modifizierten Kreuzhebens.
- → Wegen des geringen Gewichts ist hier das Risiko einer Rückenüberlastung geringer als beim modifizierten Kreuzheben.
- → Sie halten eine Kurzhantel auf der gegenüberliegenden Seite des Standbeines. Nun beugen Sie sich aus der Hüfte heraus nach vorne und strecken gleichzeitig das Schwungbein nach hinten, bis es sich in einer Linie mit dem Körper befindet.
- → Versuchen Sie jetzt, das Gewicht neben dem Standfuß abzusetzen.

Je nach Trainingszustand sollten Sie zwei bis drei Sätze mit fünf bis zwölf Wiederholungen ausführen.

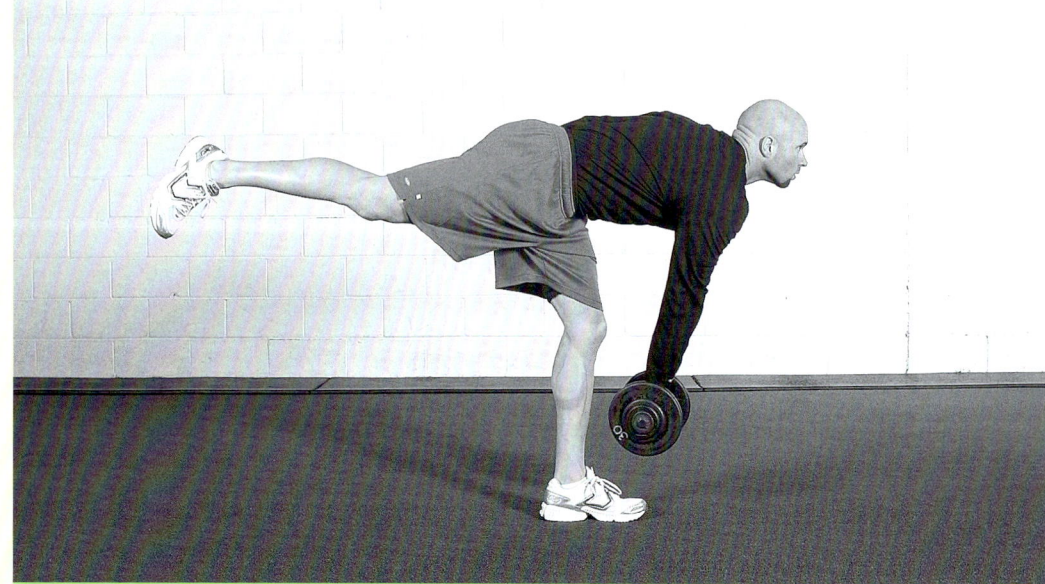

Training der Gesäß- und der hinteren Oberschenkelmuskulatur

→ Einbeinige Hyperextension Stufe ❸

Bei dieser Übung handelt es sich um eine sehr anspruchsvolle und hochfunktionelle Variante der Hyperextension. Sie ist so schwierig, weil die Hüftstreckung wie bei der Laufbewegung nur von einem Oberschenkel übernommen wird.

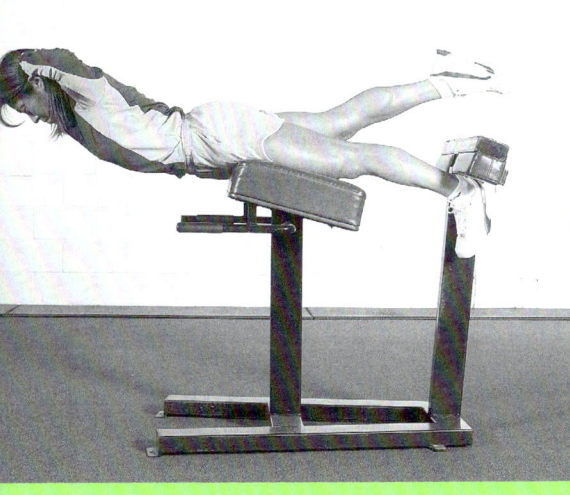

Wenn ein Athlet in der Lage ist, 20 Wiederholungen der beidbeinigen Hyperextension mit Gewichtsplatte auszuführen, kann er zu dieser einbeinigen Übung der Schwierigkeitsstufe drei übergehen.

Variationen des Hüftstreckens am Gymnastikball

Mit Übungen am Gymnastikball kann die hintere Oberschenkelmuskulatur *closed chain* und ohne Risiko für den unteren Rücken trainiert werden: Die Füße haben Boden- beziehungsweise Ballkontakt. Allerdings neigen Anfänger dazu, bei diesen technisch schwierigen Übungen die Lendenwirbelsäule zu strecken, um den Bewegungsumfang der Hüfte zu vergrößern. Daher sollten die folgenden Übungen erst dann absolviert werden, wenn der Athlet gelernt hat, die Muskeln des Lendenwirbelbereichs zu deaktivieren.

Bei Übungen am Gymnastikball muss darauf geachtet werden, dass der Hüftstrecker isoliert eingesetzt und gleichzeitig die Bauchmuskulatur eingezogen wird.

Steigern Sie sich bei den folgenden Übungen von acht über zehn auf zwölf Wiederholungen, die ohne Zusatzgewicht ausgeführt werden.

→ Beidbeiniges Hüftstrecken am Gymnastikball Stufe ❸

Diese Übung ist eine Fortführung des Hüfthebens nach Gray Cook. In der Regel wird dabei ein Gymnastikball mit einem Durchmesser von 65 Zentimetern eingesetzt. Die Übung trainiert die hintere Oberschenkel- und die Gesäßmuskulatur in ihrer Funktion als Hüftstrecker. Die Bewegung darf nur aus der Hüfte heraus erfolgen, der Lendenwirbelbereich bleibt passiv. Den Bewegungsumfang der Hüfte hat der Athlet beim Hüftheben nach Gray Cook von dem der Lendenwirbelsäule zu unterscheiden gelernt.

Bewegungsablauf

→ In der Ausgangsstellung liegt der Athlet in Rückenlage auf dem Boden und platziert beide Füße flach auf dem Gymnastikball. Knie- und Hüftgelenk sind 90 Grad gebeugt.
→ Die Arme werden zur Stabilisation seitlich ausgestreckt.
→ Nun werden die Füße aktiv nach unten auf den Ball gedrückt.
→ Die Hüfte wird angehoben, bis sich der Körper von den Knien bis zu den Schultern in einer Linie befindet.
→ Strecken Sie die Hüfte, nicht den Lendenwirbelbereich. Ziehen Sie die Bauchmuskeln ein, um den Rücken zu stabilisieren.
→ Denken Sie daran, dass Sie die Hüfte heben sollen und nicht den unteren Rücken.

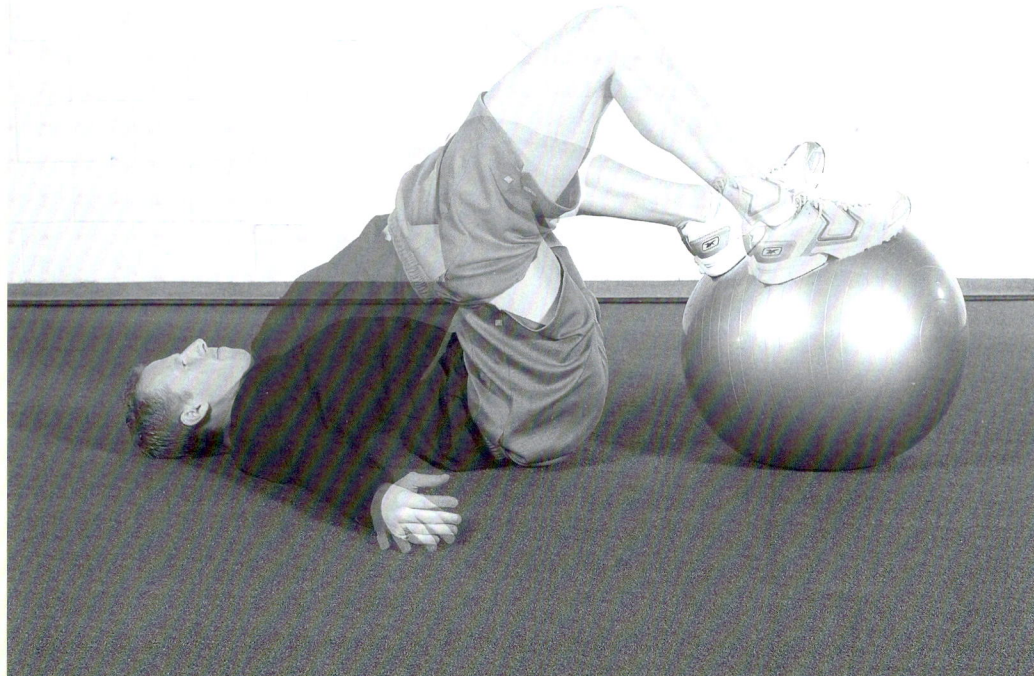

Training der Gesäß- und der hinteren Oberschenkelmuskulatur

→ Beincurl am Gymnastikball Stufe ❸

Diese Übung entspricht der Schwierigkeitsstufe drei, weil hier die Gesäßmuskeln und Rückenstrecker eingesetzt werden müssen, um den Rumpf zu stabilisieren, während die hintere Oberschenkelmuskulatur *closed chain* Beincurls ausführt. Sie trainiert somit die Rumpfstabilität und kräftigt gleichzeitig die hintere Oberschenkelmuskulatur.

Bewegungsablauf

- → Der Sportler liegt in Rückenlage auf dem Boden und platziert die Fersen auf dem Gymnastikball. Die Hüfte ist angehoben, der ganze Körper bildet eine Linie.
- → Der Ball wird mit den Fersen unter den Körper gezogen. Der Körper bleibt dabei gerade.

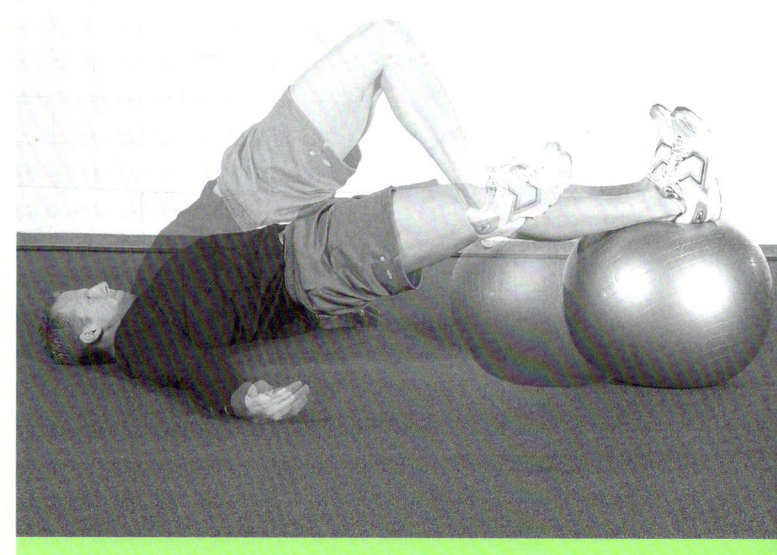

→ Einbeiniges Hüftstrecken am Gymnastikball Stufe ❹

Um diese äußerst anspruchsvolle Übung erfolgreich ausführen zu können, müssen zunächst die Übungen der Schwierigkeitsstufen eins bis drei absolviert werden. Ansonsten ist mit Überlastungserscheinungen, wie Krämpfen oder Zerrungen im hinteren Oberschenkel, zu rechnen.

Bewegungsablauf

- → Platzieren Sie nur einen Fuß mit der Sohle auf dem Gymnastikball. Die Hüfte und die Knie sind 90 Grad gebeugt.
- → Legen Sie die Arme seitlich ab.
- → Drücken Sie mit dem Fuß auf den Ball, und heben Sie gleichzeitig die Hüfte.

→ Einbeiniger Beincurl am Gymnastikball Stufe ❹

Der Bewegungsablauf des einbeinigen Beincurls entspricht der beidbeinigen Variante. Der Sportler arbeitet hier aber nur mit einem Bein. Auch bei dieser Übung gilt, dass vorbereitende Übungen absolviert werden müssen, um Verletzungen und Krämpfe zu vermeiden.

Hybridübungen für Knie und Hüfte

Manche Übungen können nicht eindeutig als knie- oder als hüftdominant bezeichnet werden. Das konventionelle Kreuzheben, eine Übung, die ich im Übrigen nicht empfehle, ist ein Beispiel für solche Hybridübungen.

Unsere Sportler führen drei verschiedene Hybridübungen aus: die einbeinige Kniebeuge mit Bodenkontakt, die einbeinige Skaterkniebeuge und das Kreuzheben mit Trap Bar (viereckige Hantelstange). Bei diesen Übungen ist der Bewegungsumfang von Hüft- und Kniegelenk mehr oder weniger gleich, sodass alle größeren Muskelgruppen der unteren Extremitäten gleichermaßen trainiert werden. Insbesondere für Eis- beziehungsweise Rasenhockey- und Baseballspieler sind diese Übungen sinnvoll, da sie die spezifischen, auf dem Feld benötigten Bewegungsfolgen realitätsgetreu imitieren.

→ Einbeinige Kniebeuge mit Bodenkontakt Stufe ❸

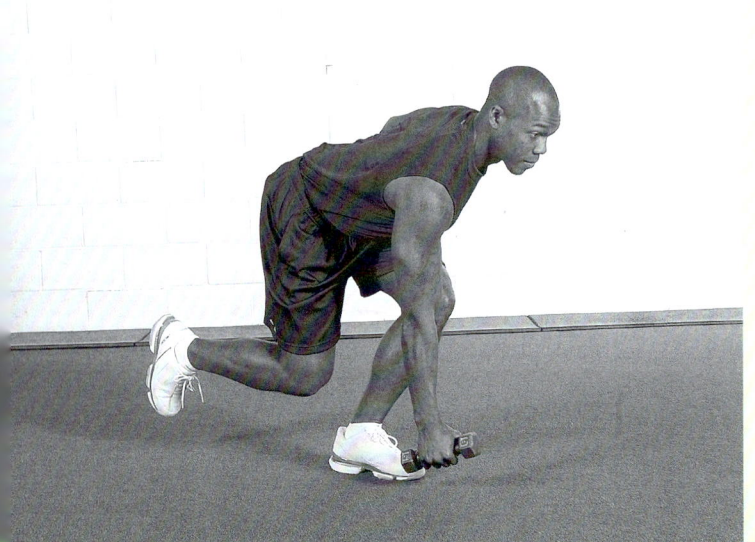

Sie stehen auf einem Bein und halten eine Kurzhantel in der gegenüberliegenden Hand. Das Standbein ist gebeugt, das Schwungbein nach hinten angewinkelt. Beugen Sie sich nun nach unten, und berühren Sie mit der Hantel die Innenseite des Standfußes. Dabei winkeln Sie Hüfte und Kniegelenk gleichermaßen an. Der Oberkörper bleibt aufrechter als beim Kreuzheben (allerdings nicht so aufrecht wie bei der einbeinigen Kniebeuge). Je nach Trainingszustand sollte der Sportler zwei bis drei Sätze à fünf bis zwölf Wiederholungen absolvieren.

Training der Gesäß- und der hinteren Oberschenkelmuskulatur

→ **Einbeinige Skaterkniebeuge** Stufe ❸

Diese Variante der Skaterkniebeuge wird im Einbeinstand auf einem 50 bis 60 cm langen Kasten ausgeführt (Abbildung siehe Seite 84 unten).
Wie bei der einbeinigen Kniebeuge mit Bodenkontakt wird auch bei der Skaterkniebeuge der Oberkörper so weit nach vorne gelehnt, bis der Brustkorb den Oberschenkel berührt. Damit werden gleichzeitig Hüft- und Kniebeuger trainiert, wodurch der Trainingseffekt der einbeinigen Kniebeuge auf dem Kasten mit dem des einbeinigen Kreuzhebens kombiniert wird.
Steigern Sie sich von acht auf zehn und zwölf Wiederholungen mit dem eigenen Körpergewicht. Danach können Sie Zusatzgewicht in Form einer Gewichtsweste hinzufügen.

→ **Kreuzheben mit Trap Bar** Stufe ❸

Diese Variante des Kreuzhebens ist leichter zu erlernen als das konventionelle Kreuzheben, da der Athlet in diese viereckige Stange „hineinsteigen" kann und dann mit Stange aufsteht. Dadurch wird der Rücken entlastet, was das Verletzungsrisiko der Übung verringert.
Eine Trap Bar kann auch beim Kreuzheben mit gestreckten Beinen eingesetzt werden. Je nach Trainingszustand sollte der Sportler drei bis fünf Sätze à fünf bis zwölf Wiederholungen absolvieren.

Zerrungen oder Überlastungen der hinteren Oberschenkelmuskulatur gehören zu den häufigsten Sportverletzungen. Diese könnten zu einem erheblichen Teil vermieden werden, wenn Athleten die Streckerkette in ihrer Funktion als Hüftstrecker trainieren würden. Der hintere Oberschenkelmuskel ist kein Kniebeuger. Bei allen Laufbewegungen streckt er die Hüfte und verlangsamt gleichzeitig exzentrisch die Streckung des Knies. Trainieren Sie die Streckerkette gleichermaßen mit gestreckten und gebeugten Knien. Dies mag für manche ein gravierendes Umdenken bedeuten, doch ein solches Training führt langfristig zu einer gesünderen hinteren Oberschenkelmuskulatur.

RUMPFKRAFT- UND ROTATIONSTRAINING

Rumpfkraft- und Rotationstraining

Ein Ziel dieses Buches ist es, Ihnen Anregungen zu geben, die Sie sofort umsetzen können. Die Übungen in diesem Kapitel verbessern die Rumpfkraft jedes Sportlers, aber sie sind besonders für Trainer und Athleten von Bedeutung, die einen Sport ausüben, in dem die Rotation des Rumpfes wichtig ist. Diese Übungen trainieren die Kraft und Stabilität in der Körpermitte, die notwendig ist, um sicher und kraftvoll einen Ball zu schlagen. Speziell Übungen mit dem Medizinball sind darauf ausgerichtet, Kraft und Koordination aller Muskelgruppen zu verbessern, die an Schlag- und Stoßbewegungen des Oberkörpers beteiligt sind. Rumpftraining ist das fehlende Glied, um die Kraft zu entwickeln, einen Baseball oder Golfball weiter oder einen Tennisball oder Hockeypuck härter und schneller zu schlagen.

Der Begriff Rumpf bezeichnet eine Vielzahl von Muskeln. Hierzu gehören die Bauchmuskeln *Musculus rectus abdominis* (Gerader Bauchmuskel), *Musculus transversus abdominis* (Querer Bauchmuskel), *Musculus obliquus internus abdominis* (Innerer schräger Bauchmuskel) und *Musculus obliquus externus abdominis* (Äußerer schräger Bauchmuskel); die Rückenmuskulatur mit *Musculus multifidus* (tiefer Rückenmuskel), *Musculus quadratus lumborum* (Viereckiger Lendenmuskel) und *Musculus erector spinae* (Rückenstrecker) und schließlich Teile der Streckerkette die Gesäßmuskulatur, die hintere Oberschenkelmuskulatur und die Hüftrotatoren (diese kreuzen das Hüftgelenk). Wir können nicht von Rumpftraining sprechen, wenn wir den Rückenstrecker nicht trainieren. Und der Rückenstrecker sollte immer in Verbindung mit der Gesäß- und der hinteren Oberschenkelmuskulatur trainiert werden.

Das Rumpfkrafttraining sollte eine zentrale Stellung in jedem Trainingsprogramm einnehmen, weil der Rumpf die Verbindung zwischen Ober- und Unterkörperkraft darstellt. Doch leider wird es allzu häufig undurchdacht und unmotiviert am Ende eines Trainings ausgeführt. In der Vergangenheit verwendete man sehr wenig Zeit und Energie darauf, ein sinnvolles Rumpftrainingsprogramm zusammenzustellen. Wenn der Rumpf überhaupt trainiert wird, dann mit simplen Streck-und-Beuge-Übungen für die Gerade Bauchmuskulatur wie Crunches oder Sit-ups. Die Notwendigkeit, eine starke, stabile Verbindung zwischen Ober- und Unterkörper herzustellen, bleibt dabei völlig unberücksichtigt. Und wie viele Sportarten verlangen überhaupt das Beugen und Strecken des Rumpfes? Ziemlich wenige.

In erster Linie muss der Rumpf nämlich Stabilisations- und Rotationsaufgaben erfüllen. Rumpftrainingsprogramme müssen daher neu überdacht und funktioneller gestaltet werden. Sie müssen alle Muskeln, die Ober- und Unterkörper miteinander verbinden und für Stabilität sorgen, trainieren. Dann leisten Sie einen wichtigen Beitrag zur Verletzungsprophylaxe.

Oft wird diskutiert, an welcher Stelle die Übungen für den Rumpf ins Training eingebaut werden sollten. Trainer und Sportler, die dafür plädieren, sie am Ende des Trainings zu platzieren, argumentieren in der Regel damit, dass die im Training so dringend benötigte Rumpfmuskulatur ermüdet sei, wenn man die Übungen zu Beginn ausführe. Ich halte es aber für wichtig, dem Rumpfkrafttraining eine zentrale Stellung im Trainingsprogramm zu geben, und plane es daher grundsätzlich am Anfang des Trainings ein. Rumpfkrafttraining ist keine freiwillige Ergänzung des Trainings, es ist ein Hauptbestandteil. Daher absolvieren meine Athleten grundsätzlich das komplette Rumpfprogramm, bevor sie eine Hantel anfassen. Eine Ausnahme bilden lediglich die Übungen für die Gesäßmuskel, die hintere Oberschenkelmuskulatur und den Rückenstrecker. Diese Muskeln sollten grundsätzlich zusammen trainiert werden. Ihr Training wird dann in das Programm eingebaut, wenn der Fokus auf dem Aufbau der hinteren Oberschenkel- und der unteren Rückenmuskulatur liegt.

Das Rumpfkrafttraining mag manchen wenig Spaß bereiten, denn die Trainingsergebnisse sind nach außen hin nicht sichtbar. Allerdings trägt es viel dazu bei, Verletzungen zu vermeiden und die sportliche Leistung zu verbessern. Manche Athleten trainieren die Rumpfmuskulatur allein wegen des beliebten »Sixpacks«. Aber eine definierte und gut sichtbare Bauchmuskulatur hat mehr mit einem niedrigen Körperfettanteil, also mit gesunder Ernährung, zu tun als mit trainierten Muskeln. Wenn Sie Ihre Rumpfmuskulatur trainieren, werden Sie härter schlagen, weiter werfen und länger gesund bleiben können.

Grundlagen des Rumpfkrafttrainings

Die Rumpfmuskulatur hat im Wesentlichen vier Funktionen:

1. *Stabilisation* ist die wichtigste Funktion der Rumpfmuskulatur und sollte daher in den ersten zwei bis drei Phasen jedes Programms trainiert werden. Stabilisation wird in drei Positionen trainiert:
   a) stehend,
   b) mit Schultern und Füßen am Boden, die Knie sind 90 Grad gebeugt (Brücke),
   c) im Vierfüßlerstand.

2. *Seitliche Beugung* trainiert den Viereckigen Lendenmuskel und die seitliche Bauchmuskulatur.

3. *Rotation* spielt in vielen Sportarten eine große Rolle, so zum Beispiel beim Schlagen oder Werfen eines Balles. Rotation wird mit dem eigenen Körpergewicht und mit dem Medizinball trainiert.

4. *Gerade Beugung* des Oberkörpers ist eine Bewegung, die im Sport selten vorkommt.

Die meisten Trainingsprogramme konzentrieren sich zu sehr auf die Beugung und Streckung des Oberkörpers und lassen seitliche Bewegungen und Stabilisation weitgehend außer Acht. Manchmal werden Rotationen gegen Widerstand trainiert, doch der Faktor der Geschwindigkeit wird meistens nicht mit einbezogen.
Die wachsende Beliebtheit des Gymnastikballs hat zwar zu einer allgemeinen Aufwertung des Stabilisationstrainings geführt, aber es ist noch immer nicht ausreichend verbreitet. Die Übungen am Gymnastikball sind aufgrund der dreidi-

mensionalen Instabilität sehr anspruchsvoll. Viele Sportler, die den Gymnastikball einsetzen, sind nicht erfahren genug, um diese Übungen korrekt auszuführen. Stabilisationstraining sollte zunächst am Boden ausgeführt werden, um den Bewegungsablauf auf festem Untergrund sicher zu erlernen. Instabile Unterlagen sind nur für Fortgeschrittene geeignet.

Funktionelles Rumpfkrafttraining sollte in einer Haltung erfolgen, die sportspezifisch – oder besser: sporttypisch – ist: im Stehen. Daher sind Wurfübungen mit dem Medizinball und Übungen am Kabelzug am effektivsten und sollten mindestens ebenso häufig absolviert werden wie traditionelle Bauchmuskelübungen (gerade und seitliche Beugung und Streckung des Oberkörpers beziehungsweise Stabilisationsübungen).

Vorteile des Medizinballtrainings
- Der Sportler trainiert in sportspezifischer Haltung. Er übt Bewegungsabläufe aus, die dem Schwingen eines Schlägers oder dem Werfen beziehungsweise Schlagen eines Balles ähneln.
- Konventionelle Kraft- und Kraftausdauerübungen für den Oberkörper werden mit der Entwicklung von Schnellkraft kombiniert. Das Training am Medizinball ist eine Art plyometrisches Training für den Oberkörper: Die Muskeln müssen mit gleicher Geschwindigkeit bewegt werden wie im sportlichen Alltag.
- Jede Bewegung mit dem Medizinball aktiviert alle Muskelgruppen von den Beinen über den Rumpf bis hin zu den Armen. Damit wird eine Verbindung zwischen allen Körperteilen hergestellt, der Rumpf fungiert als wichtiges Bindeglied zwischen Unter- und Oberkörper.
- Medizinballtraining kann ohne Partner an einer stabilen Wand ausgeführt werden.
- Medizinballtraining stärkt die Muskulatur des ganzen Körpers.

Nachteile des Medizinballtrainings
- Die Übungen werden nicht als anstrengend empfunden und sind daher für manchen Sportler unbefriedigend. Meist spürt der Athlet erst am nächsten Tag, dass das Training mit dem Medizinball effektiv war.
- Es werden viel Platz und eine stabile Wand benötigt.
- Trainer müssen eine große Anzahl von Bällen verschiedener Größen bereithalten.

Vorteile des Kabelzugtrainings
- Es wird im Stehen trainiert.
- Kabelzugübungen können als Stabilisationsübungen und auch als dynamische Übungen mit Widerstand ausgeführt werden.
- Der Widerstand kann schrittweise erhöht werden.

Nachteile des Kabelzugtrainings
- Die benötigten Geräte sind teuer.
- Manche Übungen wie der Chop und der Lift sind nicht leicht zu erlernen oder zu lehren und fordern Zeit und Energie von Trainern wie Sportlern.
- Neue Konzepte haben es oft schwer, sich durchzusetzen. Die Bauchmuskulatur isometrisch und im Stehen zu trainieren ist eine ungewöhnliche Trainingsform, die manche Trainer und Athleten nur widerwillig annehmen werden.

Integration des Rumpfkrafttrainings in das wöchentliche Trainingsprogramm

Die Verteilung des wöchentlichen Rumpftrainings sollte wie folgt aussehen: Wer zweimal pro Woche trainiert oder sich in der Haupttrainingsphase befindet, sollte in jeder Trainingseinheit Medizinballübungen und konventionelle Bauchmuskelübungen kombinieren. Es sollten jeweils ein bis zwei Medizinballübungen und ein bis zwei konventionelle Bauchmuskelübungen absolviert werden.

Wer dreimal pro Woche trainiert, absolviert an einem Trainingstag nur Medizinballübungen und im nächsten Training nur traditionelle Bauchmuskelübungen. In Woche eins wird zwei Tage mit dem Medizinball (A) trainiert und ein Tag Bauchmuskeltraining (B) absolviert (ABA-Folge), in Woche zwei ist es umgekehrt (BAB-Folge).

Sportler, die viermal pro Woche trainieren, führen im Wechsel an einem Tag konventionelles Bauchmuskeltraining, am nächsten Tag Übungen mit dem Medizinball aus.

Auch das Rumpfkrafttraining muss im Schwierigkeitsgrad gesteigert werden. Die Steigerung erfolgt aber eher über größere Wiederholungszahlen, längeres Halten und das Ausführen technisch anspruchsvollerer Übungen als über zusätzliches Gewicht.

Konventionelle Bauchmuskelübungen werden zunächst in drei Sätzen mit acht bis zwölf Wiederholungen durchgeführt. Seitliche Beugung und Rotationsübungen werden zehnmal zu jeder Seite ausgeführt. Stabilisationsübungen werden zu Anfang 15 Sekunden gehalten. Wenn Stabilisationsübungen zu beiden Seiten ausgeführt werden, dann muss jede Seite fünf Sekunden isometrisch gehalten werden, bevor die Seiten gewechselt werden. Hierzu sagte der Physiotherapeut Al Visnick einmal treffend: »Wer die Muskelgruppen mit Stabilisationsfunktion trainieren möchte, der muss ihnen auch Zeit geben zu stabilisieren.« Eine Sekunde halten hilft nicht viel. Statt eine bestimmte Zahl von Wiederholungen auszuführen, kann auch auf Zeit trainiert werden: Zwölf Wiederholungen entsprechen etwa einer Minute Belastung. Dies sind allgemeine Richtlinien, die je nach Alter und Leistungsstand des Sportlers angepasst werden können.

Alle Übungen mit dem eigenen Körpergewicht sollten in den ersten Trainingswochen wie folgt gesteigert werden:

Erste Woche: 3 × 8 Wiederholungen
Zweite Woche: 3 × 10 Wiederholungen
Dritte Woche: 3 × 12 Wiederholungen

Nach der dritten Woche kann die nächstschwierigere Übung absolviert werden, deren Wiederholungszahl dann nach dem gleichen Muster gesteigert wird.

Ein funktionell ausgeführtes Rumpftrainingsprogramm hilft, Verletzungen zu vermeiden, und entwickelt Kraft- und Schnellkraftpotenzial, indem der Sportler lernt, seinen Rumpf bei allen schnellen Bewegungen, wie Sprüngen, Schlägen und Sprints, stabil zu halten. Dem Rumpftraining muss eine zentrale Position im Training eingeräumt werden. Es sollte nicht nur am Anfang jeder Trainingseinheit stehen, und die Übungen sollten sinnvoll kombiniert werden.

Die Bauchmuskulatur einziehen

Im Jahr 1999 besuchte ich ein Functional-Training-Seminar der Firma Perform Better, bei dem der hoch angesehene Physiotherapeut Mike Clark einen Vortrag über Bauchmuskeltraining hielt. Die Ergebnisse waren niederschmetternd: Ich erfuhr, dass ich bis dahin eigentlich alles falsch gemacht hatte.

Damals mussten unsere amerikanischen Vorstellungen im Hinblick auf das Bauchmuskeltraining als überkommen gelten, da neuere Forschungsergebnisse, die hauptsächlich aus Australien kamen, ganz neue Wege beschrieben. Auf meine Frage, was ich denn nun ändern solle, antwortete Clark: »Bringen Sie Ihren Sportlern bei, ihren *Musculus transversus abdominis*, ihren Queren Bauchmuskel, einzusetzen, um ihren Bauch einzuziehen.« Um mehr zu erfahren, begann ich, mich in dieses Thema einzulesen, und möchte Sie hiermit an den wissenschaftlichen Ergebnissen aus Australien teilhaben lassen. Dazu ist zunächst ein wenig anatomisches Wissen nötig:

Der Quere Bauchmuskel *(Musculus transversus abdominis)* wurde früher als ein nur wenig genutzter, tiefliegender Bauchmuskel angesehen. Meine Ausgabe des *Gray's Anatomy* von 1974 widmete ihm daher auch nur zwei magere Zeilen.

1999 veröffentlichten die australischen Wissenschaftler Richardson, Jull, Hodges und Hides ihre Erkenntnis, dass der *Musculus transversus abdominis* und der *Musculus multifidus* (ein weiterer in *Gray's Anatomy* unberücksichtigter Muskel) der Schlüssel zum Heilen von Rückenschmerzen sein könnten. Wissenschaftliche Untersuchungen hatten nämlich ergeben, dass der Quere Bauchmuskel bei fast allen Bewegungen der Extremitäten der erste Muskel ist, der aktiviert wird. Darüber hinaus waren der Quere Bauchmuskel und der Innere schräge Bauchmuskel *(Musculus obliquus internus)* die einzigen Bauchmuskeln, die ihren Ursprung in der *Fascia thoracolumbalis* haben (das ist eine Faszie, d. h. Bindegewebsschicht, im Lendenbereich, die den Rückenstrecker umhüllt). Demnach dienen sie als natürlicher »Gewichtsgürtel«, um der Beugung der Lendenwirbelsäule entgegenzuwirken.

Obwohl mir diese Zusammenhänge einleuchteten, war ich mit meiner Frage, was ich denn nun am Training ändern sollte, noch nicht viel weitergekommen. Denn was bedeutete »Bauch einziehen« konkret? Und wie sollte ich das 300 Athleten beibringen?

Die Antwort auf meine Frage fand ich schließlich in einem Magazin für schwangere Frauen. Schon lange bevor die Sportwelt sich fragte, wie die Bauchmuskulatur am effektivsten zu trainieren sei, haben Physiotherapeuten mit schwangeren Frauen in der Geburtsvorbereitung daran gearbeitet, den *Musculus transversus abdominis* bewusst zu aktivieren und zu stärken. Dieser wird nämlich während der Presswehen bei der Geburt und später auch in der Rekonvaleszenz eingesetzt.

Für die meisten Sportler ist das Einziehen der Bauchmuskulatur eine ausgesprochen schwierig zu erlernende Bewegung. Bauchmuskeltraining bestand für sie in der Vergangenheit fast ausschließlich aus Beuge- und Streckbewegungen des Geraden Bauchmuskels *(Musculus rectus abdominis)*. Eine Stabilisation oder Beugung des Rumpfes wurde oft erzielt, indem der Gerade Bauchmuskel verkürzt und der Bauch herausgedrückt wurde. Diese gewohnte Bewegung nun umzudrehen bedeutete, sich bei fast allen Übungen einen völlig neuen Bewegungsablauf anzugewöhnen.

Die neuen australischen Forschungsergebnisse erklärten auch, warum manche Athleten, die über eine extrem durchtrainierte Bauchmuskulatur verfügten, dennoch unter einer starken Lordose (einer übermäßig nach vorn gekrümmten Wirbelsäule) und damit verbundenen Schmerzen im unteren Rücken litten. Sie hatten über Jahre hinweg den falschen Muskel trainiert. Der *Musculus rectus abdominis* verläuft vom Brustkorb bis über die Mitte des Schambeins und kann die Lendenwirbelsäule nicht beeinflussen. Wer den *Musculus rectus abdominis* kontrahiert, schiebt nur das Becken nach hinten, kann aber nicht die Lendenwirbelsäule stabilisieren.

Es gibt eine Vielzahl von Übungen, um das Einziehen der tiefen Bauchmuskulatur zu erlernen. Da aber keine bei jedem Sportler funktioniert, stelle ich Ihnen an dieser Stelle fünf Übungen vor, die in verschiedenen Stellungen ausgeführt werden: liegend, auf allen Vieren, kniend, in Bauchlage und stehend. Alle Übungen können in verschiedenen Schwierigkeitsgraden oder Variationen absolviert werden. Um den Lernprozess zu beschleunigen, können Sie Visualisierungen einsetzen. Hierzu erhalten Sie an späterer Stelle Anleitungen.

Dr. Stuart McGill, ein Experte im Bereich der Lendenwirbelsäule, hat in seiner im Jahr 2002 erschienenen Veröffentlichung *Low Back Disorders* die Empfehlung ausgesprochen, den Bauch »anzuspannen« statt »einzuziehen«. Auf diese Weise würden die tiefe Bauchmuskulatur und der *Musculus rectus abdominis* gemeinsam kontrahiert. Ich persönlich meine aber, dass Athleten zunächst einmal lernen sollten, die über Jahre hinweg vernachlässigte tiefe Bauchmuskulatur zu aktivieren und den *Musculus rectus abdominis* zu entlasten. Beide Ansätze führen letztlich zu dem gleichen Ziel, die Lendenwirbelsäule durch das Training der tiefen Bauchmuskulatur zu stabilisieren. Ob Sie dies nun durch »Einziehen« oder durch »Anspannen« der Bauchmuskeln erreichen, bleibt Ihnen überlassen.

Alle Übungen zum Einziehen der Bauchmuskulatur sind Übungen des ersten Schwierigkeitsgrades. Normalerweise dauert es vier bis sechs Wochen, bis Athleten diese Bewegung beherrschen und die Übungen korrekt ausführen. Wer täglich bei der Ausführung korrigiert wird, kann auch schneller zum Ziel kommen. Je mehr traditionelle Crunches und Sit-ups die Sportler in ihrer Vergangenheit gemacht haben, desto schwieriger fällt ihnen das Umlernen, da sie gewohnt sind, den *Musculus rectus abdominis* zu aktivieren und dabei gleichzeitig den Bauch herauszudrücken. Athleten dagegen, die Erfahrung mit Kampfsportarten, Yoga oder Pilates haben, erlernen den Bewegungsablauf leichter.

→ Bauch einziehen im Liegen Stufe ❶

Für die meisten Anfänger ist dies die einfachste Übung, um das Einziehen der Bauchmuskulatur zu erlernen. Sie benötigen dafür zwei Schaumstoffrollen und zwei zusammengeklebte Pucks. Der Trainierende liegt auf dem Rücken, hat eine Schaumstoffrolle im Nacken und eine weitere Rolle zwischen den Knien. Die Pucks platziert er auf der unteren Bauchmuskulatur in Höhe der Hüftknochen. Die leicht erhöhte Kopfposition ermöglicht es, den *Musculus rectus abdominis* zu entspannen. Gleichzeitig können Sie so die Bewegung der Pucks mitverfolgen, die durch die Aktivierung des *Musculus transversus abdominis* ausgelöst wird. Die Rolle zwischen den Knien hilft, die Adduktoren anzuspannen und gleichzeitig die Beckenbodenmuskulatur einzusetzen. Der Trainierende drückt die Schaumstoffrolle zwischen den Knien zusammen und senkt dann die Pucks, indem er die Bauchmuskulatur nach innen zieht. Hierbei darf keine Crunch-Bewegung ausgeführt werden. Der *Musculus rectus abdominis* bleibt passiv.

Folgende Visualisierungen können helfen, die Bewegung korrekt auszuführen:

→ Versuchen Sie, den Bauchnabel in Richtung Wirbelsäule einzuziehen.
→ Stellen Sie sich vor, Sie wollten sich auf Hüfthöhe durch einen schmalen Schlitz im Boden zwängen.
→ Stellen Sie sich vor, Sie wollten den Reißverschluss der engsten Hose der Welt schließen.

Führen Sie drei Sätze mit fünf Wiederholungen aus, die jeweils fünf Sekunden lang gehalten werden. Nach jeder Wiederholung lassen Sie den Puck wieder nach oben wandern und entspannen den Bauch für zwei bis drei Sekunden. Fortgeschrittene absolvieren drei Sätze mit je acht Kontraktionen.

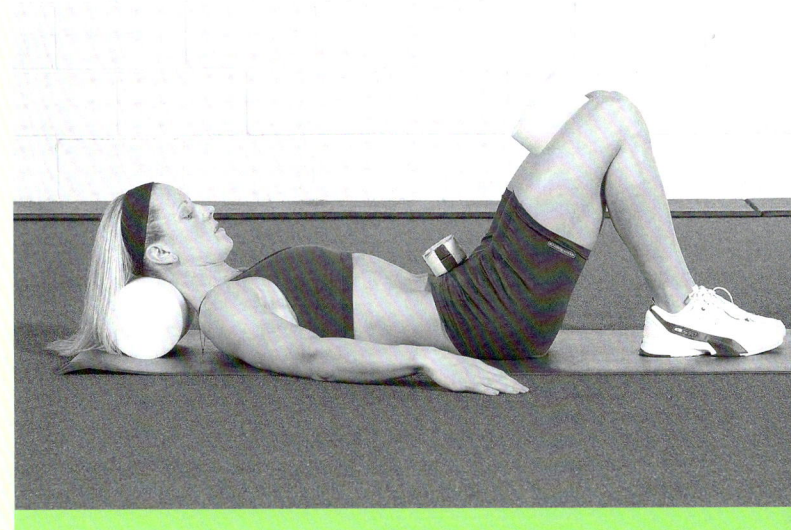

→ Bauch einziehen im Vierfüßlerstand Stufe ❶

Diese Übung wird im Vierfüßlerstand ausgeführt. In dieser Stellung drücken die inneren Organe gegen den *Musculus rectus abdominis*.
Der Athlet zieht die Bauchdecke nach innen in Richtung Wirbelsäule, ohne dabei einen Rundrücken zu machen. Gleichzeitig atmet er langsam aus.
Um die Adduktoren in die Bewegung einzubeziehen, kann eine 30 bis 40 Zentimeter dicke Schaumstoffrolle zwischen die Knie geklemmt werden, die mit den Oberschenkeln zusammengedrückt wird. Die Adduktoren sind ebenso wie die Bauchmuskulatur an der Mitte des Schambeins befestigt. Wer sie kontrahiert, aktiviert den gesamten Beckenbodenbereich.
Dieser Tipp, wie auch die folgende Übung, stammt von dem Physiotherapeuten Gray Cook. Trainieren Sie diese Übung mit gleicher Wiederholungs- und Satzzahl wie das Einziehen im Liegen.

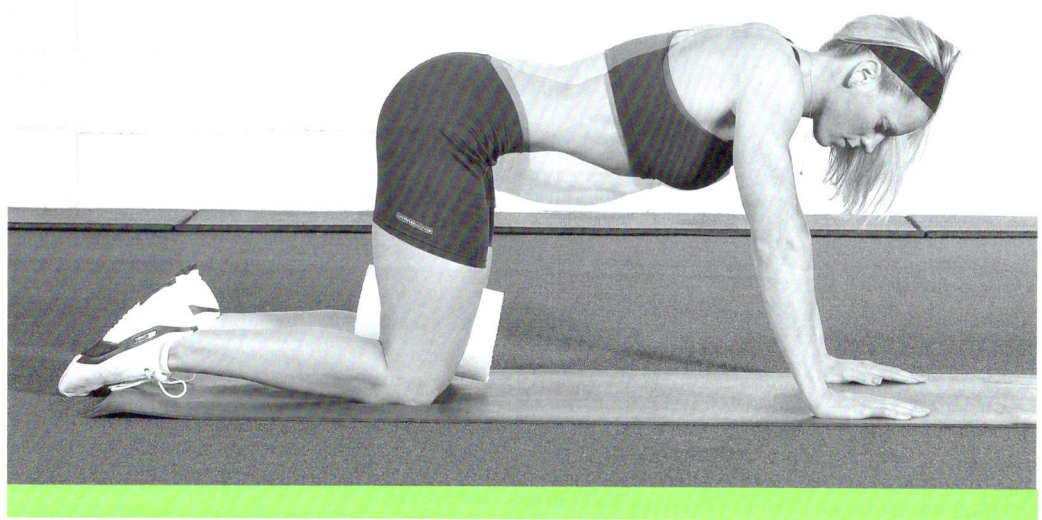

Rumpfkraft- und Rotationstraining

→ Bauch einziehen auf Knien Stufe ❶

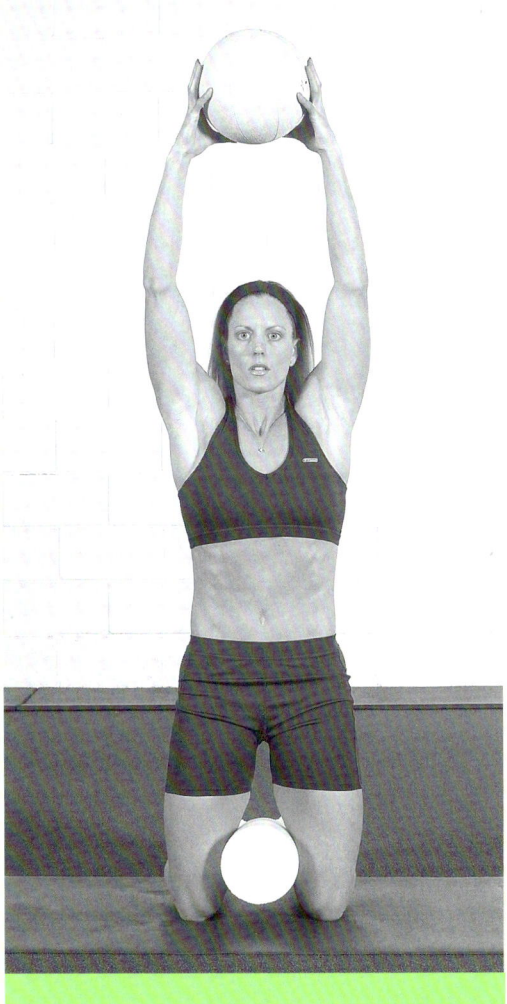

Diese Übung hat drei elementare Vorzüge:

- → Sie ist die Fortführung der vorangegangenen Übung in der noch funktionelleren Position auf den Knien.
- → Sie ist leicht zu vermitteln, indem man den Sportler auffordert, sich so lang wie möglich zu machen. Hierbei aktiviert der Athlet auf natürliche Weise die tiefe Bauchmuskulatur.
- → Sich vorzustellen, dass man einen Gegenstand auf ein etwas zu hohes Regal stellen will, hilft, die tiefe Bauchmuskulatur zu aktivieren. Beim Versuch, den letzten Zentimeter zu überwinden, setzt die Muskulatur reflexartig ein, um den Körper noch ein kleines Stück zu strecken.

Der Sportler kniet mit einer Schaumstoffrolle zwischen den Oberschenkeln auf einer Matte und hält mit gestreckten Armen einen Medizinball über dem Kopf. Fortgeschrittene können anstelle eines Medizinballs auch Hantelscheiben einsetzen. Unsere Sportler führen diese Übung mit bis zu 20 Kilogramm Gewicht aus.

Absolvieren Sie drei Sätze mit jeweils fünf Kontraktionen, und halten Sie diese jeweils fünf Sekunden lang.

→ Bauch einziehen in Bauchlage Stufe ❶

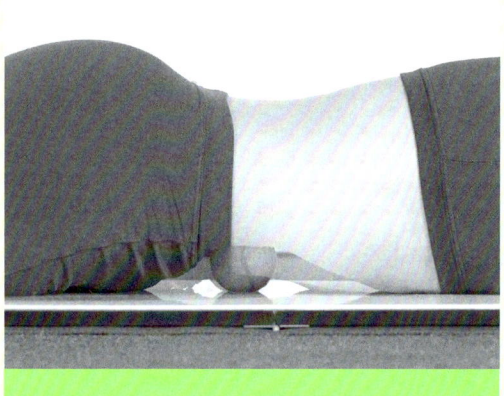

Der Athlet liegt bäuchlings auf einer Matte und platziert einen Tennisball auf Höhe des Bauchnabels oder leicht darunter. Nun zieht er die Bauchmuskulatur ein und hebt damit den Bauch vom Ball ab. Dabei darf nicht die Hüfte angehoben werden.

Absolvieren Sie drei Sätze mit jeweils fünf Kontraktionen, und halten Sie diese jeweils fünf Sekunden lang.

→ Bauch einziehen im Sitzen Stufe ❶

Bei dieser Übung sitzt der Athlet auf einem Gymnastikball und hält die Enden eines um die Hüfte gewickelten Bandes in beiden Händen. Nun macht er sich so groß und dünn wie möglich, zieht den Bauch ein und versucht, die Bauchwand vom Band zu lösen.

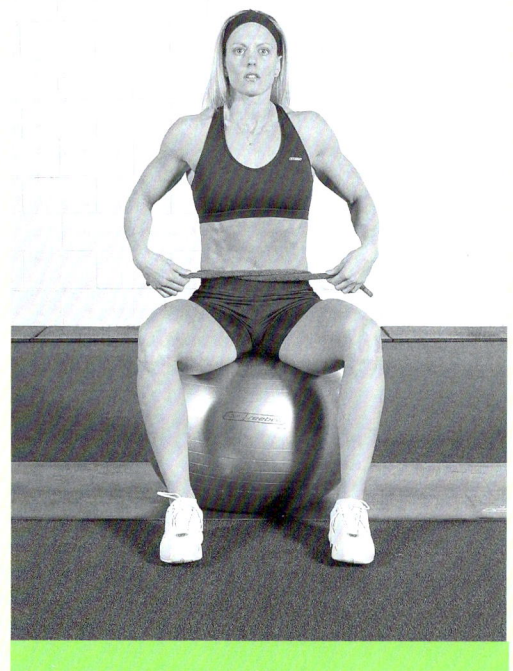

Rumpfkraft- und Rotationstraining

→ Bauch einziehen im Stehen Stufe ❶

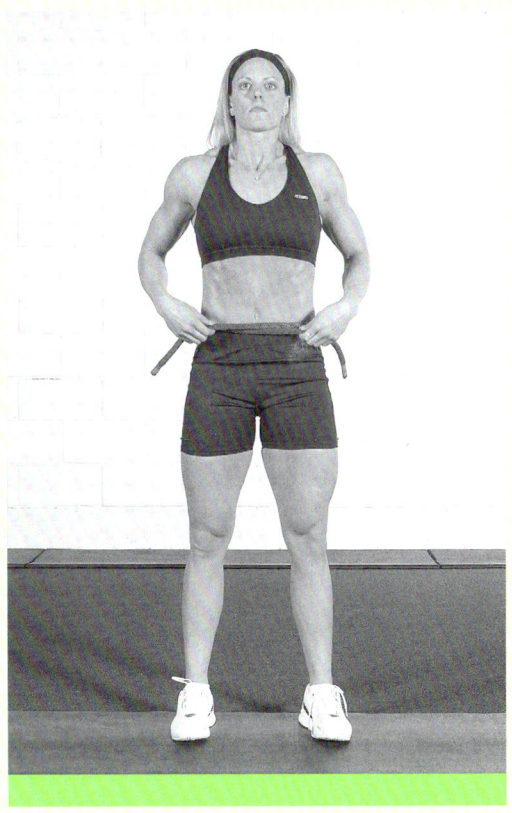

Dies ist die funktionellste aller Übungen, da sie im Stehen ausgeführt wird. Der Bewegungsablauf entspricht der des Einziehens im Sitzen. Der Sportler versucht, sich groß und schlank zu machen. Beim Einziehen des Bauches wird das Band ein wenig enger gespannt. Diese Übung kann auch gut in der Gruppe ausgeführt werden. Viele Athleten begreifen das Konzept des Baucheinziehens mit dieser Übung sehr leicht.

→ Bauch einziehen im Stehen mit Hüftbeugung Stufe ❶

Spannen Sie im Stehen die Bauchmuskulatur an, und heben Sie gleichzeitig ein Knie auf Hüfthöhe.
Führen Sie zehn Hüftbeugungen aus, während die tiefe Bauchmuskulatur isometrisch kontrahiert bleibt. Auch bei dieser Übung hilft ein Band, um das Einziehen des Bauches zu verstärken.

Bauch einziehen in Bewegung

Nachdem unsere Sportler gelernt hatten, die tiefe Bauchmuskulatur einzuziehen, bekamen auch andere Rumpfübungen einen tieferen Sinn. In der Vergangenheit hatte ich wie andere Trainer mit Übungen wie »Toter Käfer« *(Dead Bug)* – so genannt, weil sie in Rückenlage ausgeführt wird – experimentiert. Doch ich hatte noch nicht die stabilisierende Funktion der tiefen Bauchmuskulatur erkannt, und diese Übungen schienen ineffizient.

Die Trainierenden waren nämlich in der Lage, Hunderte von Wiederholungen zu absolvieren, ohne zu ermüden. Und wenn sie Ermüdung spürten, dann im Hüftbeuger. Doch als wir begannen, das Baucheinziehen mit Arm- und Beinbewegungen zu kombinieren, hatten unsere Sportler plötzlich erhebliche Schwierigkeiten in der Ausführung. Sobald sie nämlich zusätzlich zum Einziehen des Bauches eine bestimmte Bewegung ausführen mussten, waren sie nicht mehr in der Lage, die Beckenbodenmuskulatur isometrisch anzuspannen.

Zuerst ließen wir die Sportler eine einfache Radfahrübung (abwechselndes Beinstrecken in Rückenlage) absolvieren und erwarteten hierbei keine Schwierigkeiten. Doch schnell wurde klar, dass selbst diese scheinbar einfache Übung für unsere durchtrainierten Athleten zu schwierig war, wenn sie mit dem Baucheinziehen verbunden werden sollte. Dies brachte uns zur Käfer-Übung zurück, bei welcher der Athlet auf dem Rücken liegt und wechselweise Arme und Beine vom Boden anhebt.

Dr. Watkins veröffentlichte im Jahr 1996 eine Übungsreihe, mit der man diese Bewegungskombination erlernen kann. Hierbei beginnt man mit auf den Boden aufgestützten Beinen, schreitet dann zu einer Haltung fort, bei der die Hüfte um 90 Grad gebeugt ist. Ich möchte Ihnen an dieser Stelle eine Übungsfolge vorstellen, die das Baucheinziehen mit Arm- und Beinbewegungen kombiniert und die wir im vergangenen Jahr an unseren Athleten getestet haben. In dieser Reihenfolge absolviert, ermöglichen es die Übungen, die Spannung der tiefen Bauchmuskulatur erheblich zu vergrößern.

→ Kniespreizen Stufe ❷

Das Spreizen der Knie kombiniert eine Beinbewegung mit dem isometrischen Anspannen der tiefen Bauchmuskulatur. Zugleich wird, da die Hüftbeuger nicht zum Einsatz kommen, die Lendenwirbelsäule entlastet. Athleten mit gut entwickeltem Hüftbeuger haben Schwierigkeiten, zu Käfer-Übungen noch eine weitere Bewegung hinzuzufügen. Beim Kniespreizen arbeiten nicht nur die Adduktoren, sondern auch die stabilisierenden Bauchmuskeln *Musculus transversus abdominis* und den *Musculus obliquus internus*.

Legen Sie sich auf den Rücken, und platzieren Sie eine Schaumstoffrolle unter dem Kopf.

Nun ziehen Sie die tiefe Bauchmuskulatur ein und halten die Spannung. Lassen Sie die Knie dann rhythmisch nach außen absinken, und heben Sie sie danach wieder hoch und nach innen. Halten Sie die Bauchmuskulatur während zehn Beinbewegungen angespannt.

Wenn Ihnen diese Übung einfach erscheint, dann beherrschen Sie möglicherweise die Technik des Baucheinziehens noch nicht. Die Übung ist anstrengend und erfordert starke Konzentration, was dem Sportler bei der Ausführung auch anzumerken sein sollte.

In der zweiten Woche können Sie zwölf, in der dritten Woche 14 Wiederholungen absolvieren.

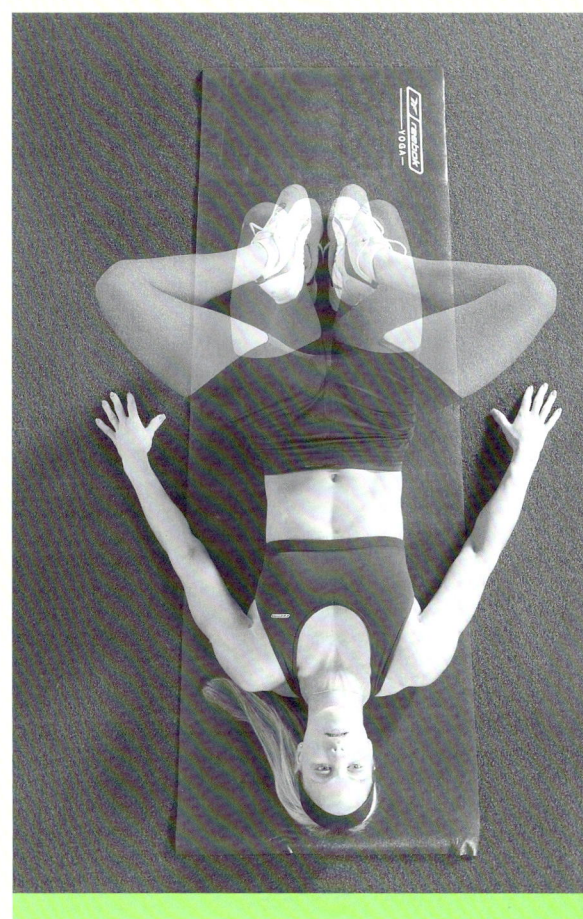

→ Einbeiniges Kniespreizen Stufe ❷

Der Bewegungsablauf entspricht dem des beidbeinigen Kniespreizens. Jedoch wird nur jeweils ein Bein bewegt.

→ Bauch einziehen im Liegen mit Hüftbeugung (Füße abgestützt) Stufe ❸

Dies ist die erste der sogenannten Käfer-Übungen. Der Sportler liegt rücklings mit angewinkelten Beinen auf der Matte. Der Kopf wird auf einer Schaumstoffrolle abgelegt, zwei zusammengeklebte Pucks werden auf der unteren Bauchmuskulatur platziert. Dann spannt der Athlet wie zuvor beschrieben die tiefe Bauchmuskulatur an und hebt dann wechselweise ein Bein vom Boden ab. Der jeweils andere Fuß bleibt am Boden und stabilisiert das Becken.
Wenn Ihnen diese Übung leichtfällt, machen Sie etwas falsch. Sie ist für die meisten Sportler sehr schwierig. Der Trainer sollte die Anstrengung und die Konzentration des Sportlers in dessen Gesicht ablesen können. Um sicherzugehen, dass der Sportler die Lendenwirbelsäule auf den Boden drückt, kann der Trainer eine Hand unter dessen unteren Rücken legen. Die natürliche Wölbung der Lendenwirbelsäule beziehungsweise die Lücke zwischen dem Rücken und dem Boden muss verschwinden, wenn die tiefe Bauchmuskulatur angespannt wird.
Der *Musculus rectus abdominis* darf aber nicht eingesetzt werden, um die Lendenwirbelsäule durchzudrücken.

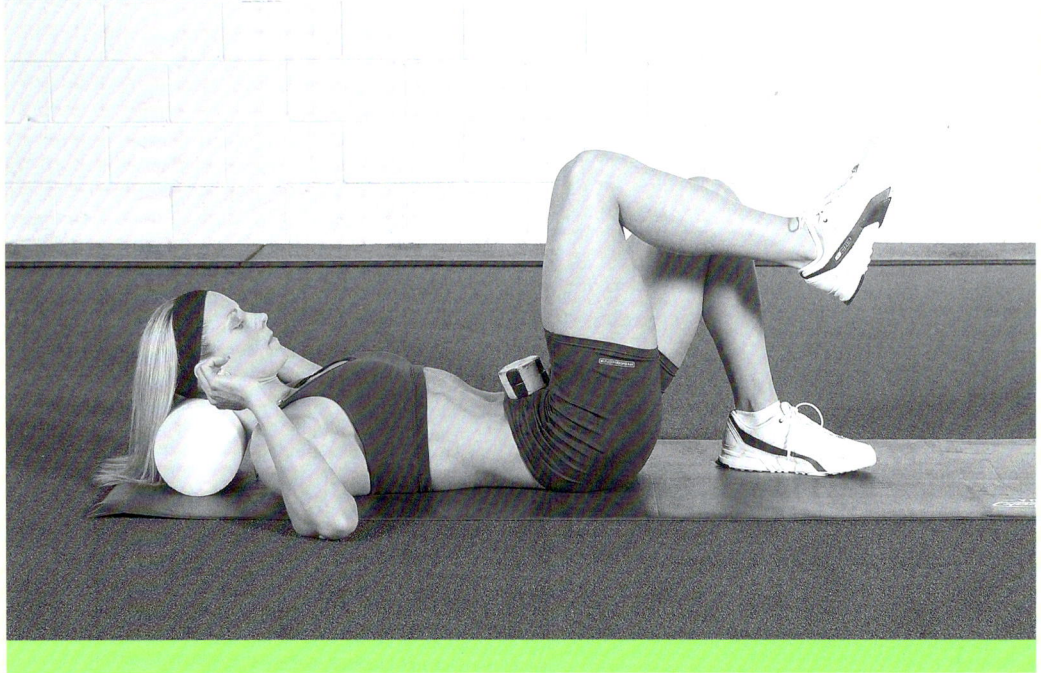

→ Bauch einziehen im Liegen mit Hüftbeugung (Füße nicht abgestützt) Stufe ❸

Diese Variante ist deutlich schwieriger als die vorangegangene Übung, da nun beide Füße vom Boden angehoben werden. Knie- und Hüftgelenk sind um 90 Grad gebeugt. Während die tiefe Bauchmuskulatur stets angespannt bleibt, wird wechselweise ein Fuß auf den Boden gestellt. Wie bei den vorangegangenen Übungen gilt: Wenn Ihnen die Übung einfach erscheint, dann führen Sie sie nicht korrekt aus. Die Übung ist technisch sehr anspruchsvoll, anstrengend und erfordert viel Konzentration.

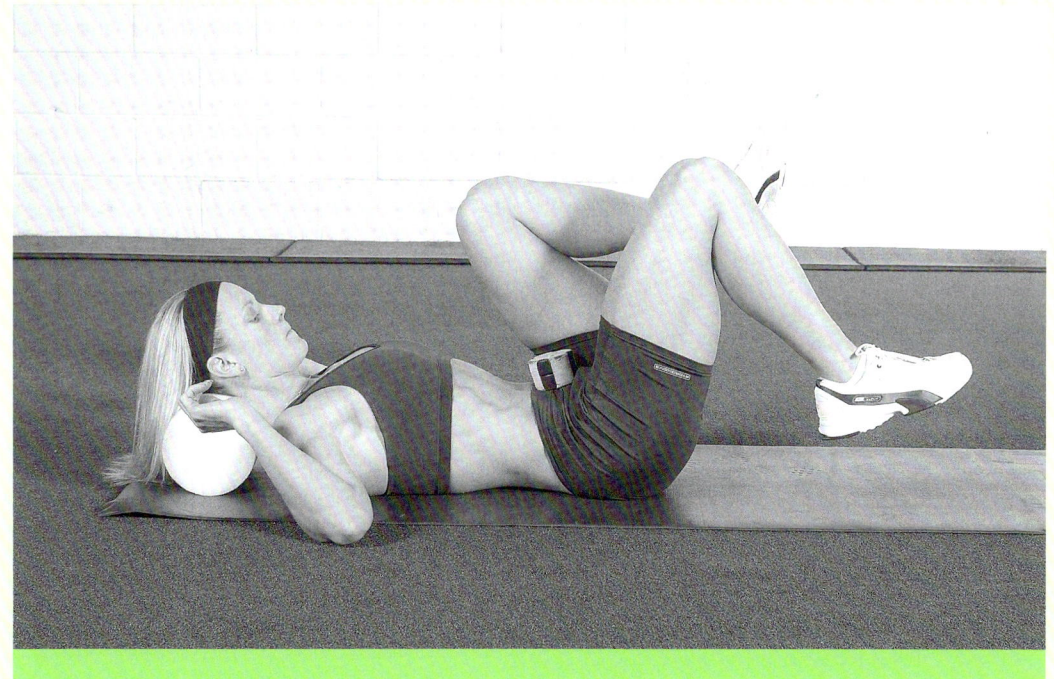

→ Bauch einziehen im Liegen mit Hüftbeugung und -streckung (Füße nicht abgestützt) Stufe ❸

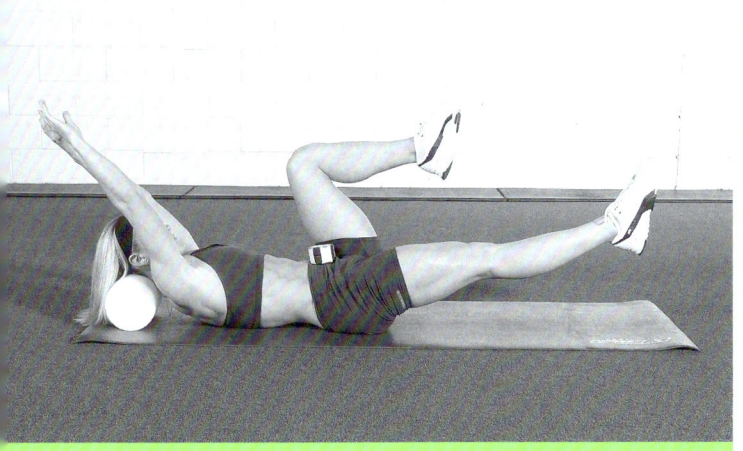

Diese Variante ist deutlich schwieriger als die vorhergehende, da noch die Hebelwirkung des gestreckten Beins dazukommt. So vergrößert sich die vom Hüftbeuger auf die Lendenwirbelsäule wirkende Kraft.
Wieder wird die Spannung der tiefen Bauchmuskulatur isometrisch gehalten, die Knie sind 90 Grad gebeugt, und die Füße befinden sich in der Luft. Dann wird abwechselnd jedes Bein gestreckt und gebeugt. Strecken Sie das Bein aber nur so weit, wie Sie die Spannung im Bauch erhalten können und die beiden Pucks abgesenkt bleiben.

→ Toter Käfer Stufe ❸

Dies ist die letzte Übung der Reihe. Beide Arme und Beine sind vom Boden angehoben und werden wechselweise nach vorne ausgestreckt, während die Bauchmuskulatur eingezogen bleibt. Der Trainer kann eine Hand unter den unteren Rücken legen, um sicherzugehen, dass die Lendenwirbelsäule auf den Boden gedrückt wird. Diese Übung ist extrem schwierig und erfordert sehr viel Konzentration. Ebenso wie bei den vorhergehenden Übungen sollten

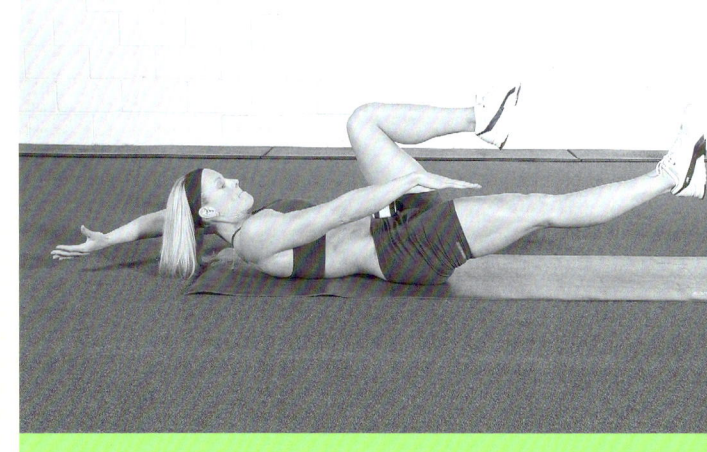

die Anstrengung und die Konzentration im Gesicht des Sportlers zu sehen sein. Ist das nicht der Fall, führt er die Übung vermutlich nicht richtig aus. Alle Übungen, bei denen das Einziehen der tiefen Bauchmuskulatur trainiert wird, sollten am besten im Einzeltraining absolviert werden. So kann der Trainer die Bewegungsausführung laufend kontrollieren.

Bauch einziehen in Kombination mit Beuge- und Streckübungen

Als unsere Sportler lernten, den *Musculus transversus abdominis* zu aktivieren, haben wir zunächst auf alle konventionellen Bauchmuskelübungen verzichtet. Bedingt durch das jahrelange Training, ist der *Musculus rectus abdominis* bei den meisten Athleten sehr stark ausgebildet. Gehen Sie daher zunächst sicher, dass der Sportler es schafft, den *Musculus transversus abdominis* einzeln zu aktivieren, bevor sie das Baucheinziehen mit klassischen Beuge- und Streckübungen für den Bauch kombinieren. Diese Phase des Umlernens dauert mindestens neun Wochen.

Bei den folgenden Übungen bleibt der Beckenboden unbeweglich, während nur der Schultergürtel angehoben wird. Damit ist die Bewegungsamplitude des Rumpfes deutlich kleiner als beim klassischen Crunch. Alle Übungen sind Übungen der vierten Stufe, da hier zugleich der Rumpf gebeugt und der *Musculus transversus abdominis* aktiviert werden, welcher der Beugung stark entgegenwirkt. Das macht das isometrische Einziehen des Bauches bei gleichzeitiger Beugung des Rumpfes extrem schwierig.

→ Crunch mit Baucheinziehen Stufe ❹

Diese Variante des Crunchs ist die erste zu erlernende Übung, bei der das Einziehen der Bauchmuskulatur mit der konventionellen Rumpfstreckung und -beugung kombiniert wird. Der Athlet aktiviert die tiefe Bauchmuskulatur und führt dann einen Crunch mit kleinem Bewegungsumfang aus. Nur der Schultergürtel wird angehoben, während die Lendenwirbelsäule passiv am Boden bleibt. Wichtig ist, dass der Bauch angespannt bleibt, während die Crunch-Bewegung durchgeführt wird.
Absolvieren Sie nur einen Satz. In der ersten Woche halten Sie die Spannung 10-mal 5 Sekunden lang, in der zweiten Woche 12-mal 5 Sekunden und schließlich 14-mal 5 Sekunden.

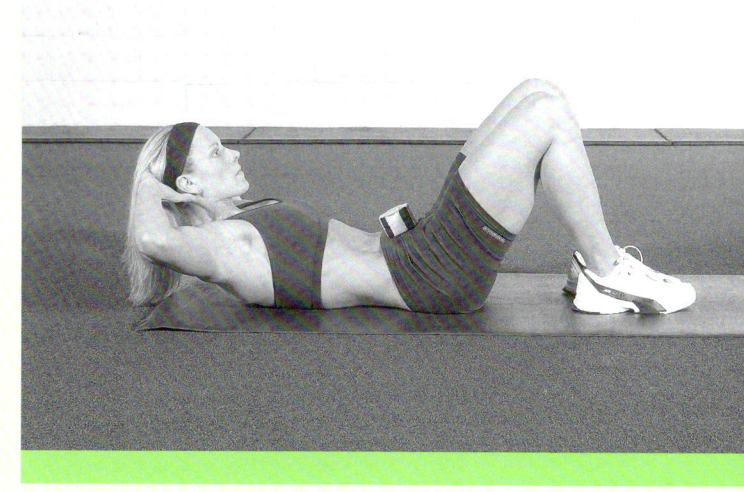

→ Crunch mit Baucheinziehen und gestreckten Beinen   Stufe ❹

Der Crunch mit gestreckten Beinen ist schwieriger als die vorherige Übung und sollte unbedingt erst dann ausgeführt werden, wenn das Baucheinziehen beherrscht wird. Die Übung entspricht dem Crunch mit Baucheinziehen, nur werden hier die Beine gestreckt.
Absolvieren Sie auch bei dieser Übung nur einen Satz, und halten Sie die Spannung wie in der vorangegangenen Übung erst 10-, dann 12- und schließlich 14-mal 5 Sekunden.

→ Verlängerter Crunch mit Baucheinziehen   Stufe ❹

Diese Crunch-Variante ist eine der schwierigsten Übungen dieser Reihe und sollte gut trainierten Athleten vorbehalten bleiben. In jedem Fall muss dafür die Technik des Baucheinziehens beherrscht werden. Der Übungslauf beginnt stets mit dem Baucheinziehen. Erst danach wird der verkürzte Crunch ausgeführt, der den *Transversus abdominis* und den *Rectus abdominis* gleichermaßen aktiviert.

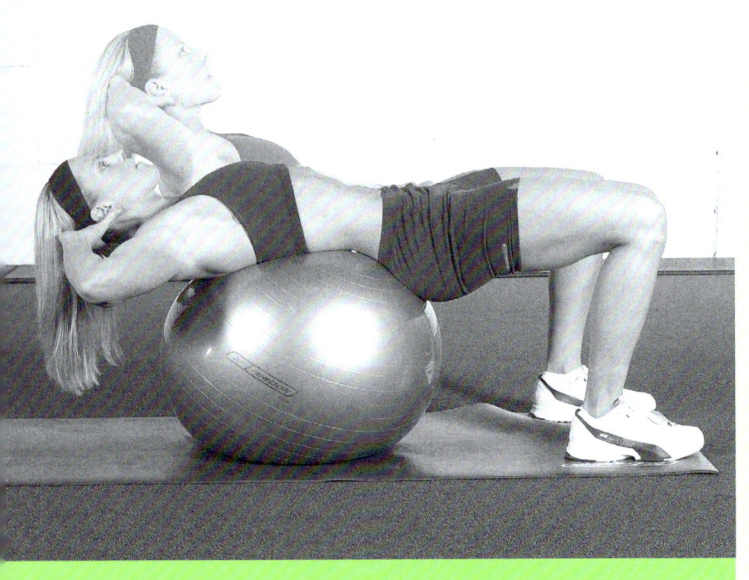

Der Gymnastikball sollte so hoch sein, dass Hüfte und Schulter sich in der Ausgangsposition auf gleicher Höhe befinden. Die Bewegungsamplitude ist bei dieser Übung größer als bei den vorangegangenen Übungen. Das macht diese Variante so schwierig.
Der Athlet absolviert nur einen Satz und hält die Spannung erst 10-, dann 12- und schließlich 14-mal 5 Sekunden.

Rumpfkraft- und Rotationstraining

→ Crunch mit Stab Stufe ❹

Der Crunch mit Stab ist die einzige konventionelle Sit-up-Übung, die ich empfehle. Auf den ersten Blick scheint der Bewegungsablauf der funktionellen Theorie zu widersprechen. Die Übung ist aber sehr effektiv und darüber hinaus leicht zu bewerten: Entweder der Athlet schafft es, die Stab hinter die Füße zu bringen, oder er schafft es nicht. Auch wenn sich die meisten Athleten zunächst über die Schwierigkeit der Übung beschweren, schaffen fast alle Sportler den Crunch mit Stab. Der Trainierende muss sich zwar sehr anstrengen, um den Stock hinter die Füße zu bringen, doch das Ziel ist klar definiert, was den Weg wiederum einfacher macht. Ein weiterer Vorteil des Crunchs mit Stab ist,

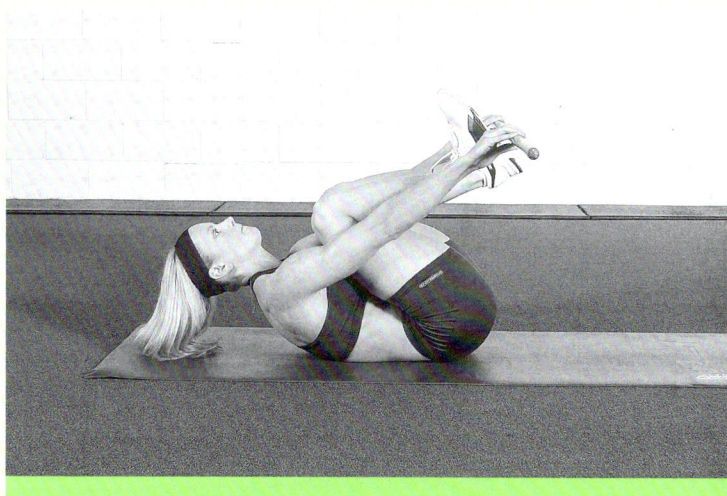

dass dabei gleichzeitig die Schulterblatt- und Hüftbeweglichkeit trainiert werden.
Der Crunch mit Stab bietet mehrere Variationsmöglichkeiten: Beim normalen Crunch heben sich nur die Schultern vom Boden. Beim umgekehrten Crunch dagegen ruhen die Schultern auf dem Boden, die Hüfte hebt sich, und die Füße werden unter den Stab geschoben. Beim doppelten Crunch lösen sich Schultern und Hüfte vom Boden.
Weil er hauptsächlich den *Rectus abdominis* trainiert, sollte der Crunch mit Stab nur selten absolviert werden. Wie bei den vorangegangenen Übungen wird nur ein Satz mit je 10, 12 und schließlich 14 Wiederholungen durchgeführt werden, die jeweils 5 Sekunden gehalten werden.

Rückentraining

Die Kräftigung des Rückens gehört zu den wichtigsten Aufgaben des Rumpfkrafttrainings. Diese Übungen werden aber im Hinblick auf die Verletzungsprophylaxe häufig als wenig effektiv angesehen und vernachlässigt. Viele Sportler sind der Auffassung, dass insbesondere die Muskulatur der Körpervorderseite trainiert werden muss, um den Rücken zu stärken. Die Kräftigung der hinteren Oberschenkel- und der unteren Rückenmuskulatur wird daher oft stiefmütterlich behandelt.
Das Rückentraining baut den Rücken von der Wirbelsäule ausgehend bis zum tiefen Rückenmuskel *(Musculus multifidus)* auf. Dies hat einen

nicht zu unterschätzenden gesundheitlichen Nutzen. Neue wissenschaftliche Studien aus Australien haben nämlich ergeben, dass sich der *Musculus multifidus* und der *Musculus transversus abdominis* bei Patienten nach Rückenverletzungen enorm schnell zurückbilden und von allen, die unter Rückenschmerzen leidet, neu aufgebaut werden müssen.

Der *Musculus multifidus* ist der tiefste Muskel des Rückenstreckers oder *Musculus erector spinae* (das ist eine Muskelgruppe, die der Aufrichtung, Streckung, Drehung und Neigung der Wirbelsäule dient). Er selbst ist aber nicht verantwortlich für die Streckung der Wirbelsäule, sondern für die Stabilisation der einzelnen Wirbel bei Drehbewegungen.

Um den *Musculus multifidus* zu trainieren, muss Rotationsbelastung auf die Wirbelsäule ausgeübt werden. Leider wird der *Multifidus* aber in vielen Trainings- und Rehabilitationsprogrammen für die Rumpf- und untere Rückenmuskulatur vernachlässigt. Die tiefe Bauchmuskulatur wird heutzutage zwar mit größerer Aufmerksamkeit trainiert, doch die Stabilisation der Wirbelsäule muss aus Gründen der Verletzungsprophylaxe noch mehr in den Mittelpunkt rücken. Die folgenden Übungen zum Training des *Musculus multifidus* dienen dem Aufbau eines starken und gesunden Rückens.

→ Hüftheben nach Gray Cook Stufe ❶

Diese Übung wurde bereits in Kapitel 7 auf Seite 90 vorgestellt. Sie trainiert die Gesäßmuskeln, die hintere Oberschenkelmuskulatur und den Rumpf. Wir greifen sie an dieser Stelle noch einmal auf, weil mit dieser Übung der Unterschied zwischen Hüftbewegung und Bewegung der Lendenwirbelsäule gelernt werden kann. Dies ist ein wichtiges Ziel aller Rückenübungen. Bei vielen Übungen für die hintere Oberschenkel- und Gesäßmuskulatur erfolgt die Bewegung nämlich unbeabsichtigt aus der Lendenwirbelsäule und nicht aus der Hüfte.

Sie liegen mit angewinkelten Beinen auf dem Boden. Ein Fuß ruht flach auf dem Boden, das andere Bein wird zur Brust gezogen, um den Bewegungsspielraum der Lendenwirbelsäule einzuschränken. Sorgen Sie dafür, dass das Knie in dieser Position bleibt, indem Sie sich einen Tennisball auf die Rippen legen und diesen mit Ihrem Oberschenkel festklemmen. Drücken Sie nun das andere Bein aktiv auf den Boden, und heben Sie die Hüfte an. Üben Sie dabei stets Druck auf den Tennisball aus. Wundern Sie sich nicht, wenn der Bewegungsumfang zu Beginn sehr klein ist.

Diese Übungsform hat einen doppelten Nutzen: Der Sportler lernt, zwischen einer Hüftbewegung und einer Bewegung der Lendenwirbelsäule zu unterscheiden.

Da die hintere Oberschenkelmuskulatur und der *Gluteus* nur angespannt werden können, wenn der Große Lendenmuskel *(Psoas)* entspannt ist, verbessert die Übung zugleich die Flexibilität des *Psoas*. Folgen Sie dem bekannten Muster von dreimal 10, dann 12 und zuletzt 14 Wiederholungen je Bein.

Rumpfkraft- und Rotationstraining

→ Isometrische Brücke Stufe ❶

Bei dieser Übung muss das Gefühl für die Bewegung in der Hüfte auf die Brückenposition übertragen werden.

Der Athlet liegt auf dem Rücken, die Füße werden auf dem Boden platziert, die Arme seitlich neben dem Körper abgelegt. Nun wird die Hüfte so weit angehoben, bis Schultern, Hüfte und Knie eine gerade Linie bilden. Dies wird durch die Aktivierung des *Gluteus* und der hinteren Oberschenkelmuskulatur erzielt, nicht durch die Streckung der Lendenwirbelsäule. Dann wird die tiefe Bauchmuskulatur eingezogen. Die Hüfte darf während der Haltephase nicht absinken. Jeder Zentimeter Senkung reduziert den Trainingseffekt drastisch.

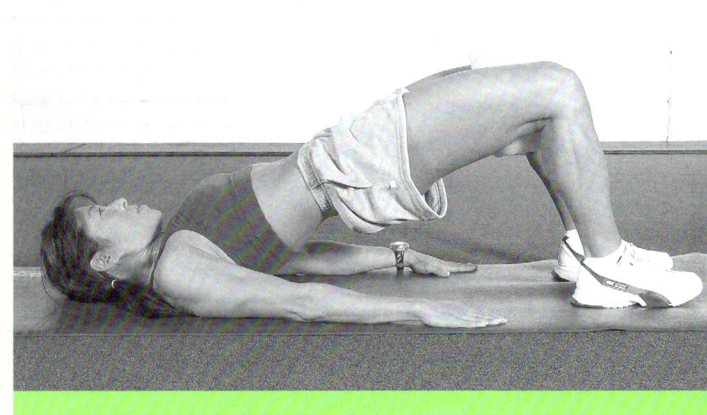

Diese Übung sollte erst trainiert werden, wenn der Athlet durch Übungen wie das Hüftheben nach Gray Cook gelernt hat, den Unterschied zwischen Hüftbewegung und Bewegung der Lendenwirbelsäule zu spüren. Athleten, die dies noch nicht können, drücken meist den Rücken heraus, um die Hüfte zu strecken.

Halten Sie die Spannung dreimal 30 Sekunden lang.

→ Einbeinige isometrische Brücke Stufe ❷

Der Bewegungsablauf dieser Übung entspricht dem der beidbeinigen Brücke. In dieser Variante wird aber ein Bein nach vorne und oben ausgestreckt. Beide Oberschenkel werden dabei parallel gehalten, sodass Knie, Hüfte und Schultern eine Linie bilden. Dann wird die tiefe Bauchmuskulatur eingezogen und die Position unter Anspannung der Gesäßmuskulatur gehalten.

Halten Sie die Spannung dreimal 15 Sekunden lang.

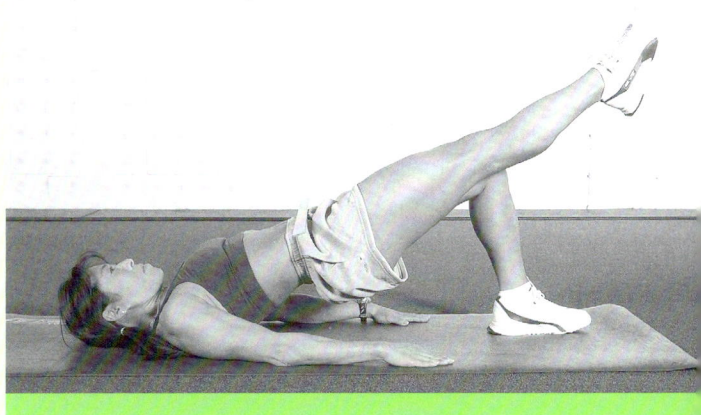

→ Brücke mit wechselndem Standbein Stufe ❸

Bei dieser anspruchsvollen Übung wird durch die Rotationsbewegung beim Wechseln des Standbeins der *Musculus multifidus* aktiviert. Das Wechseln des Standbeins bewirkt, dass abwechselnd drei beziehungsweise vier Kontaktpunkte am Boden sind (beide Schultern und ein Fuß oder Schultern und Füße), was wiederum die Wirbelsäule aktiviert.

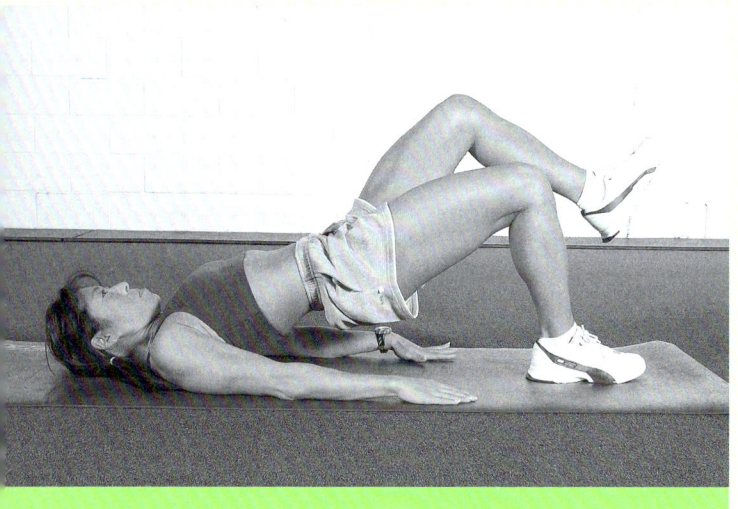

Um sicherzustellen, dass Sie nicht eine Hüftseite absenken, können Sie ein Lineal auf die Hüftknochen legen, das anzeigt, wenn die Hüfte nicht parallel gehalten wird.
Drücken Sie auf der Seite des Standbeins die Ferse nach unten, und aktivieren Sie den *Gluteus*.

Führen Sie einen Satz mit 10 Wiederholungen à 5 Sekunden aus (5 Wiederholungen pro Bein), und steigern Sie sich dann auf 12 oder 14 Wiederholungen.

Übungen im Vierfüßlerstand

Übungen im Vierfüßlerstand wurden lange als Teil der Rehabilitation angesehen und von Athletik- und Krafttrainern kaum beachtet. Ich glaube, dies liegt auch an der veralteten Auffassung, dass die Bauchmuskulatur für einen gesunden Rücken verantwortlich sei. Ebenso wie die Rückenübungen scheinen auch die Übungen im Vierfüßlerstand auf den ersten Blick wenig effektiv zu sein. Dies liegt aber nur daran, dass sie oft falsch ausgeführt werden. Wer die Übungen nicht korrekt absolviert, der erreicht nicht selten das Gegenteil des eigentlichen Ziels. Übungen im Vierfüßlerstand sollen dem Athleten beibringen, den *Glu-* *teus* und die hintere Oberschenkelmuskulatur zu aktivieren und gleichzeitig die Spannung im Rumpf zu halten. Ungeübte Sportler aber gewöhnen sich dabei an, die Hüftstreckung nur vorzutäuschen, indem sie den Lendenwirbelbereich überstrecken. Ziel der folgenden Übungsreihe ist es, den Rumpf mittels tiefer Bauchmuskulatur und *Musculus multifidus* zu stabilisieren und gleichzeitig die Hüftstrecker einzusetzen.

Schmerzen im unteren Rücken sind nicht selten das Ergebnis einer geringen Bewegungsamplitude in der Hüfte, die mit Überstreckung und Rotation des Lendenwirbelbereichs kompensiert wird.

→ Bauch einziehen im Vierfüßlerstand Stufe 1

Die Übung wurde in diesem Kapitel bereits beschrieben. Folgen Sie den Anweisungen zur Bewegungsausführung auf Seite 108. Atmen Sie langsam aus, während Sie die tiefe Bauchmuskulatur einziehen. Um die Adduktoren einzusetzen, drücken Sie eine Schaumstoffrolle zwischen den Knien zusammen. Die Aktivierung der Adduktoren verstärkt die Kontraktion des Beckenbodens.

→ Hüftstrecken im Vierfüßlerstand mit gestrecktem Bein und Stab in Längsrichtung Stufe 1

Diese Übung scheint simpel: Im Vierfüßlerstand strecken Sie ein Bein nach hinten. Sie halten diese Position fünf Sekunden, bevor Sie das andere Bein nach hinten strecken. Um die korrekte Bewegungsausführung zu gewährleisten, balancieren Sie einen Stab auf dem Rücken. Achten Sie darauf, dass weder der Stab sich bewegt noch die Lendenwirbelsäule sich von dem Stab löst, wenn Sie das Bein ausstrecken. Jegliche Bewegung des Lendenwirbelbereichs lässt sich leicht dadurch erkennen, dass der Abstand des Stabs zur Lendenwirbelsäule sich vergrößert. Das Ziel ist, die Krümmung des Rückens beizubehalten, wenn ein Bein abgehoben wird. Durch Aktivierung des *Musculus multifidus* und der tiefen Bauchmuskulatur wird der Lendenwirbelbereich stabil gehalten.
Führen Sie einen Satz mit 10 Wiederholungen aus, wobei Sie die Spannung jeweils 5 Sekunden halten, und steigern Sie sich dann auf 12 oder 14 Wiederholungen.

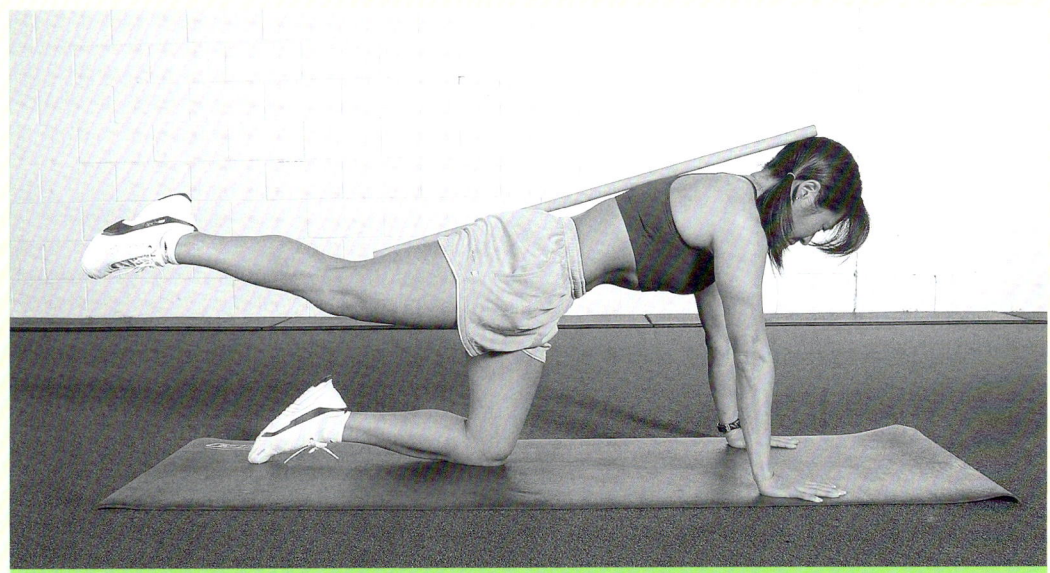

→ Hüftstrecken im Vierfüßlerstand mit gestrecktem Bein und Stab in Querrichtung Stufe 2

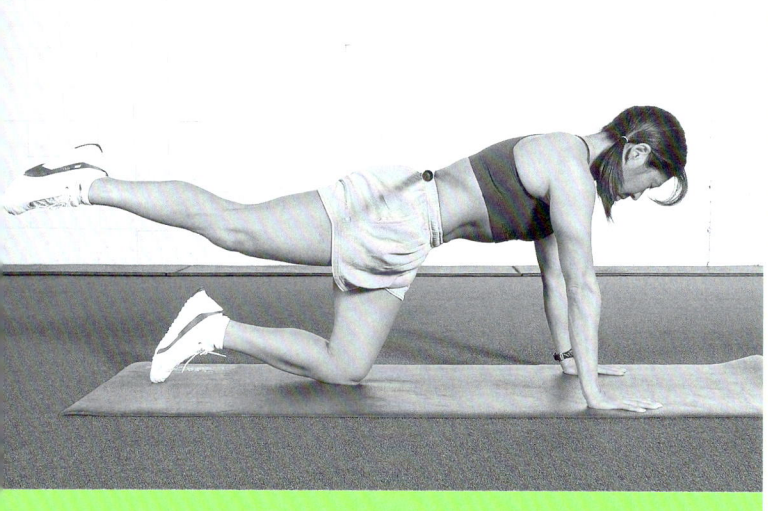

Bei dieser Variante wird der Stab quer über die Hüftknochen gelegt. Der Bewegungsablauf ist identisch mit dem der Übung zuvor. Diese Übung ist allerdings schwieriger, da jegliche Rotationsbewegung der Lendenwirbelsäule unterbleiben muss. Wenn die Hüfte sich dreht, fällt der Stab herunter.

→ Hüftstrecken im Vierfüßlerstand mit angewinkeltem Bein und Stab in Längsrichtung Stufe 3

In der dritten Stufe der Übung liegt der Stab wiederum in Längsrichtung auf dem Rücken. Um verstärkt den *Gluteus* einzusetzen, wird nun das Bein nicht gestreckt, sondern im Knie angewinkelt. Der Fuß zeigt in der Endstellung nach oben.

→ Hüftstrecken im Vierfüßlerstand mit angewinkeltem Bein und Stab in Querrichtung Stufe 4

Die Übung der Stufe vier ist noch schwieriger als die vorherige, da nun bei gleicher Bewegungsausführung der Stab quer über den Hüftknochen liegt.

Hüftstrecken im Vierfüßlerstand mit wechselnder Arm- und Beinstreckung Stufe ❹

Bei dieser Variante werden zusätzlich zur Hüftstreckung gleichzeitig das angewinkelte Bein angehoben und der gegengleiche Arm gestreckt nach vorne geführt. Diese Übung wird von Ungeübten häufig falsch ausgeführt. Sie sollte erst dann absolviert werden, wenn die vorbereitenden Übungen beherrscht werden.

Alle Übungen dieser Reihe werden in den ersten drei Trainingswochen 10-, 12- und zuletzt 14-mal 5 Sekunden gehalten.

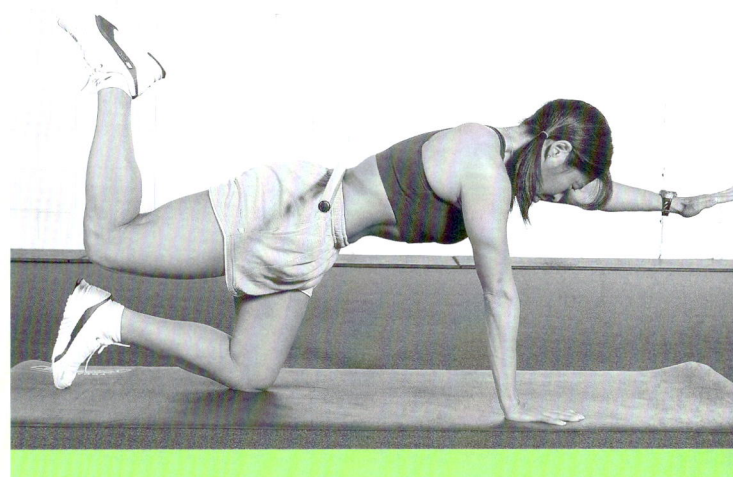

Streck- und Beugeübungen, bei denen die Hüfte in Richtung Schultern bewegt wird

Zusätzlich zu den Übungen, bei denen die Schultern zur Hüfte bewegt werden, können Sie von Zeit zu Zeit auch solche absolvieren, bei denen sich die Hüfte zu den Schultern bewegt. Wie Sie nun wissen, kann die Rumpfmuskulatur auch ganz anders bewegt werden als in traditionellen Sit-ups und Crunches. Die folgenden Übungen sollten aber nur von fortgeschrittenen Athleten in Angriff genommen werden, die das Einziehen der tiefen Bauchmuskulatur bereits beherrschen und die eine besondere Herausforderung suchen.

→ Hüftheben und isometrisches Hüftheben mit Halten Stufe 4

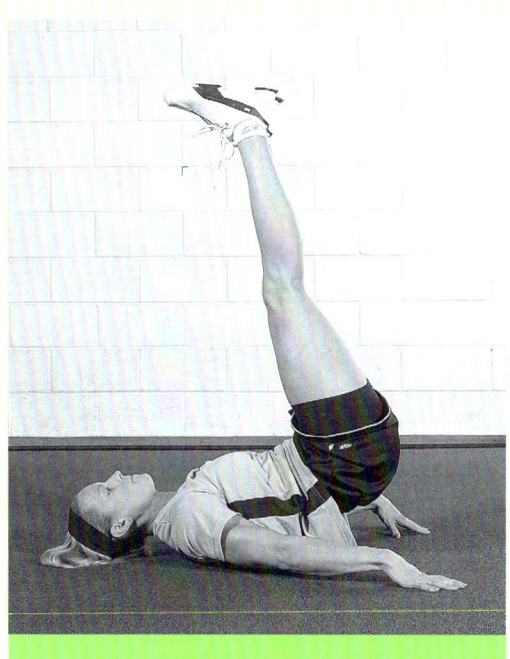

Diese Übung kann in zwei Variationen trainiert werden. Entweder Sie bewegen die Hüfte kontinuierlich auf und ab, oder Sie halten die Spannung fünf Sekunden isometrisch und senken dann die Hüfte wieder ab.

Unter Aktivierung des unteren *Musculus rectus abdominis* werden die Beine langsam und kontrolliert zur Decke gestreckt. Der Bewegungsumfang dieser Übung ist sehr klein. Schwungholen mit der Hüfte ist nicht erlaubt. Dies ist für Athleten schwierig. Wer diese Übung beherrscht, kann fünf Sekunden lang isometrisch die gestreckte Haltung beibehalten, bevor die Hüfte wieder langsam und kontrolliert gesenkt wird.

→ Umgekehrter Crunch mit dem Gymnastikball Stufe 4

Auch bei dieser Übung wird die Hüfte zu den Schutern bewegt. Halten Sie einen Gymnastikball zwischen Füßen und Oberschenkelrückseite, und rollen Sie die Knie langsam zur Brust. Danach wird der Ball langsam und kontrolliert wieder zum Boden gesenkt.

Die Übung wird in drei Sätzen mit 10, 12 und zuletzt 14 Wiederholungen ausgeführt.

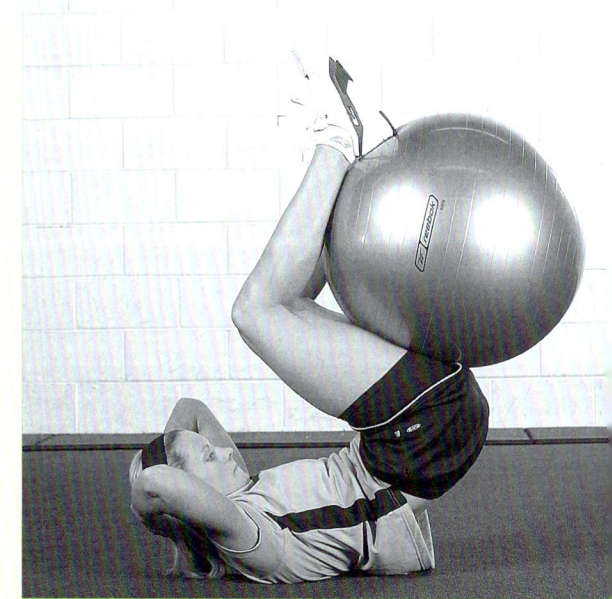

Beugeübungen in Seitenlage

Übungen in Seitenlage spielen in vielen Trainingsprogrammen nur eine untergeordnete Rolle. Doch Beugeübungen in Seitenlage trainieren den *Musculus quadratus lumborum* und den *Musculus obliquus* und tragen dazu bei, zusammen mit *Transversus* und *Rectus abdominis* sowie der Rückenstreckergruppe einen rundherum stabilen Rumpf zu bilden.

→ Seitstütz Stufe ❶

Der Trainierende stützt sich seitlich auf dem Unterarm und den Fußkanten ab und bewegt dann die Hüfte abwechselnd nach oben und nach unten. In der tiefsten Stellung sollte die Hüfte fast den Boden berühren, am höchsten Punkt ragt sie über die Startposition hinaus. Achten Sie darauf, dass der Körper stets von Kopf bis Fuß in einer Linie gehalten wird und die Hüfte nicht gedreht wird.
Die Übung wird in drei Sätzen mit je 10, 12 und zuletzt 14 Wiederholungen ausgeführt.

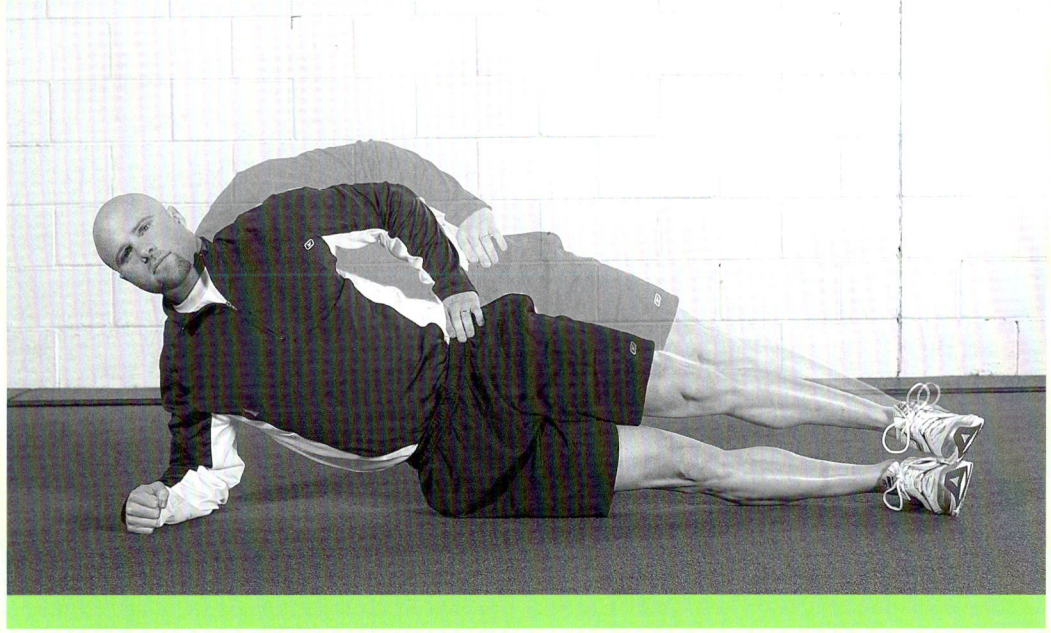

→ Seitstütz auf der Bank

Der Seitstütz auf der Bank ist eine hervorragende Beugeübung, aber sie sollte mit dem Seitstütz (siehe Seite 127) oder der Vier-Punkt-Stabilisationsserie (siehe Seite 131) vorbereitet werden. Wer die Übung zum ersten Mal absolviert, muss mit Muskelkater im *Musculus quadratus lumborum* rechnen.

Achten Sie auch bei dieser Übung darauf, dass Sie nicht den *Musculus rectus abdominis* oder Drehbewegungen einsetzen, um die Hüfte zu beugen. Führen Sie die Übung außerdem mit voller Bewegungsamplitude aus.

Beginnen Sie mit ein oder zwei Sätzen à zehn Wiederholungen.

Mit folgenden Varianten können Sie den Schwierigkeitsgrad der Übung erhöhen:

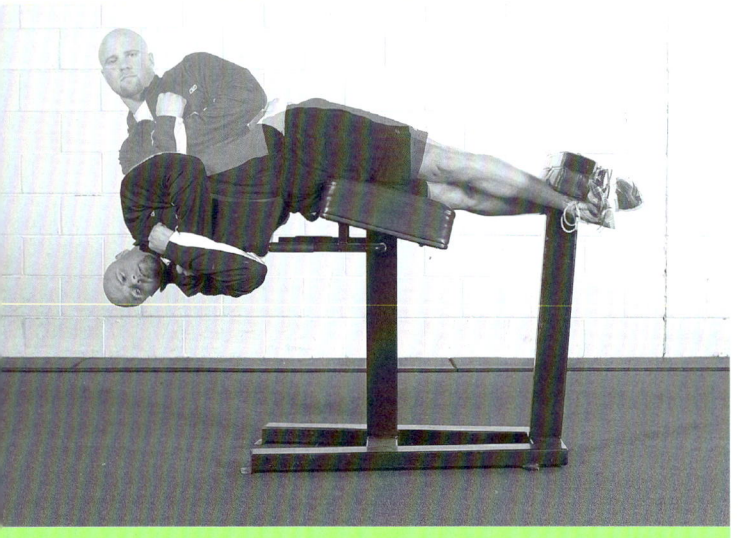

Kreuzen Sie die Arme vor dem Körper (Stufe 1).

Nehmen Sie die Hände hinter den Kopf (Stufe 2).

Halten Sie einen Stab in den Händen, und strecken Sie die Arme über den Kopf (Stufe 3). Der Hebelarm wird mit jeder Übungsvariante verlängert, was die Ausführung erschwert.

Trainieren Sie diese Übungen über einen Zeitraum von neun Wochen mit folgender Steigerung:

Stufe eins: dreimal 10, 12, 14 Wiederholungen
Stufe zwei: dreimal 10, 12, 14 Wiederholungen
Stufe drei: dreimal 10, 12, 14 Wiederholungen

Stabilisationsübungen

Bis vor wenigen Jahren gehörten Stabilisationsübungen ausschließlich in den Bereich der Rehabilitation. Trainer haben erst sehr spät begriffen, wie wichtig die Stabilisierungsfunktion der Rumpfmuskulatur ist. Ich gebe zu, dass Physiotherapeuten den Kraft- und Athletiktrainern üblicherweise zwei oder drei Jahre voraus sind und Übungen anwenden, deren Nutzen für den Sport erst viel später erkannt wird. So wurde in der Physiotherapie bereits lange Zeit auf die Stabilisation des Lendenwirbelbereichs gesetzt, um Schmerzen im unteren Rücken zu behandeln. Wie wichtig die

Rumpfkraft- und Rotationstraining

Stabilisation als präventive Maßnahme für jeden Sportler ist, hat man erst vor Kurzem eingesehen. Fragen Sie sich selbst:
Was ist die Hauptaufgabe des Rumpfes bei den meisten Krafttrainingsübungen? Die Stabilisation. Wie viel Zeit wird dem Aufbau der Rumpfmuskeln in ihrer Funktion als Stabilisatoren gewidmet? In den meisten Trainingsprogrammen sehr wenig.

Ich empfehle Ihnen, mindestens eine Stabilisationsübung für den Lendenwirbelbereich in jede Trainingseinheit aufzunehmen, in der Sie keine Medizinballübungen absolvieren. Das kann eine Form der Brücke, eine Übung im Vierfüßlerstand oder eine der nun folgenden Übungen sein.
Alle Stabilisationsübungen sollten in zwei oder drei Sätzen ausgeführt werden, wobei die Spannung bei jeder Wiederholung 30 Sekunden lang gehalten wird. Sie können den Schwierigkeitsgrad der Übung steigern, indem Sie die Haltezeit auf 45 Sekunden erhöhen, die Übung einbeinig ausführen oder in einem kleinen Zirkeltraining mehrere Übungen miteinander kombinieren.
Der einzige Unterschied zwischen den Übungen in diesem Buch und den traditionellen Stabilisationsübungen ist, dass wir Wert auf das Einziehen der tiefen Bauchmuskulatur legen. Traditionelle Übungen werden dagegen mit neutralem oder gekipptem Becken absolviert, was ich für veraltet und unfunktionell halte. Der Athlet sollte vielmehr lernen, anstelle des *Musculus rectus abdominis* die tiefe Bauchmuskulatur zu aktivieren.
Stabilisationsübungen sind weder einfach noch natürlich. Der Athlet muss daher vom Trainer immer wieder dazu aufgefordert werden, die Lendenwirbelsäule zu stabilisieren, indem er die tiefen Bauchmuskulatur kontrahiert.

→ Liegestützbrücke

Die Liegestützbrücke ist eine einfache isometrische Übung für die Bauchmuskulatur, die auch die Schulterblattstabilisatoren trainiert. Halten Sie den Körper stabil, und ziehen Sie, wie bei allen Stabilisationsübungen, die tiefe Bauchmuskulatur ein. Der *Musculus rectus abdominis* muss dabei passiv bleiben. Diese Übung kann am Gymnastikball oder am Balancebrett ausgeführt werden.

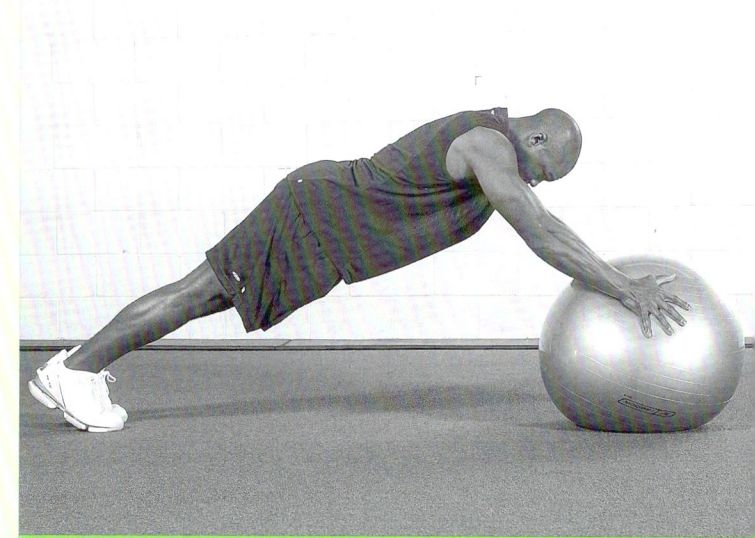

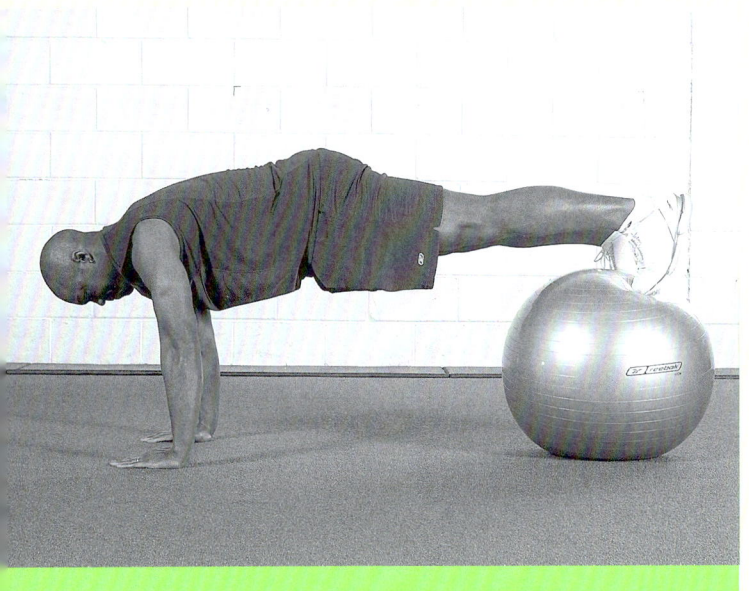

→ Liegestütze mit Füßen auf Gymnastikball

Bei dieser Übung befindet sich die instabile Fläche nicht unter den Händen, sondern unter den Füßen, was die Übungsausführung für viele Athleten schwieriger macht. Diese Übung stellt außerdem höhere propriozeptive Anforderungen an die Schulterstabilisatoren. Die Körperhaltung entspricht jener der Liegestützbrücke.

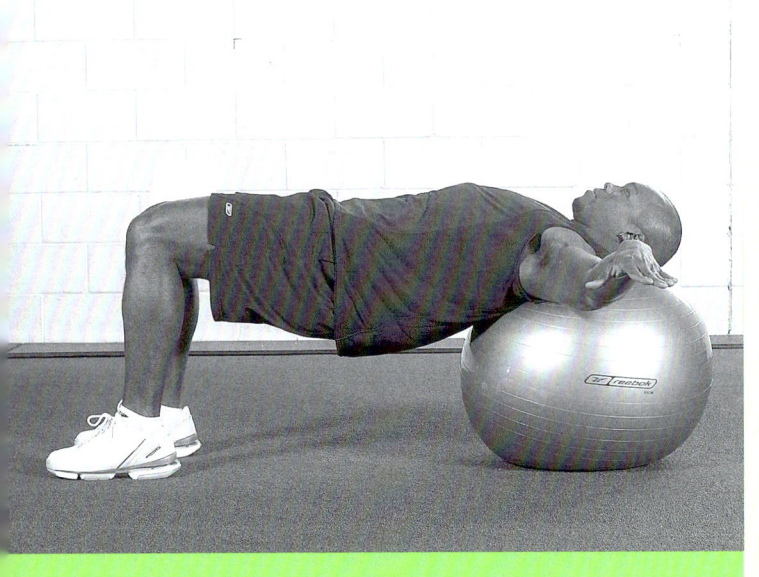

→ Rückenbrücke

Diese Übung ist eine weitere einfache Stabilisationsübung. Die Schultern liegen auf einem Gymnastikball auf. Eine Schaumstoffrolle zwischen den Knien hilft, den *Gluteus*, die hintere Oberschenkelmuskulatur und die Adduktoren zu aktivieren. Gleichzeitig wird die tiefe Bauchmuskulatur angespannt. Stellen Sie die Füße etwa schulterbreit auseinander, sodass auch das Iliotibialband und der seitliche Teil des Quadrizeps im Oberschenkel zur Stabilisation eingesetzt werden können.

Rumpfkraft- und Rotationstraining

→ Brückenzirkel

Fortgeschrittene Athleten können die Liegestütz-, Schulter- und Rückenbrücke wie in einem Zirkeltraining nacheinander ausführen, wobei zwischen den Übungen lediglich die Position gewechselt, aber nicht pausiert wird.

→ Vier-Punkt-Stabilisationsserie

Die folgende Übungsreihe ist einfach, aber effektiv. Sie dient als Einstieg in viele unserer Rumpftrainingsprogramme. Für alle, die Stabilisationstraining ohne Hilfsmittel ausführen möchten (zum Beispiel, weil nicht genügend Gymnastikbälle zur Verfügung stehen), ist dies eine hervorragende Übung. Sie kann auf unterschiedliche Weise variiert werden, um den Schwierigkeitsgrad zu erhöhen.

Beginnen Sie in der Liegestützposition, und halten Sie die Spannung 20 Sekunden. Achten Sie darauf, dass Sie den Körper gerade und stabil halten. Nach 20 Sekunden wechseln Sie dann auf die rechte Seite und halten diese Position wiederum 20 Sekunden. Die Hüfte muss sich stets in einer Linie mit Schulter und Knien befinden. Wechseln Sie anschließend für jeweils 20 Sekunden in die Rückenlage und auf die linke Seite. Zuletzt gehen Sie in die Ausgangsposition des Liegestütz zurück. Diese sehr anstrengende Übung sollte vom Trainer stets überwacht werden.

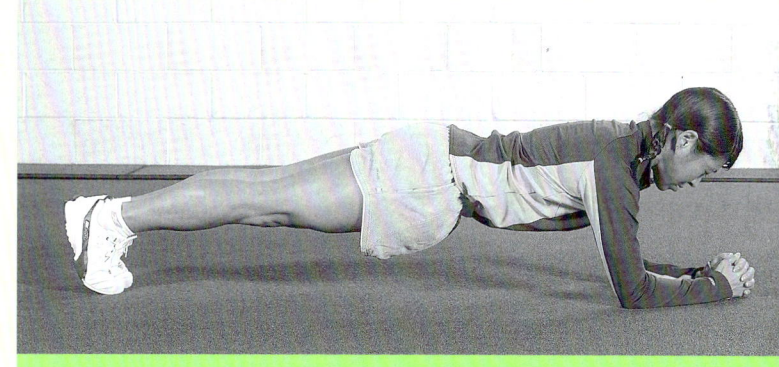

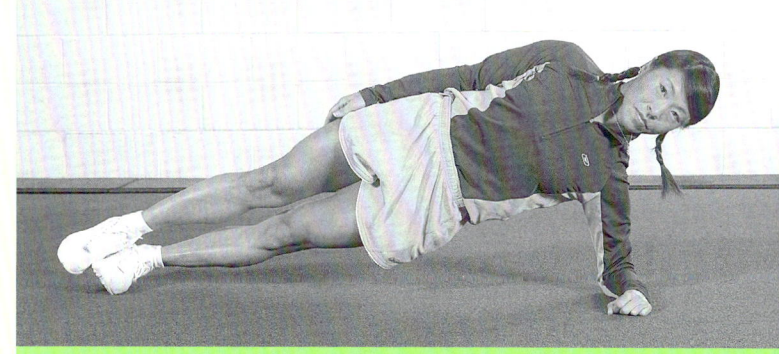

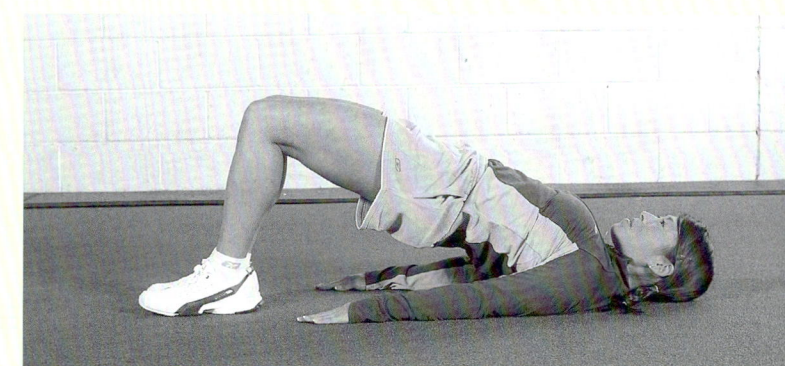

→ Chop im Stehen am Kabelzug

Die beiden Übungen Chop (»schlagen«) und Lift (»heben«) wurden von dem Physiotherapeuten Gray Cook (1997) entwickelt. Cook propagierte Diagonalbewegungen, bei denen Rumpfbeugung (Chop) beziehungsweise Rumpfstreckung (Lift) mit Rotation verbunden wird.
Zwischenzeitlich modifizierte Cook seine ursprünglichen Übungen so, dass in beiden Übungen die Arme ein Gewicht auf einer diagonalen Bahn durch die stabile Körpermitte bewegen. Um die Übungen richtig ausführen zu können, benötigen Sie einen speziellen, etwa 50 Zentimeter langen Griff, der am Kabelzug befestigt wird.
Der Trainierende steht seitlich zum Kabelzug. Die Hände umfassen den Griff in einem Abstand von etwa 30 bis 35 Zentimetern, ziehen ihn in einer diagonalen Bewegung zur Hüfte und drücken ihn schließlich auf der Seite zur Kabelstation weisenden Seite nach unten, ohne dass dabei der Rumpf bewegt wird. Achten Sie darauf, dass Hüfte und Schultern stabil bleiben.
Um eine korrekte Haltung zu erleichtern, können Sie ein etwa 50 Zentimeter langes Band knapp unterhalb der Knie befestigen.
Absolvieren Sie drei Sätze mit acht Wiederholungen, und steigern Sie sich dann auf zehn und schließlich zwölf Wiederholungen. Alternativ können Sie auch in der zweiten Woche das Gewicht erhöhen und die Wiederholungszahl unverändert lassen.

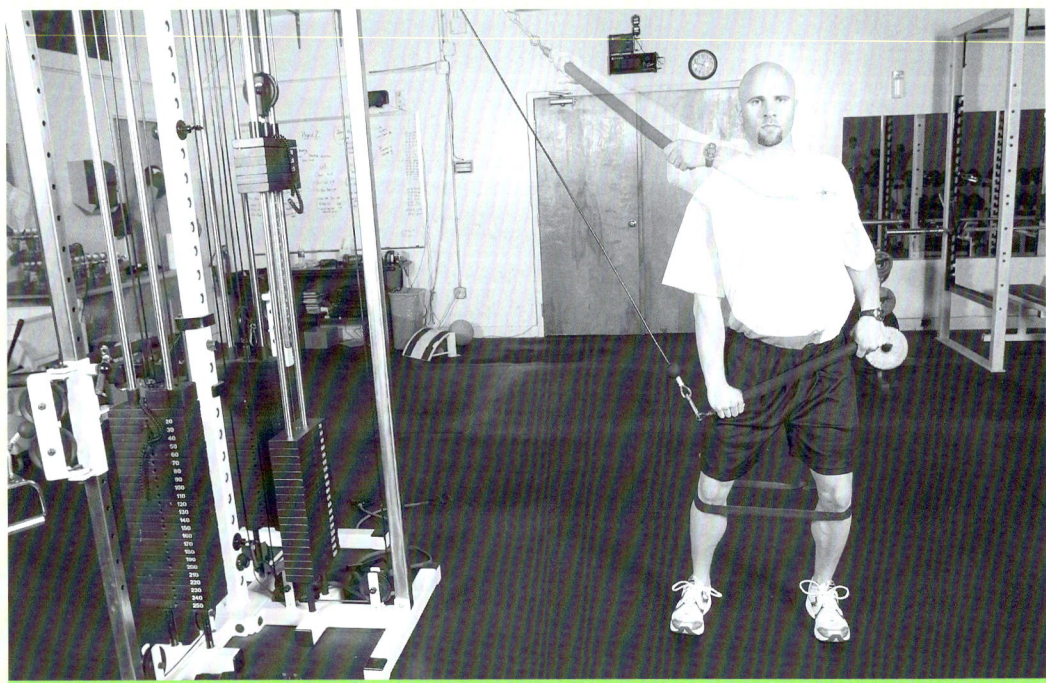

Rumpfkraft- und Rotationstraining

→ Lift im Stehen am Kabelzug

Bei dieser Übung werden das Ziehen und Drücken in die entgegengesetzte Richtung ausgeführt. Dafür muss der Kabelzug ganz unten an der Kabelstation angebracht werden. Umfassen Sie den Griff beidhändig, und ziehen Sie eine Hand zur äußeren Schulter hoch. Dann drückt die andere, zur Kabelstation zeigende Hand den Griff auf Überkopfhöhe. Die erste Hand bleibt auf der Höhe der Schulter. Achten Sie auch hier darauf, dass die Hüfte stabil ist.

Beide Kabelzugübungen sollten in der Anfangsphase mit maximal 10 bis 15 Kilogramm Gewicht ausgeführt werden.
Absolvieren Sie drei Sätze mit zuerst acht, später zehn oder zwölf Wiederholungen, oder erhöhen Sie in der zweiten Woche das Gewicht, und lassen Sie die Wiederholungszahl unverändert.

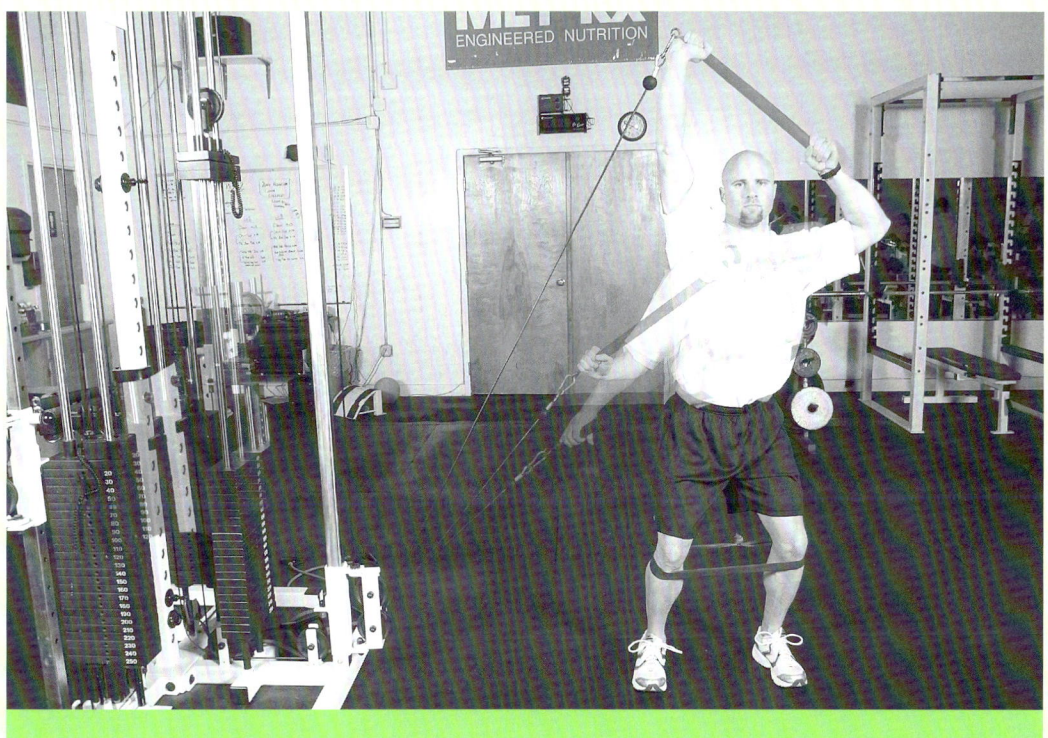

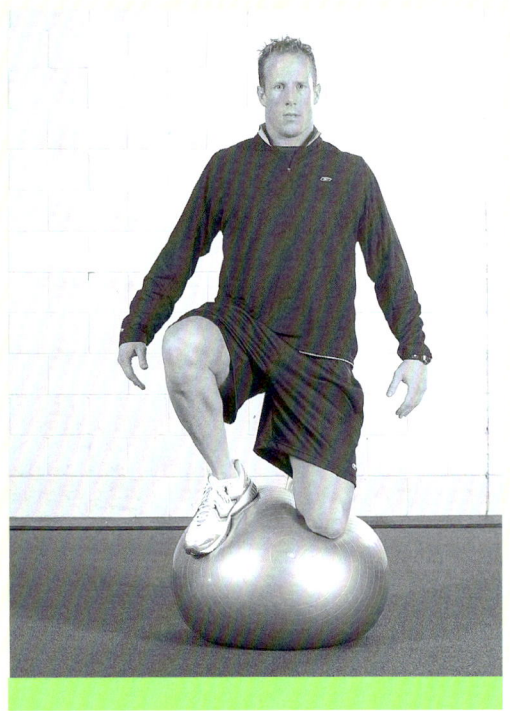

→ Gleichgewichtsserie im Knien

Diese Übungsfolge, die sowohl die Leistenmuskulatur als auch die Rumpfstabilisatoren einbindet, schult zwar hauptsächlich die Balance und Propriozeption, trägt aber gleichzeitig zur Stabilisation des Rumpfes bei. Daher ist sie in diesem Kapitel aufgeführt. Die Übung ist herausfordernd, macht Spaß und kann später als kleiner Wettkampf ausgeführt werden. Platzieren Sie beide Knie auf dem Ball, und versuchen Sie, das Gleichgewicht zu halten. Führen Sie die Übung dann mit nur einem Knie auf dem Ball aus und schließlich mit einem Knie und einem Fuß auf dem Ball. Stellen Sie sich niemals auf den Ball. Die Verletzungsgefahr beim Herunterfallen ist immens.

Rotationsübungen für den Rumpf

Rotationsübungen können in drei Kategorien aufgeteilt werden: einfache Rotation, Rotation mit gleichzeitiger Beugung oder Streckung und explosive Rotation. Stehendes Rotationstraining mit Medizinbällen ist die wichtigste Form des Rumpftrainings. In unserer Trainingsgruppe kombinieren wir oft gerade Würfe, explosive Würfe mit gleichzeitiger Streckung des Oberkörpers und seitliche Würfe mit Rotationsbewegung in einer Trainingseinheit. Auf diese Weise werden alle Muskelgruppen des Oberkörpers beansprucht, was das Training extrem effektiv macht. Meine Ansicht und Praxis des Medizinballtrainings sind stark von Mark Verstegen vom Athletes' Performance Institute in Arizona beeinflusst.

EINFACHE ROTATION

Klassische Rotationsübungen wie Crunches oder Drehbewegungen des Oberkörpers in Rückenlage haben wir in unserem Buch nicht aufgeführt. Unter einfacher Rotation verstehen wir im Liegen ausgeführte, eindimensionale Drehbewegungen.

Rumpfkraft- und Rotationstraining

→ Rumpfdrehen liegend Stufe ❶

Bei dieser Übung handelt es sich um eine einfache Rotationsbewegung, da die Rotation nur auf einer Ebene stattfindet. Der Sportler liegt auf dem Rücken und hält zur Stabilisation beide Arme im rechten Winkel zum Oberkörper. Ein Gymnastikball klemmt zwischen den Füßen. Die Beine streckt er im 90-Grad-Winkel zur Decke. Nun bewegt er mit gestreckten Beinen den Gymnastikball von einer Seite zur anderen. Der Gymnastikball hat dabei zwei Aufgaben:

1. Er aktiviert die Adduktoren, wodurch eine Verbindung mit der Schambeinfuge hergestellt wird.
2. Er vereinfacht die Übungsausführung, indem er die notwendige Bewegungsamplitude verkleinert.

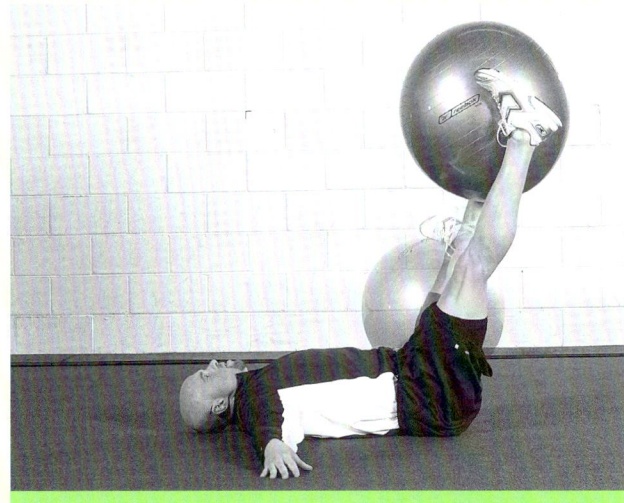

Der Schwierigkeitsgrad kann erhöht werden, indem der Übung ohne Ball, mit einem kleineren oder einem schweren Ball ausgeführt wird. Absolvieren Sie in den ersten drei Trainingswochen 10, 12, dann 14 Wiederholungen zu jeder Seite.

→ Russischer Twist mit Ball Stufe ❷

Der Russische Twist ist eine einfache Übung, die Stabilisation und Rotation verbindet. Die Füße ruhen fest auf dem Boden. Der Schultergürtel liegt auf dem Gymnastikball. Ein Medizinball wird nach oben gehalten. Nun werden die gestreckten Arme von links nach rechts bewegt, sodass mal die linke Schulter und mal die rechte Schulter auf dem Ball aufliegt. Einsteiger können diese Übung zunächst nur mit gefalteten Händen absolvieren, bevor sie einen zwei bis fünf Kilogramm schweren Medizinball einsetzen. Schließlich wird die Wiederholungszahl nach bekanntem Muster erhöht.

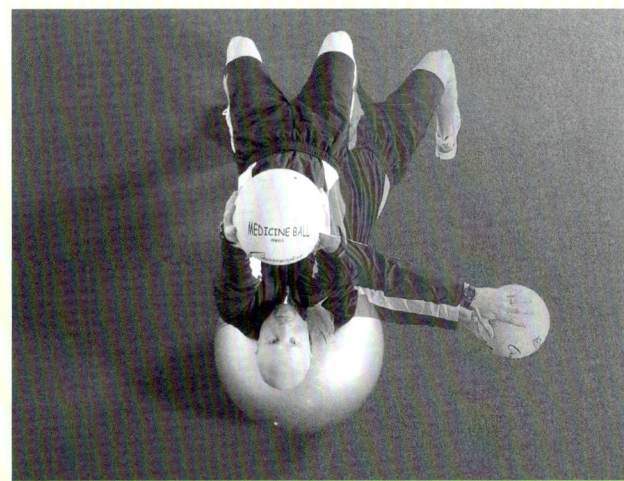

→ Schwungstab stehend Stufe ❸

Schwungstäbe sind bei verschiedenen Herstellern erhältlich (Flexibar, Stabi, Bodyblade, Swingbar). Ich habe diese Übung den Rotationsübungen zugeordnet, obwohl sie eigentlich in die Kategorie »Vibrationsstabilisation« müsste, da das Gerät schwingt.

Dies ist eine interessante Übung, die den *Musculus multifidus* aktiviert, der zusammen mit dem *Musculus transversus abdominis* die Lendenwirbelsäule stabilisiert. Die *Multifidus*-Muskeln liegen unterhalb des *Musculus erector spinae* und verbinden beziehungsweise stabilisieren die Rückenwirbel insbesondere während Drehbewegungen.

Versuchen Sie, das Gerät rhythmisch zum Schwingen zu bringen und einen Rhythmus zu finden und zu halten, indem Sie Ihren Rumpf schwingen, ohne dabei die Hüfte zu bewegen. Lassen Sie sich nicht entmutigen, wenn es Ihnen nicht gleich gelingt, das Gerät zum Schwingen zu bringen. Die meisten Sportler benötigen etwas Zeit, um ein Gefühl für den Schwungstab zu entwickeln. Führen Sie dann mehrere Sätze von je 30 Sekunden aus.

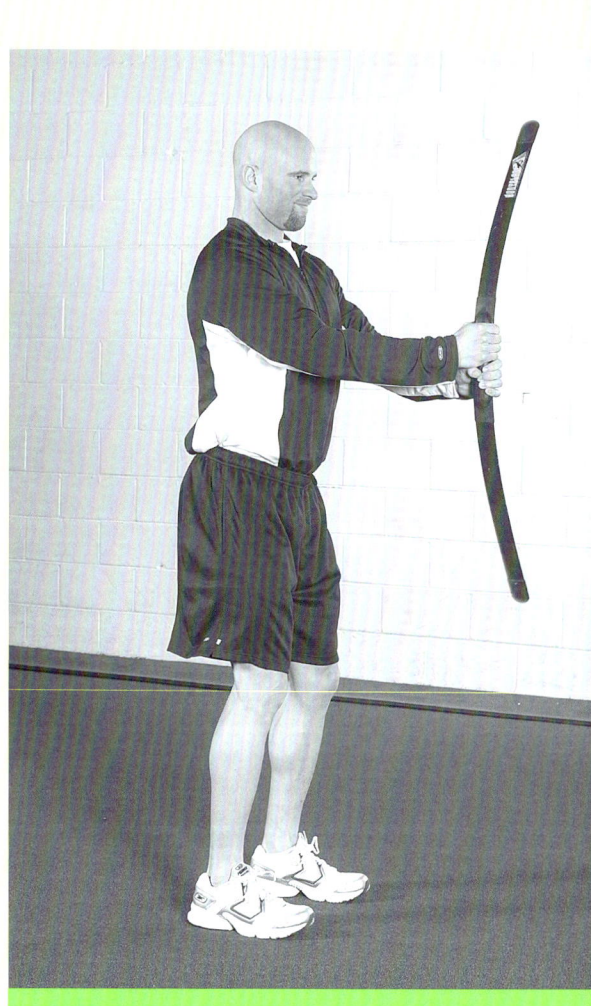

→ Diagonales Hantelscheibenheben Stufe ❷

Diese Übung, bei der eine Streck- und Rotationsbewegung ausgeführt wird, ist die ideale Steigerung oder auch ein Ersatz für den Lift im Stehen. Sie ermöglicht es, Streckung und Rotation auf einfache Weise und ohne Kabelzug zu trainieren.

Nehmen Sie die Kniebeugestellung ein, und halten Sie eine Hantelscheibe seitlich neben dem linken Oberschenkel. Dann führen Sie die Scheibe in einer Rotationsbewegung über den Kopf, wobei Sie sich vom linken Bein abstoßen, um Fußgelenke, Knie und Hüfte zu strecken. In der Endposition sind beide Arme gestreckt, der Rumpf gedreht und der Blick zur Platte gerichtet.

Beginnen Sie mit einer zehn Kilogramm schweren Scheibe, und folgen Sie der bekannten Steigerung von acht, zehn, zwölf Wiederholungen pro Seite.

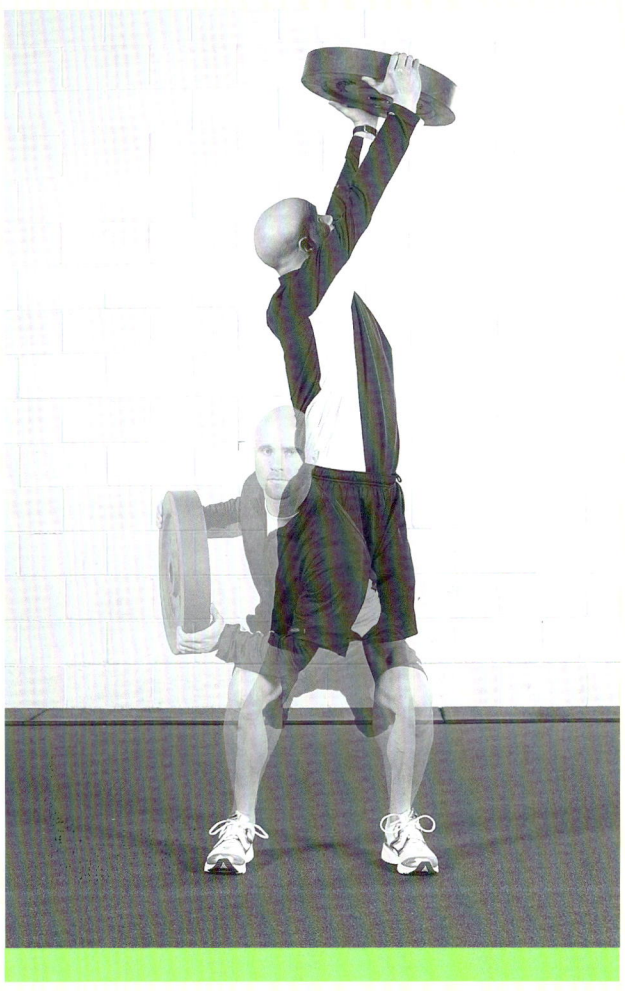

Medizinballtraining

Der Medizinball ist eines der wichtigsten Hilfsmittel des Rumpftrainings. Er ermöglicht das Training der Rotatorenmanschette, der Oberkörper- und Ganzkörperkraft sowie der Rotationskraft des Rumpfes. So trägt er dazu bei, einen kraftvollen und funktionellen Oberkörper aufzubauen.

Keine der bisher beschriebenen Trainingsformen baut Schnelligkeit und Explosivität auf. Das Medizinballtraining verwandelt die Kraft und Stabilität, die der Sportler im konventionellen Bauch- und Rumpfmuskeltraining aufgebaut hat, in Schnellkraft.

Auch dieses Trainingsprogramm haben wir der Mithilfe von Mark Verstegen zu verdanken, der meine Ansicht von der Wirkungsweise des Medizinballtrainings stark beeinflusst hat.

Wichtige Voraussetzung eines sinnvollen Medizinballtrainings ist die richtige Auswahl der Bälle. Die meisten Kraftsportler glauben, das Training sei umso effektiver, je schwerer der Ball ist. Das ist nicht richtig. Beim Medizinballtraining geht es nämlich um Geschwindigkeit. Wenn der Athlet nicht in der Lage ist, den Ball mit hoher Geschwindigkeit zu werfen, dann ist der Ball zu schwer.

Die Richtwerte in der untenstehenden Tabelle haben wir aufgrund von Erfahrungen mit Tausenden von Athleten zusammengestellt. Für Einsteiger empfiehlt sich ein leichter Ball. Natürlich sind die Angaben nur als Empfehlungen zu verstehen. Im Zweifelsfall sollten Sie stets den leichteren Ball wählen. Beherzigen Sie die einfache Regel: Wenn es zu schwer aussieht, ist es das vielleicht auch.

RICHTLINIEN FÜR DIE AUSWAHL VON MEDIZINBÄLLEN

Gewicht des Athleten	Gewicht des Balles für Rotationsübungen	Gewicht des Balles für Überkopfübungen
45 bis 60 kg	1 kg	1 kg
60 bis 80 kg	2 kg	2 kg
80 bis 90 kg	3 kg	2 kg
90 bis 115 kg	4 kg	3 kg

Medizinballtraining sollte vorzugsweise gegen eine Wand und nicht mit einem Partner ausgeführt werden, da ein Partner den plyometrischen Effekt vermindert, den eine Wand durch den Wechsel von exzentrischer zu konzentrischer Bewegung erzeugt. Die Würfe sollten flüssig und kraftvoll aussehen. Der Übergang von der exzentrischen (Werfen) zur konzentrischen (Fangen) Bewegung sollte fließend sein. Der Athlet steht etwa eine Körperlänge von der

Wand entfernt und wirft den Ball so heftig, als wolle er die Wand durchbrechen. Der Ball muss so stark von der Wand abprallen, dass er direkt in die Arme des Sportlers zurückgeschleudert wird. Je nach seiner Wurfkraft kann der Athlet seinen Abstand zur Wand verändern.

WÜRFE MIT ROTATION

Um einen starken Rumpf zu entwickeln, sollten als Erstes Rotationswürfe ausgeführt werden. Diese Würfe sind besonders für Hockey, Golf, Tennis, Baseball oder andere Schnellkraftsportarten förderlich. Die Körperhaltung sollte sportartspezifisch sein. Der Tennisspieler muss beim Werfen des Balles wie ein Tennisspieler aussehen, der Hockeyspieler nimmt die Haltung eines Hockeyspielers ein. Die Wurfübungen sollten etwa alle drei Wochen gleichzeitig mit den Krafttrainingsphasen dem Leistungsniveau angepasst werden.

→ Wurf nach vorn mit Drehung Stufe ❶

Diese Wurfbewegung, die die Rotationsfähigkeit des Oberkörpers schult, ist ein guter Einstieg in das Medizinballtraining. Der Sportler steht in Abwehrhaltung mit Blick zur Wand, die Knie sind leicht gebeugt. Der Körperschwerpunkt wird etwas nach hinten verlegt. Die Bewegung erfolgt aus den Füßen und der Hüfte heraus und wird dann durch den Rumpf und die Arme geführt. Die Würfe werden stets zur gleichen Seite hin ausgeführt. Erst bei voller Wiederholungszahl wird die Seite gewechselt. In den ersten drei Wochen werden drei Sätze mit jeweils zehn Würfen zur rechten Seite und zehn Würfen zur linken Seite absolviert. Versuchen Sie nicht, mehr Würfe zu absolvieren, sondern werfen Sie stattdessen härter und mit sauberer Technik gegen die Wand. Alle folgenden Würfe werden in diesem Umfang trainiert.

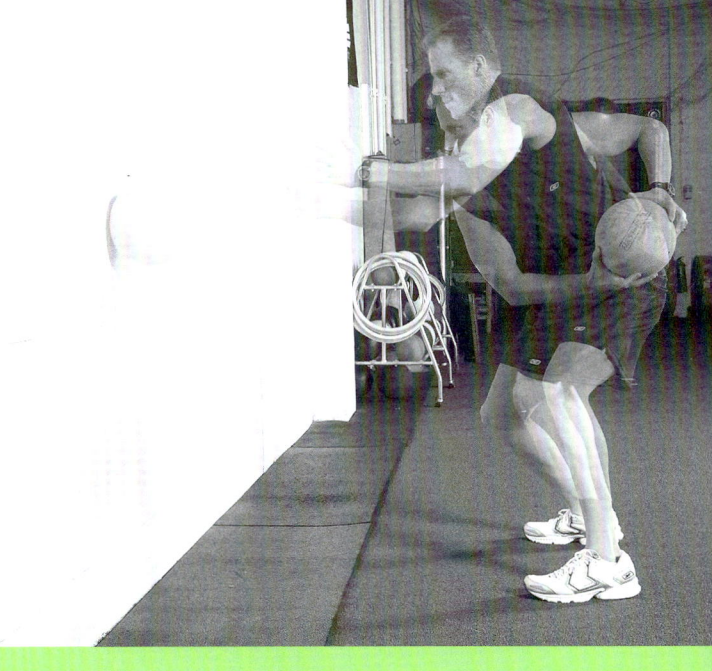

→ Wurf nach vorn mit Drehung und Seitenwechsel Stufe ❷

Die Bewegung ist die gleiche wie beim Wurf nach vorn mit Drehung. Bei dieser Variante werden aber nicht zehn Würfe zu einer und dann zehn Würfe zur anderen Seite absolviert, sondern abwechselnd ein Wurf links und ein Wurf rechts. Im Ganzen werden pro Satz 20 Würfe ausgeführt. Der Seitenwechsel soll fließend sein. Hier ist die Koordination gefordert.

→ Seitlicher Wurf Stufe ❸

Bei dieser Wurfbewegung steht der Sportler seitlich zur Wand. Diese Übung trainiert die explosive Rotationskraft des Rumpfes, die insbesondere in Sportarten wie Tennis, Baseball, Rasen- und Eishockey benötigt wird. Die Bewegung wird aus dem hinteren Fuß heraus angeführt und geht dann durch die Hüfte. Versuchen Sie, eine Wurftechnik zu entwickeln, die den typischen Bewegungsmustern Ihrer Sportart nahekommt. Ein technisch guter Wurf sollte aussehen wie ein kräftiger Schuss oder Schwung.

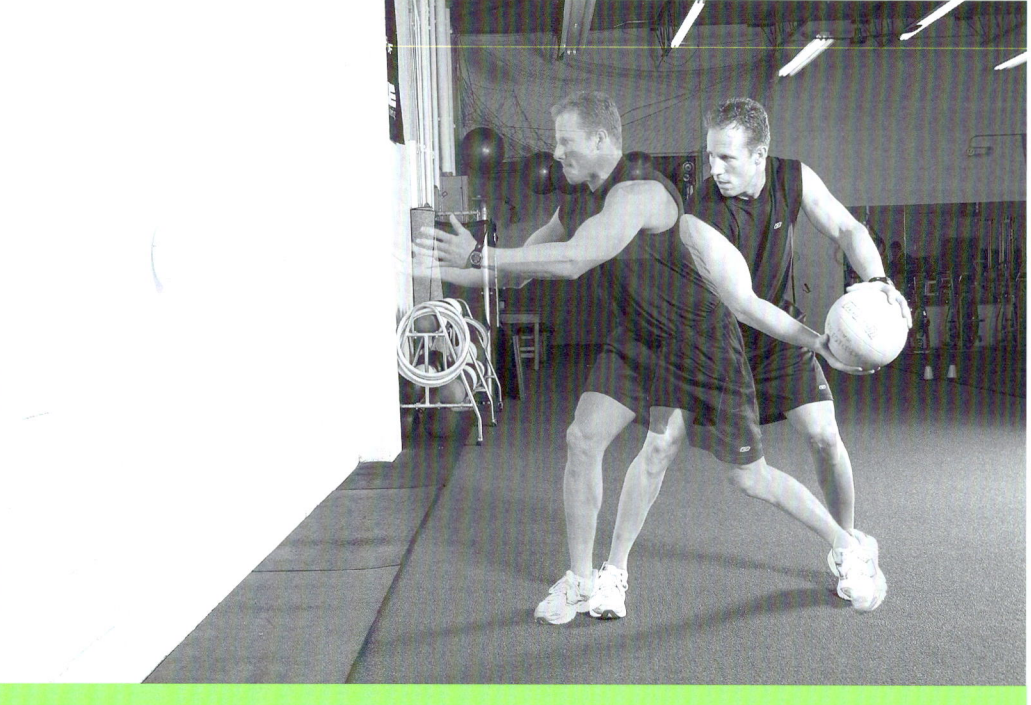

Rumpfkraft- und Rotationstraining

→ Seitlicher Wurf mit Drehung und Schritt Stufe ❹

In der nächsten Stufe wird der seitliche Wurf mit einer Schrittbewegung kombiniert. Dazu machen Sie mit dem vorderen Fuß einen Schritt in Richtung Wand, um die Kraft zu erhöhen, die von dem hinteren Fuß ausgeht. Der Schwerpunkt liegt hier in der Gewichtsverlagerung vom vorderen auf den hinteren Fuß. Ansonsten entspricht der Übungsablauf dem seitlichen Wurf.

→ Wurf nach hinten mit Drehung Stufe ❺

Dies ist mit Abstand die schwierigste Übung, da sie den Rücken stark beansprucht. Führen Sie sie erst aus, wenn Sie die Übungen der Stufen eins bis vier beherrschen.
In der Ausgangsposition stehen Sie mit dem Rücken zur Wand, beide Füße zeigen geradeaus. Werfen Sie dann den Ball mit beiden Händen auf Schulterhöhe fest gegen die Wand. In der Anfangsphase kann der Ball auch auf Hüfthöhe geworfen werden, bis Sie über ausreichend Beweglichkeit verfügen, um den Ball auf Schulterhöhe zu werfen.

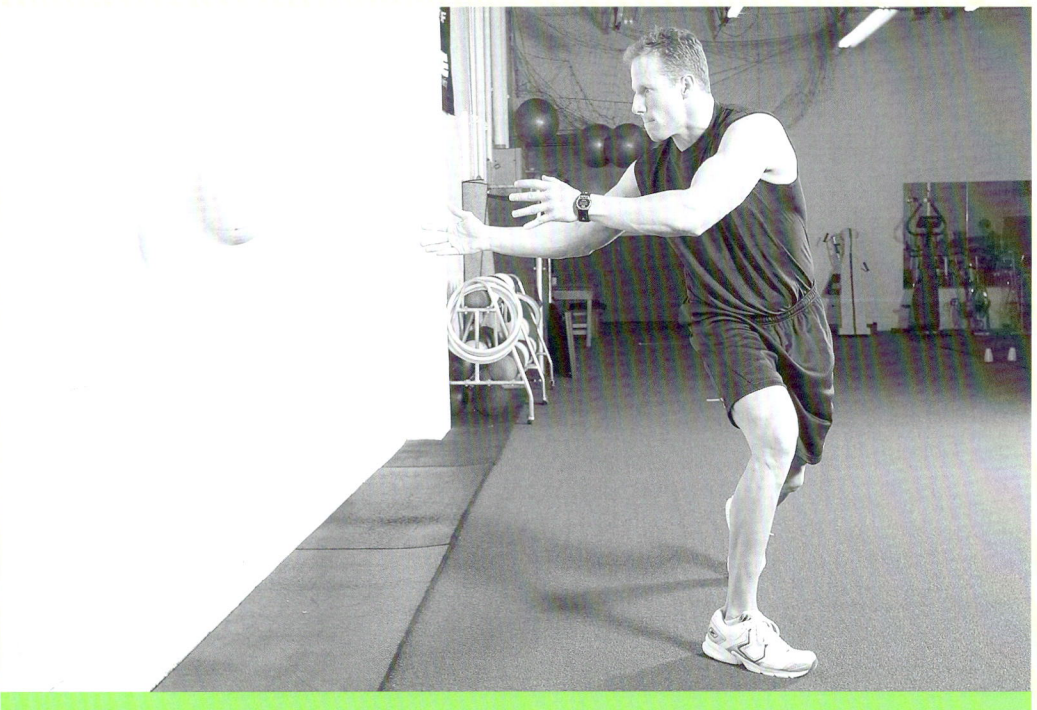

→ Einbeiniger Wurf nach vorn mit Drehung Stufe 5

Bei dieser fortgeschrittenen Variante kommt zur technischen Schwierigkeit noch der propriozeptive Stimulus in Fußgelenk, Knie und Hüfte hinzu. Der Athlet benötigt ausgezeichnete Balance und Koordination, und die Hüftrotatoren des Standbeins werden stark gefordert, da die Wurfbewegung auf einem Bein ausgeführt werden muss. Wenn von der linken Seite geworfen wird, steht der Athlet auf dem rechten Fuß. In der Ausgangsposition befindet sich das rechte Bein vor dem Körperschwerpunkt, der linke Fuß ist vom Boden abgehoben. Der Ball wird hinter der Hüfte gehalten. Nach dem Wurf rotiert die Hüfte, die Arme kommen nach vorne und das Bein nach hinten. Mit der Zeit wird dies zu einem koordinierten, flüssigen Bewegungsablauf.

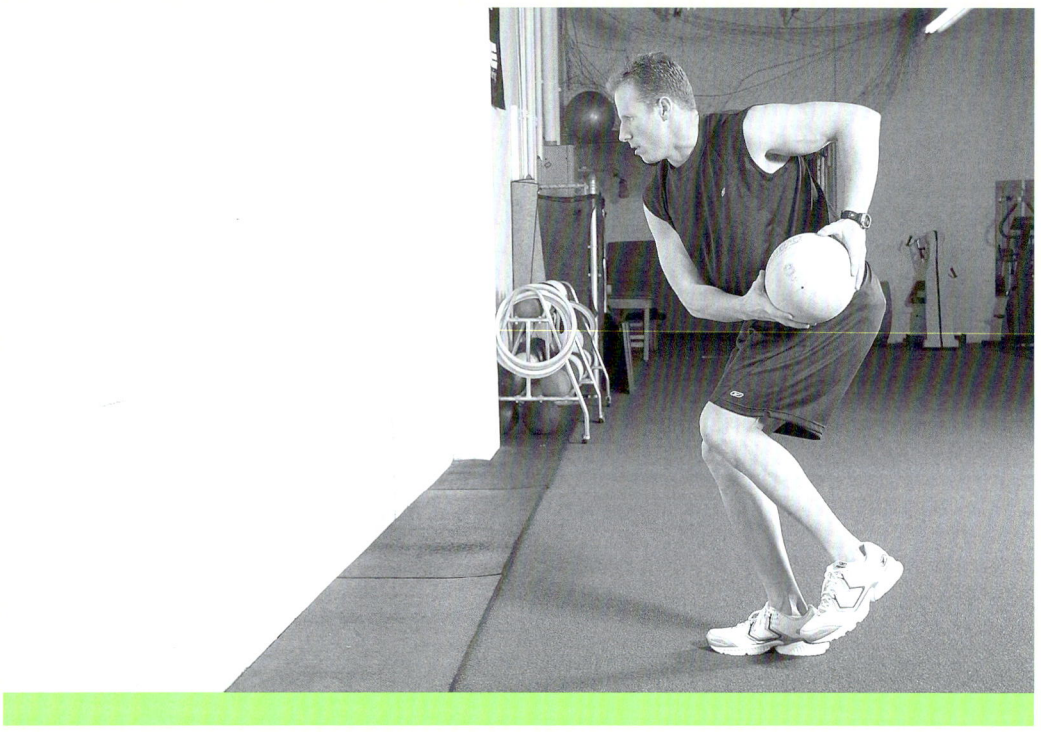

Rumpfkraft- und Rotationstraining

ÜBERKOPFWÜRFE

Überkopfwürfe trainieren die Rotatorenmanschette und den *Musculus rectus abdominis*. Es werden drei Sätze mit 10 bis 20 Wiederholungen absolviert.

→ Überkopfwurf im Stehen   Stufe ❶

Dieser Wurf, der von allen Ballsportlern trainiert werden sollte, ist als Einstieg in die Überkopfwurftechnik geeignet. Er ähnelt dem Einwurf beim Fußball, jedoch werden die Füße parallel und schulterbreit aufgestellt. Die Wurfbewegung erfolgt hauptsächlich aus dem Rumpf und nicht aus den Armen.
Es werden drei Sätze à zehn Wiederholungen ausgeführt.
Einarmige Würfe empfehle ich nicht, da einarmiges Fangen eines Medizinballes die Schulter zu stark belasten würde.

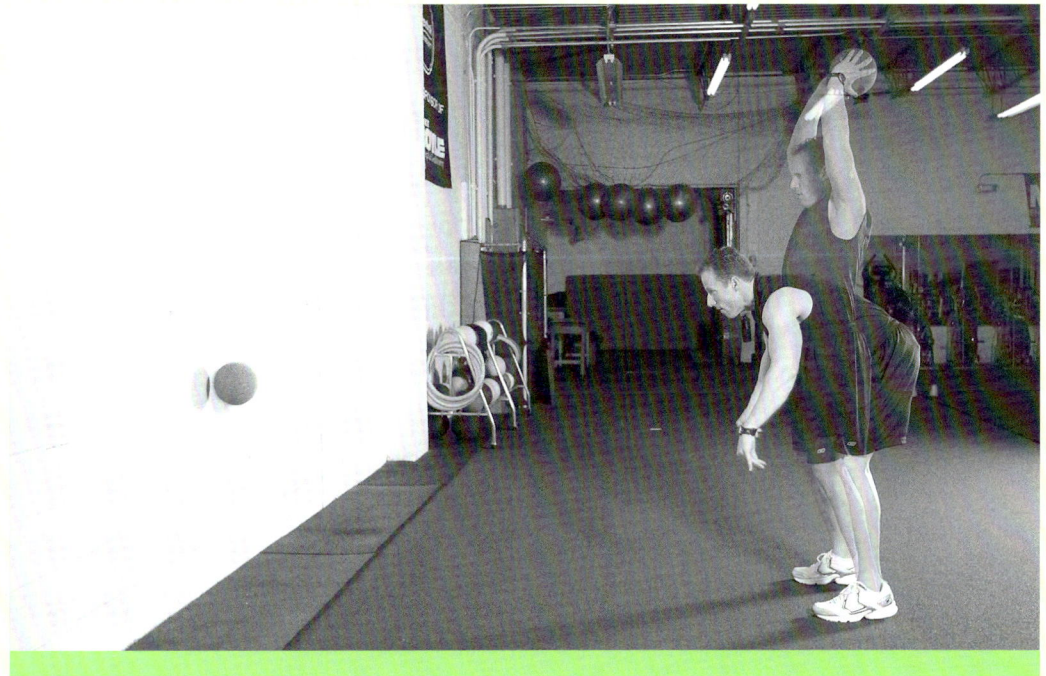

→ Überkopfwurf in Schrittstellung Stufe ❷

Bei dieser Wurfvariante wird die Schrittstellung eingesetzt, um die Geschwindigkeit und den Bein- und Rumpfeinsatz zu erhöhen. Bevor diese Wurfbewegung ausgeführt wird, sollte das Werfen aus dem Rumpf heraus beherrscht werden. Führen Sie drei Sätze à zehn Wiederholungen mit dem rechten Bein, dann mit dem linken Bein vorn aus.

→ Überkopfwurf mit Schritt vorwärts Stufe ❸

Bei dieser Wurfvariante machen Sie zusätzlich einen Schritt nach vorne in die Wurfbewegung hinein.

→ Chop im Stehen Stufe ❹

Diese Übung kombiniert den Überkopfwurf mit Beugung und Rotation. Der Ball wird in der Ausgangsstellung mit beiden Händen auf Schulterhöhe gehalten. Die Wurfbewegung erfolgt dann diagonal abwärts gegen die Wand.

Rumpfkraft- und Rotationstraining

Alle Überkopfwürfe sollten von Einsteigern zweimal pro Woche in folgenden Sequenzen trainiert werden:

Woche eins: 1–3–10 (einmal drei Sätze à 10 Wiederholungen). Es wird noch nicht mit vollem Einsatz geworfen.
Woche zwei: 2–3–10. Erhöhen Sie die Wurfintensität. Baseball-, Golf-, Hockey- und Tennisspieler sollten außerdem 2–3–10 Pässe mit der Rückhand ausführen.
Woche drei: 3–3–10. Außerdem 2–3–10 Pässe mit der Rückhand.

Ob Sie nun mit einem Partner trainieren oder gegen die Wand werfen, achten Sie darauf, dass die Würfe schnell und hart ausgeführt werden. Das Training muss intensiv sein und möglichst von Woche zu Woche gesteigert werden. Tragen Sie einen Pulsmesser, um die Intensität Ihres Trainings zu überprüfen.

Ziele und Methoden des funktionellen Rumpfkrafttrainings sind im Wandel begriffen. Neuere Untersuchungsergebnisse zeigen, dass Rumpfkraft einen erheblichen Anteil an Verletzungsprophylaxe, Schnellkraft- und Kraftentwicklung hat. Der Aufbau von Rumpfstabilität muss daher eine zentrale Rolle in jedem Trainingsplan spielen. Beachten Sie bei der Zusammenstellung Ihres Programms, dass alle Bereiche des Rumpfes trainiert werden. Stabilisation und Rotation sind Kernpunkte der Leistungsverbesserung in allen Bereichen des Sports.

789
AUSGEGLICHENES TRAINING VON OBERKÖRPERKRAFT UND -STABILITÄT

Ausgeglichenes Training von Oberkörperkraft und -stabilität

Viele Bücher und Artikel zum Krafttraining für den Oberkörper sind schon erschienen. Doch entgegen aller Ratschläge trainieren viele Athleten noch immer einseitig die äußeren, sichtbaren Muskeln, also die Brust- und Armmuskulatur, die für ein eindrucksvolles, sportliches Aussehen sorgen.

In diesem Kapitel erfahren Sie, wie Sie im Training eine Balance zwischen Zug- und Druckbewegungen herstellen. Außerdem lernen sie neue Einsatzmöglichkeiten von Klimmzügen und Ruderübungen sowie Übungsvarianten kennen, die der Vorbeugung von Schulterverletzungen dienen.

Funktionelles Oberkörpertraining wird in zwei Bereiche unterteilt: Zug- und Druckübungen. Wie Sie bereits erfahren haben, sind Bewegungen, die nur auf ein Gelenk oder eine Muskelgruppe beschränkt sind, in der Regel nicht funktionell, da sie Muskeln isoliert trainieren. In manchen Fällen kann es sinnvoll sein, einzelne Muskelgruppen zu trainieren, etwa um Dysbalancen zu korrigieren oder die Stabilisation zu verbessern. Im Allgemeinen aber geht es im funktionellen Training des Oberkörpers um die Balance zwischen Drücken und Ziehen.

Zugübungen als Mittel zur Verletzungsprophylaxe

In den meisten Trainingsprogrammen wird Zugübungen wie Klimmzügen und Ruderbewegungen nur wenig Bedeutung eingeräumt. Obwohl der Klimmzug in der Literatur schon seit 50 Jahren als wichtigste Übung im Training der Rückenmuskulatur genannt wird, wird er von den meisten Athleten aus einem ganz einfachen Grund gemieden: Klimmzüge sind anstrengend. Stattdessen trainieren viele Sportler am Latzug und meinen, damit der Entwicklung der oberen Rückenmuskulatur Genüge getan zu haben. Ruderübungen werden häufig ganz ausgelassen. Diese unausgeglichene Form des Muskelaufbaus führt nicht selten zu einer Überlastung der Druckmuskulatur, zu Haltungsproblemen und Schulterverletzungen. Ziel eines funktionellen Oberkörpertrainings ist es, alle wichtigen Bewegungsmuster des Oberkörpers gleichmäßig auszuüben.

Leider definieren Athleten ihr Aussehen üblicherweise nicht über ihre gut ausgebildete Rückenmuskulatur, sondern messen sich ausschließlich an ihrem Brustumfang. Dies ist auch auf die Bodybuildingzeitschriften zurückzuführen, die von den meisten Athleten und Trainern gelesen werden.

Ein funktionelles Oberkörperprogramm sollte zu gleichen Teilen horizontales Ziehen (Rudern), vertikales Ziehen (Klimmzüge), Überkopfpressen und Pressen in Rückenlage enthalten. In einfachen Worten bedeutet dies, dass für jede Zugübung eine Druckübung absolviert werden muss. Die allermeisten Trainingsprogramme aber enthalten deutlich mehr Druck- als Zugübungen. Dadurch wird die Brustmuskulatur überbeansprucht, während gleichzeitig Muskeln, die für das Zurückziehen der Schulterblätter zuständig sind, abschwächen. Solche unaus-

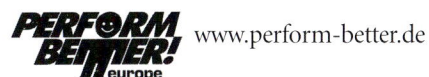

geglichenen Trainingsprogramme führen zu Haltungsschäden und setzen Sportler außerdem einer größeren Gefahr von Schulterverletzungen, insbesondere einer Sehnenentzündung der Rotatorenmanschette, aus. Dies kommt besonders häufig bei Sportlern vor, die sehr oft Bankdrücken absolvieren. Meiner Meinung nach hängt die Verletzung nicht mit dem Bankdrücken an sich zusammen, sondern entsteht, weil gleichzeitig die Zugbewegungen vernachlässigt werden.

Es ist ungemein wichtig, dass Athleten in ausgeglichenem Verhältnis Zug- und Druckkraft trainieren. Um dieses Kräfteverhältnis zu ermitteln, vergleicht der Athlet seine maximale Anzahl von Klimmzügen mit dem Gewicht, das er beim Bankdrücken stemmen kann. Sein Körpergewicht wird in dieser Formel mit berücksichtigt. Ist ein Athlet in der Lage, mehr als sein Körpergewicht zu drücken, dann sollte er sein eigenes Körpergewicht auch beim Klimmzug ziehen können. Hierzu zwei Beispiele: Ein Athlet, der 100 Kilogramm wiegt und 150 Kilogramm beim Bankdrücken auflegt, sollte in der Lage sein, 12 bis 15 Klimmzüge mit dem eigenen Körpergewicht zu absolvieren. Ein Athlet, der 150 Kilogramm wiegt und 200 Kilogramm drückt, sollte 5 bis 8 Klimmzüge mit seinem Körpergewicht schaffen. Vergleiche hierzu auch die folgende Tabelle.

MAXIMALE ANZAHL VON KLIMMZÜGEN (MIT KAMMGRIFF UND DURCHGESTRECKTEN ELLENBOGEN) AUF VERSCHIEDENEN LEISTUNGSNIVEAUS

Männlicher Spitzensportler	20–30
Landesniveau, männlich	15–20
Weibliche Spitzensportlerin (70 kg)	15
Landesniveau, weiblich	10+

Es handelt sich bei diesen Zahlen nicht um Durchschnittswerte, sondern um die Höchstwerte in den einzelnen Gruppen. Die Werte sollen zeigen, welche Leistungen bei funktionell zusammengestellten Trainingsprogrammen möglich sind.

Ausgeglichenes Training von Oberkörperkraft und -stabilität

Ein funktionelles Krafttraining beinhaltet pro Woche jeweils mindestens drei Sätze von zwei Klimmzug- und zwei Ruderübungen. Vergleichen Sie hierzu auch die untenstehende Tabelle. Ein wichtiges Trainingsprinzip lautet, dass möglichst viele Variationen eines bestimmten Bewegungsablaufs trainiert werden sollten. Dabei wird alle drei Wochen entweder die Variante des horizontalen beziehungsweise vertikalen Zuges gewechselt oder die Wiederholungszahl der Übung erhöht. Manchmal können auch beide Komponenten verändert werden.

BEISPIELE FÜR HORIZONTALE UND VERTIKALE ZUGVARIATIONEN

		PHASE 1	
1. Tag		Klimmzug mit Kammgriff	3 x 8
		Rudern mit Kurzhantel	3 x 8
2. Tag		Klimmzug mit Parallelgriff	3 x 8
		Klimmzug aus dem Schräghang	3 x 8
		PHASE 2	
1. Tag		Klimmzug mit Ristgriff	3 x 3, 1 x 10
		Rudern einarmig und einbeinig	3 x 8 pro Arm
2. Tag		Klimmzug mit Wechselgriff	4 x 3
		Kurzhantelrudern für den oberen Rücken	3 x 5

Vertikale Zugbewegungen

Der Schlüssel zu kontinuierlichem Kraftzuwachs ist Variation. Ändern Sie daher alle drei Wochen die Übung und das eingesetzte Gewicht.

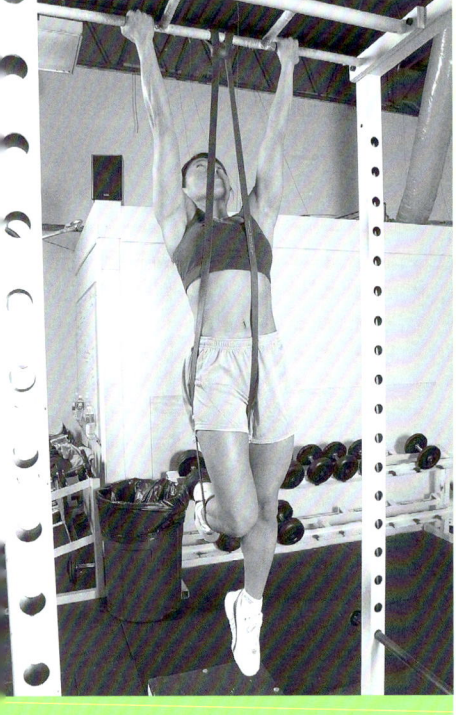

→ Klimmzug mit Kammgriff

Der Klimmzug kann mit verschiedenen Griffpositionen absolviert werden. Am einfachsten ist die Ausführung mit zum Körper zeigenden Handflächen (Kammgriff/Untergriff), da hierbei die Bewegung von der Bizepsmuskulatur unterstützt wird. Greifen Sie die Stange im Abstand von etwa 30 bis 35 Zentimetern. Wichtig ist, dass in der Anfangs- und Endposition die Ellenbogen durchgestreckt und die Schulterblätter nach oben geschoben sind. Der Klimmzug muss absolut korrekt ausgeführt werden, um beste Trainingseffekte zu erhalten.

Machen Sie sich in den ersten acht Trainingswochen nicht allzu viele Gedanken über Übungsvarianten. Grundsätzlich brauchen Anfänger weniger Variation als Fortgeschrittene. Klimmzüge und ihre Variationen sollten im Trainingsprogramm mit den anderen Hauptübungen (*hang clean* bzw. Standumsetzen, Frontkniebeuge und Bankdrücken) abgestimmt werden. Absolvieren Sie drei Sätze mit zehn Wiederholungen, drei bis fünf Sätze mit fünf Wiederholungen und drei bis fünf Sätze mit drei Wiederholungen. Wer Klimmzüge und Dips mit Unterstützung trainieren möchte, kann spezielle Geräte nutzen, die helfen, das Körpergewicht abzustützen. Eine einfachere und kostengünstigere Variante ist ein hochbelastbares Widerstandsband. Ein solches wird zum Beispiel von Deuser produziert und in fünf verschiedenen Widerstandsstufen angeboten (von leicht bis schwer). Das Band wird einfach über die Klimmzugstange geworfen. Der Athlet platziert ein Knie in der Schlaufe, senkt den Körper in Ausgangsposition und beginnt dann mit dem Klimmzug (siehe Abbildung). Das Deuserband unterstützt den Athleten in der Aufwärtsbewegung. Die Schwierigkeit der Übung kann gesteigert werden, indem der Athlet mit dem schweren Band beginnt und sich dann bis zum leichten Band hocharbeitet. Sobald die Übung ohne Unterstützung absolviert werden kann, beginnt der Athlet mit dem Acht-Wochen-Programm, das Sie in der Tabelle auf der rechten Seite finden. Es ist nicht unüblich, dass ein Sportler schon nach acht Wochen Trainingszeit fünf Klimmzüge ohne Unterstützung schafft. Wer mehr als zehn Klimmzüge schafft, kann einen Dip-Gürtel einsetzen, um Gewicht hinzuzufügen. Teilen Sie die vertikalen Zugübungen nach der gleichen Methode ein wie die Hebeübungen für den Rumpf. Wenn drei Wiederholungen gefragt sind, erhöhen Sie deutlich das Gewicht. Hier legen unsere männlichen Athleten nicht selten 40 Kilogramm und unsere Damen elf Kilogramm Zusatzgewicht auf.

Ein gesunder Athlet, der fünf Klimmzüge mithilfe eines schweren Elastikbands schafft, sollte niemals Pull-downs (das ist die umgekehrte Klimmzugbewegung, bei der der Athlet sein Körpergewicht nur senken muss) ausführen. Nur extrem übergewichtige Athleten, die ein schlechtes Verhältnis von Körpergewicht zu -kraft haben, können auf Pull-downs ausweichen.

Ausgeglichenes Training von Oberkörperkraft und -stabilität

ACHTWÖCHIGES KLIMMZUG-PROGRAMM

Dieses Trainingsprogramm sollte nur zweimal pro Woche absolviert werden.

Woche eins	4 x 1 (Das bedeutet, dass alle vier Wiederholungen einzeln und mit Pause absolviert werden. Nach der letzten Wiederholung wird die Kontraktion drei bis fünf Sekunden lang exzentrisch gehalten).
Woche zwei	1 x 2, 3 x 1
Woche drei	2 x 2, 2 x 1
Woche vier	3 x 2, 1 x 1
Woche fünf	4 x 2
Woche sechs	1 x 3, 3 x 2
Woche sieben	2 x 3, 2 x 2
Woche acht	3 x 3, 1 x 2

→ Klimmzug mit Parallelgriff

Diese exzellente Übungsvariante trainiert aufgrund der neutralen Griffposition besonders die Armbeuger (*Musculus brachialis* und *Musculus brachioradialis*). Sie kann entweder an einer Klimmzugstange mit parallelen Griffen oder an einer Klimmzugstange, an der ein V-Griff befestigt wird, absolviert werden. Die Übungsausführung entspricht der des traditionellen Klimmzugs. Lediglich die Griffposition weicht von der klassischen Version ab.

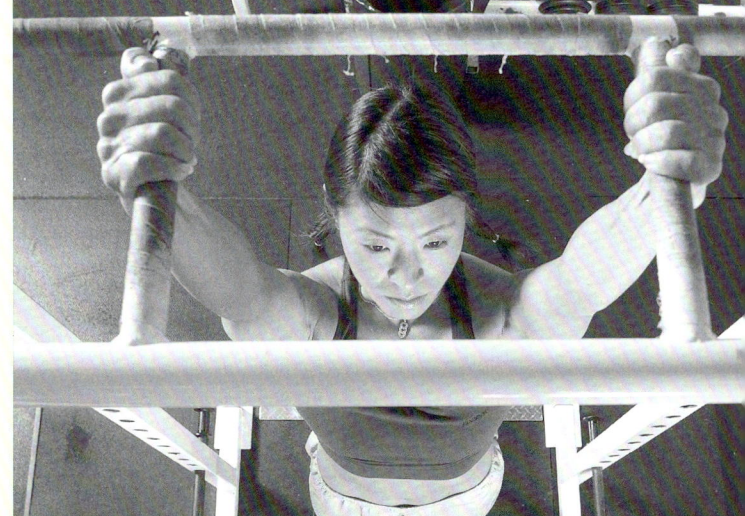

→ Klimmzug mit Ristgriff

Diese Variante ist schwieriger als die beiden vorhergehenden Übungen, da aufgrund der umgedrehten Handhaltung (nach vorne zeigende Handflächen) die Oberarmmuskulatur weniger unterstützend eingreifen kann. Das bedeutet eine stärkere Belastung der Rückenmuskulatur. Diese Übung sollte daher erst absolviert werden, nachdem mindestens drei Wochen lang die beiden zuvor beschriebenen Übungen trainiert worden sind.

→ Klimmzug mit Wechselgriff

Diese Übungsvariante ist besonders für Hockey- oder Baseballspieler geeignet, die den Schläger im Wechselgriff halten (eine Hand im Ristgriff, die andere im Kammgriff). Achten Sie darauf, dass eine gerade Anzahl von Sätzen gewählt wird, um die gleiche Anzahl von Oberhand- und Unterhandsätzen auszuführen.

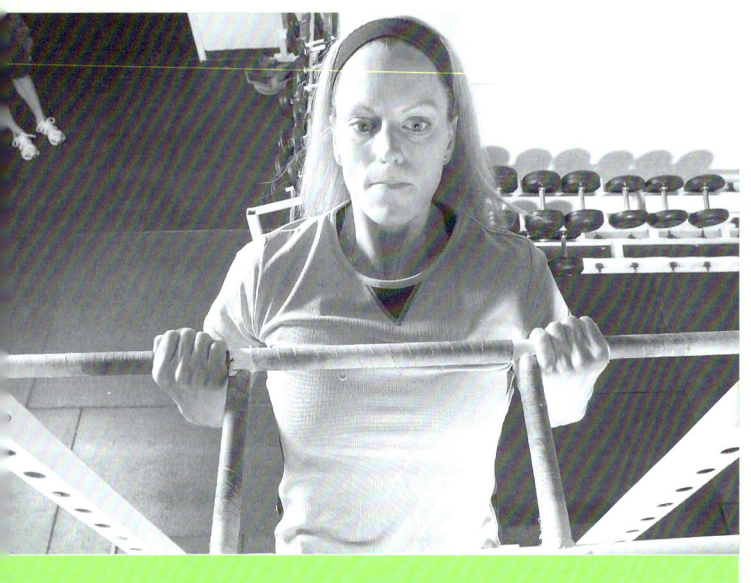

→ Klimmzug zum Brustbein

Selbst fortgeschrittene Athleten empfinden den Klimmzug zum Brustbein als extrem anspruchsvoll, da hier nicht nur das Kinn über die Stange gebracht werden muss. Im Kammgriff (zum Körper zeigende Handflächen) muss der Athlet sich so weit hochziehen, bis sich das Brustbein auf Höhe der Stange befindet. Um diese Endposition zu erreichen, muss der Schulterblatt-Rückzieher härter arbeiten. Seine Bewegungsamplitude wird um etwa acht bis zehn Zentimeter erweitert.

Ausgeglichenes Training von Oberkörperkraft und -stabilität

Horizontale Zugbewegungen

Horizontale Zugbewegungen (Ruderbewegungen) sind aus zwei Gründen wichtig:
1. Sie helfen, Verletzungen vorzubeugen.
2. Sie sind antagonistische Bewegungen zum Bankdrücken.

Neue Erkenntnisse im Athletiktraining und in der Physiotherapie haben gezeigt, dass Ruderbewegungen sich kräftigend auf die Hüftrotatoren auswirken. Die Kraftübertragung auf der Rückseite des Körpers verläuft in einer diagonalen Linie – vom Boden aus durch Bein, Hüfte und dann durch das Iliosakralgelenk in den gegenüberliegenden Breiten Rückenmuskel *(Musculus latissimus dorsi)* und schließlich in die Schulter. Schlüssel dieser diagonalen Verlinkung sind zum einen der Mittlere Gesäßmuskel *(Musculus gluteus medius)* und der Viereckige Lendenmuskel *(Musculus quadratus lumborum)*, die das Becken stabilisieren, und zum anderen die Hüftrotatoren, die die Hüfte stabilisieren. Diese sind von besonderer Bedeutung, denn jede vom Boden durch den Körper gehende Kraft muss von einer stabilen Hüfte aufgefangen werden, um kontrolliert an den Oberkörper weitergeleitet werden zu können. Leider bekamen die Hüftrotatoren lange nicht die Aufmerksamkeit, die dem Schultergelenk zuteil wurde, obwohl alle Arten von Bewegung, sei es ein Golfschlag, ein Sprint oder ein Sprung, von stabilen, kräftigen und flexiblen Hüftrotatoren aufgefangen werden müssen. Daher muss ihnen eine zentrale Stellung im Trainingsprogramm zukommen. Ruderbewegungen am Kabelzug trainieren und stärken effektiv diesen bisher häufig vernachlässigten Bereich.

→ **Kurzhantelrudern** Stufe

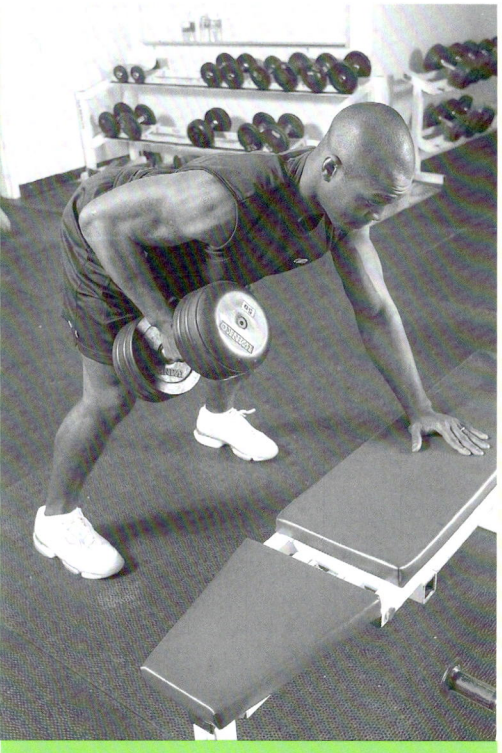

Diese Übung ermöglicht es, die korrekte Rückenhaltung bei Ruderübungen zu erlernen. Stehen Sie etwas breiter als schulterbreit in der Kniebeugeposition. Die Knie sind leicht gebeugt und befinden sich über den Füßen. Stützen Sie sich mit einer Hand auf der Bank ab, um den Rumpf zu stabilisieren und den unteren Rücken zu entlasten. Der Rücken ist leicht gebeugt, die Bauchmuskeln werden eingezogen. Nun ziehen Sie die Hantel an die Hüfte, wobei die Bewegung mit dem Schulterblatt angeführt wird. Diese Übung ist für Einsteiger gut geeignet, trainiert aber aufgrund des beidbeinigen Standes nicht die Hüftrotatoren. Je nach Trainingsphase sollten Sie drei Sätze mit fünf bis zehn Wiederholungen absolvieren.

→ Klimmzug aus dem Schräghang Stufe ❶

Diese Übung kann auch als Klimmzug für die Schulterblattrückzieher oder als hängendes Rudern beschrieben werden. Sie stabilisiert den Rumpf und kräftigt die Schulterblattrückzieher und die hinteren Deltamuskeln und trainiert damit nicht nur den oberen Rücken, sondern den gesamten Rumpf. Obwohl die Bewegung einfach erscheint, ist diese Übung auch für starke Athleten sehr anspruchsvoll. Vor allem Sportler mit ausgeprägten Fertigkeiten im Bankdrücken werden hier häufig durch einen ungewohnt ungeschickten Bewegungsablauf überrascht.

Zunächst wird eine Langhantelstange in einer Multipresse auf Hüfthöhe angebracht und eine Trainingsbank im Abstand von etwa ¾ der Körperlänge quer vor die Stange gestellt. Der Athlet legt seine Füße mit nach oben zeigenden Zehen auf der Bank ab und greift die Stange mit nach vorne zeigenden Handflächen. Der Rumpf ist gerade und stabil, die Füße liegen eng aneinander. Nun zieht er sich nach oben, bis die Brust die Stange berührt.

Bedingt durch wenig trainierte Schulterblattrückzieher und einen abgeschwächten hinteren Teil des Deltamuskels, sind viele Athleten zunächst nicht in der Lage, ihre Brust mehr als einmal zur Stange zu bringen. Fortgeschrittene Athleten, die ihre funktionelle Rumpfmuskulatur noch intensiver trainieren wollen, können die Füße auch auf einem Gymnastikball ablegen. Aufgrund des instabilen Untergrunds müssen Rumpf und Schulterstabilisatoren dann noch härter arbeiten.

Die Anzahl der zu absolvierenden Wiederholungen hängt vom Leistungsstand des Sportlers ab. Leider gibt es keine sinnvollen Vereinfachungen dieser Übung, sodass Anfänger, die nicht in der Lage sind, eine Wiederholung wie beschrieben korrekt auszuführen, von dieser Übung Abstand nehmen sollten, bis sie ausreichend Oberkörperkraft aufgebaut haben. Wir raten davon ab, die Füße zur Vereinfachung auf dem Boden abzulegen, da diese Variante keinen guten Trainingseffekt hat.

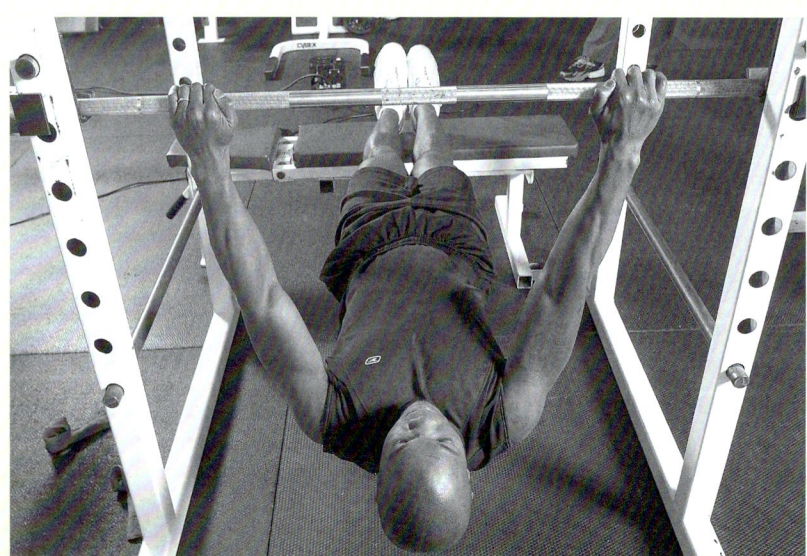

Ausgeglichenes Training von Oberkörperkraft und -stabilität

→ Einarmiges, einbeiniges Rudern Stufe ❶ ohne Hüftbewegung

Diese Ruderbewegung ist die erste Übung in dieser Reihe, die die Hüftrotatoren in ihrer Funktion als Stabilisatoren trainiert.

Für die Ausführung benötigen Sie einen höhenverstellbaren Kabelzug. Junge Sportler können die Übung mit einem Fitness-Tube ausführen. Größere und kräftigere Athleten dagegen gewöhnen sich in der Regel zu schnell an diesen elastischen Widerstand.

Zu Trainingsbeginn sollte die Entwicklung der Stabilisation im Vordergrund stehen. Versuchen Sie daher, Fuß-, Knie- und Hüftgelenk zu stabilisieren, bevor Sie mit der Ruderbewegung beginnen. Wenn Sie die Ruderbewegung mit dem rechten Arm ausführen, stehen Sie auf dem

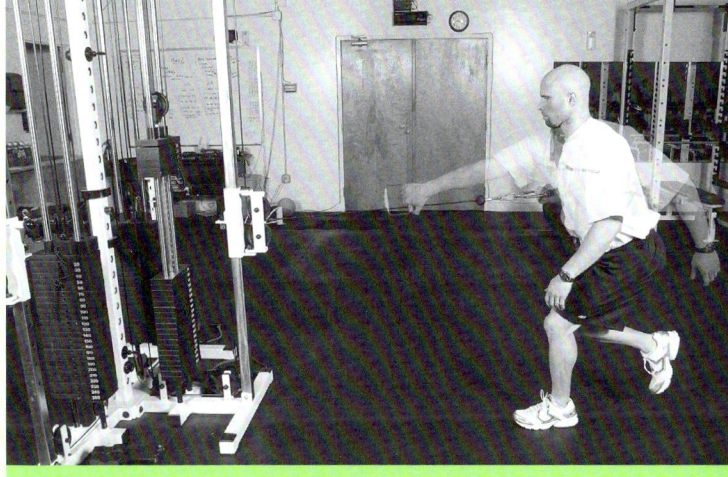

linken Fuß. Ziehen Sie dann den Griff zur Brust leicht unterhalb des Pectoralmuskels.
Durch die einbeinige Stellung wird nicht nur der obere Rücken trainiert, sondern gleichzeitig die Stabilisationsfähigkeit von Fußgelenk, Knie und Hüfte verbessert. Propriozeption, Stabilisation und Kraft werden so gleichermaßen trainiert.
Bei allen Ruderbewegungen am Kabelzug kann die Rotatorenmanschette mittrainiert werden. Hierzu muss in der Ausgangsstellung der Oberarm nach innen gedreht und der Arm dann während der Ruderbewegung in die neutrale Stellung zurückgeführt werden. Durch die Drehung der Schulter wird die Rotatorenmanschette aktiviert.
Führen Sie je nach Trainingsphase drei Sätze à fünf bis zehn Wiederholungen aus.

→ Einarmiges, einbeiniges Rudern Stufe ❷ mit Hüftbewegung

Der Bewegungsablauf dieser dynamischen Variante, bei der sich die Hüfte mitbewegt, entspricht dem der vorherigen Übung, nur greift der Sportler hier weit nach vorne zum Kabelzug. So kommt es zur Rotation des Rumpfes und Innenrotation der Hüfte, und am Ende der Ruderbewegung werden die seitlichen äußeren Hüftrotatoren belastet. Die Bewegung aktiviert auf dynamische Weise den ganzen Körper vom Fußgelenk bis zur Schulter.
Führen Sie je nach Trainingsphase drei Sätze à fünf bis zehn Wiederholungen aus.

→ Einarmiges, beidbeiniges Rotationsrudern Stufe ❷

Diese noch relativ neue Übung haben wir von dem Experten für sportliche Leistungsentwicklung Mark Verstegen übernommen. Ich denke, dass sie schon bald Teil eines jeden funktionellen Krafttrainingsprogramms sein wird. Es handelt sich bei dieser Rudervariante um eine extrem dynamische Bewegung, die den ganzen Körper beansprucht und Beinstreckung mit Einwärtsdrehung der Hüfte und Rumpfrotation verknüpft. Sie lässt sich als Mischung aus Kniebeuge und Rudern beschreiben.

In der Ausgangsstellung befindet sich der Schultergürtel in einer geraden Linie mit Griff und Kabel eines am tiefen Block befestigten Kabelzugs. Ziehen Sie den Griff mit einer Hand zur Hüfte, während Sie aufstehen und sich umdrehen. Sowohl die Kniebeuge- als auch die Ruder-Muskulatur werden aktiviert, wenn gleichzeitig die Beine gestreckt, der Rumpf gedreht und die Schulter nach vorne gestreckt werden. Einzig die Drückmuskulatur des Oberkörpers (Trizeps, Brust), die beim Bankdrücken gefordert ist, wird bei dieser Ruderübung nicht eingesetzt.

Diese Übung trainiert den Wechsel der Bewegungsrichtung. Versuchen Sie, die Kräfte zu visualisieren, die beim Abstoppen und bei Richtungsänderungen wirken. Damit bekommt diese Übung eine besondere Relevanz.

Führen Sie je nach Trainingsphase drei Sätze mit fünf bis zehn Wiederholungen aus.

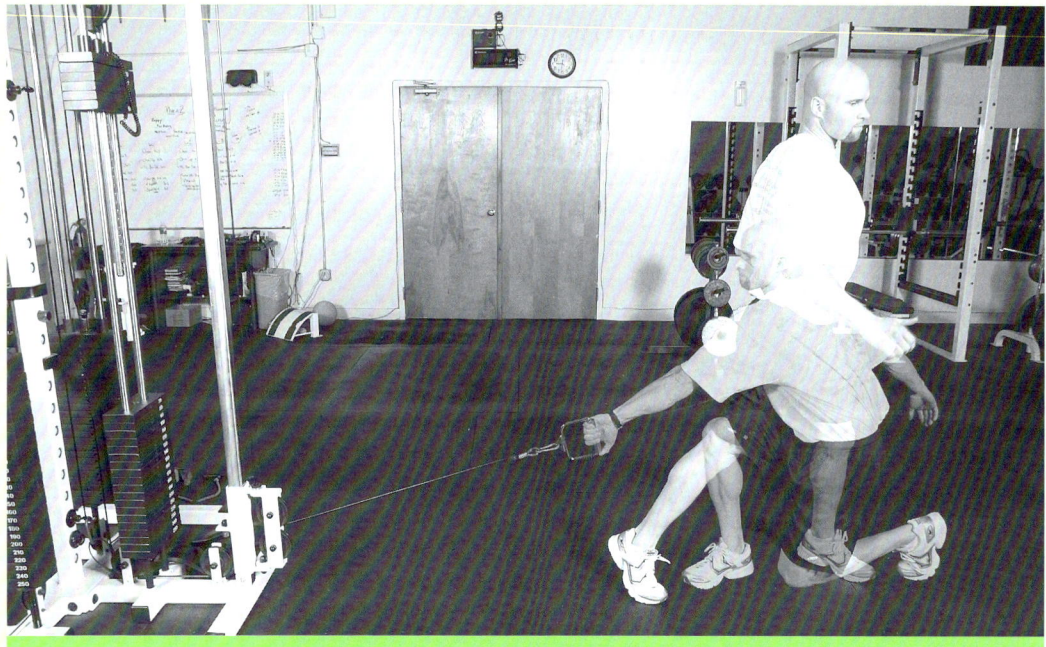

Ausgeglichenes Training von Oberkörperkraft und -stabilität

→ Kniebeuge mit Zug Stufe ❷

Diese Übung ist für die Haupttrainingsphase oder Spielsaison geeignet, da durch die Kombination der beidbeinigen Kniebeuge mit dem einarmigen Rudern Trainingszeit eingespart werden kann. Hier kann höheres Gewicht aufgelegt werden als bei der vorangegangenen Übung, da beide Beine die Arbeit der Rumpfrotatoren unterstützen.
Führen Sie je nach Trainingsphase drei Sätze mit fünf bis zehn Wiederholungen aus.

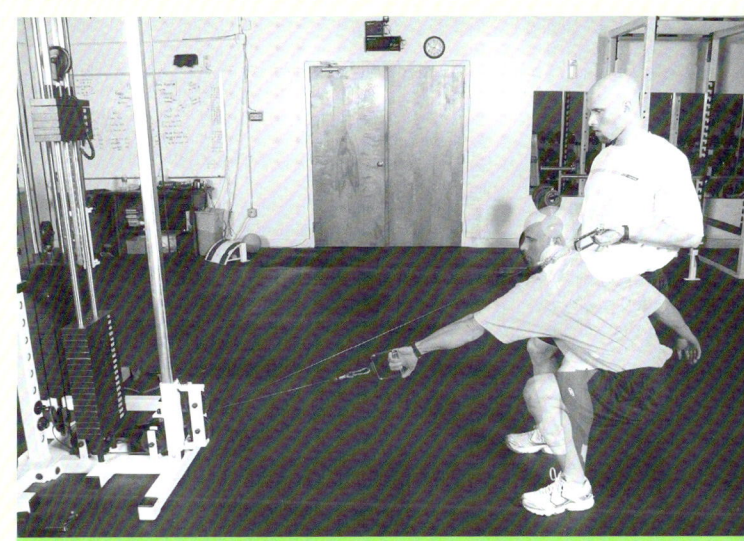

→ Einbeinige Kniebeuge mit Zug Stufe ❷

Unter allen Ruderbewegungen dieser Übungsreihe sind die einbeinige Kniebeuge mit Zug und das einarmige, beidbeinige Rotationsrudern die schwierigsten.
Diese Übung kombiniert die dynamische Bewegung des einarmigen und einbeinigen Ruderns mit den Anforderungen, die eine einbeinige Kniebeuge an die Beine stellt. Damit werden gleichzeitig die Muskeln des oberen Rückens sowie einbeinige Kraft, Stabilität und Balance trainiert. Beim Zurückführen des Gewichts zum Kabelzug sollte Ihr Knie fast den Boden berühren.
Führen Sie je nach Trainingsphase drei Sätze mit fünf bis zehn Wiederholungen aus.

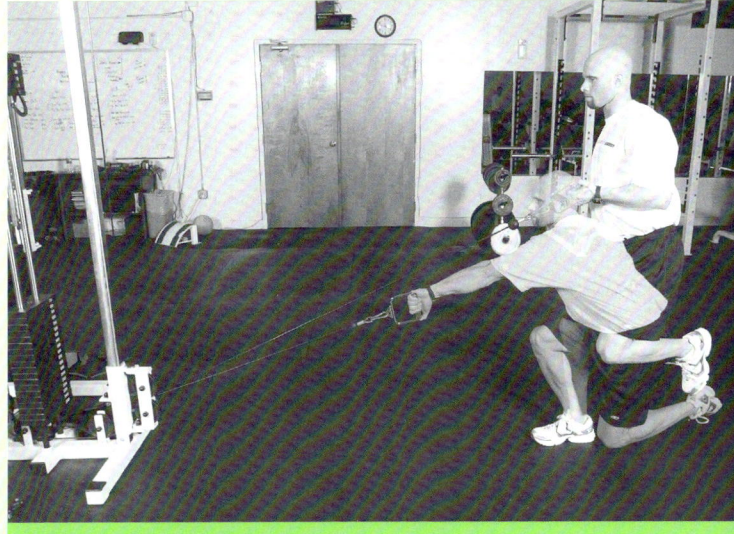

Druckübungen für den Oberkörper

Dieser Abschnitt ist dem funktionellen Kraftaufbau des Oberkörpers gewidmet. Obwohl ich kein Gegner des Bankdrückens bin – meine Athleten trainieren regelmäßig verschiedene Arten von Bankdrücken und ähnliche Übungen in Rückenlage –, halte ich es dennoch für wichtig, nicht eine einzige relativ unbedeutende Übungsform das Training dominieren zu lassen. Im funktionellen Training sollten die Druckübungen, die in Rückenlage und über Kopf ausgeführt werden, nicht länger als 30 Minuten zweimal wöchentlich trainiert werden. Wer mehr Zeit mit diesen Übungen verbringt, vernachlässigt andere Muskelgruppen und stört das muskuläre Gleichgewicht.

In der untenstehenden Tabelle finden Sie Richtwerte, an denen Sie sich orientieren können, um eine ausgeglichene Leistungsfähigkeit mit Oberkörperdruckübungen zu erzielen. Diese Zahlen helfen Trainern und Athleten, die Oberkörperkraft des Sportlers zu ermitteln und einen funktionellen Trainingsplan zu erstellen.

Die Leistungsfähigkeit beim Bankdrücken kann auch durch andere verwandte Übungen gesteigert werden. Viele Athleten konzentrieren all ihre Kräfte auf eine spezielle Übung und behindern damit ihren Leistungsfortschritt. Stattdessen sollte die Druckkraft aus verschiedenen Winkeln (zum Beispiel in Schräglage oder über Kopf) trainiert werden. Gleichzeitig kann mit dem Einsatz von Kurzhanteln auch die Stabilität verbessert werden.

Die im Folgenden beschriebenen Kurzhantelübungen für den Oberkörper sind unter Berücksichtigung dieser Gesichtspunkte ausgewählt worden.

Anfänger sollten das Gewicht langsam steigern, um zunächst die Balance und Stabilität aufzubauen, die für das Heben schwerer Gewichte nötig sind.

ANGEMESSENE KRAFTVERHÄLTNISSE BEI OBERKÖRPERDRUCKÜBUNGEN

Diese Tabelle zeigt die Höhe des Gewichts, das ein Athlet im Anschluss an eine funktionelle Trainingsphase zur Druckkraftentwicklung des Oberkörpers heben können sollte. Rechenbeispiel:

Bankdrücken Höchstgewicht 135 kg	Schräges Bankdrücken 108 kg (80 % des Höchstgewichts beim Bankdrücken)	Bankdrücken mit Kurzhantel 44 x 5 (64 % des Höchstgewichts beim Bankdrückens, geteilt durch zwei, ergibt das Kurzhantelgewicht)	Schräges Bankdrücken mit Kurzhantel 34 x 5 (80 % des Gewichts beim Bankdrücken mit Kurzhantel)
125	100	40 x 5	32 x 5
100	80	32 x 5	25 x 5
75	60	24 x 5	20 x 5

Ausgeglichenes Training von Oberkörperkraft und -stabilität

LIEGESTÜTZE

Liegestütze gehören zu den am meisten unterschätzten Übungen des Oberkörpertrainings. Dabei können sie ohne Hilfsmittel trainiert werden und bieten unzählige Variationsmöglichkeiten. Insbesondere für schwerere Athleten, die das Verhältnis zwischen ihrem Körpergewicht und ihrer Kraft verbessern wollen, ist der Liegestütz eine hervorragende Trainingsmöglichkeit. Ein weiterer großer Vorteil ist, dass der Liegestütz nicht nur die Kraft der oberen Extremitäten, sondern gleichermaßen den Rumpf trainiert. Viele schwere Athleten, die über unzureichende Rumpfkraft verfügen, haben Schwierigkeiten, beim Liegestütz eine korrekte Rumpfhaltung aufrechtzuerhalten. Auch die Schulterpartie wird beim Liegestütz in einem Maße aufgebaut, wie es mit Bankdrückübungen nicht möglich wäre.

→ Liegestütze mit erhöhten Füßen

Die einfachste Methode, den Schwierigkeitsgrad der Liegestütze zu erhöhen, ist, die Füße auf einer Stufe oder einem Aerobic-Step zu platzieren. Sportler, die Liegestütze als leicht empfinden, können die Füße um 30 bis 60 Zentimeter erhöhen. So wird der Kraftaufwand ohne Zusatzgewichte erheblich erhöht.

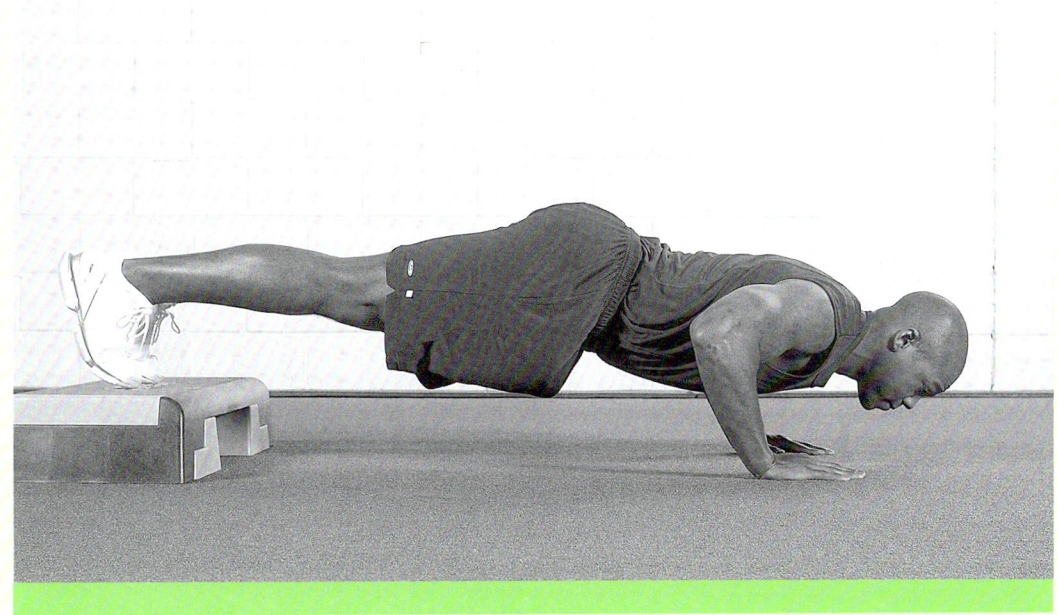

→ Rotationsliegestütze am Core Board

Diese Variante des Liegestützes kann nur am Reebok Core Board absolviert werden, da das Core Board – ein nützliches Gerät in jedem funktionellen Training – simultane Bewegungen auf zwei Ebenen ermöglicht. Im Gegensatz zum traditionellen Liegestütz werden mit dem rotierenden Board nicht nur Brust, Schulter und Trizeps, sondern auch gleichzeitig die Muskeln des oberen Rückens trainiert.

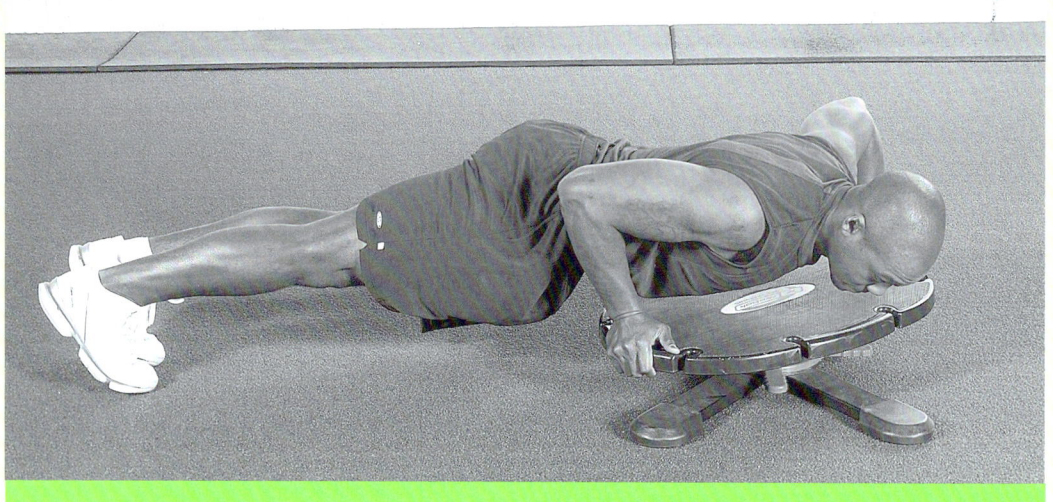

→ Rotationsliegestütze mit Kurzhanteln

Bei dieser Übungsvariante halten Sie zwei Kurzhanteln in den Händen, absolvieren einen Liegestütz und heben dann einen Arm zur Seite vom Boden ab. Drehen Sie sich um die Körperlängsachse, bis Schultern und Arme eine gerade Linie bilden, die senkrecht zum Untergrund ist. Diese Übung entwickelt Oberkörperkraft, Rumpfkraft und Schulterstabilität. In kurzer Zeit werden mehrere Bereiche des Oberkörpers auf einmal trainiert.

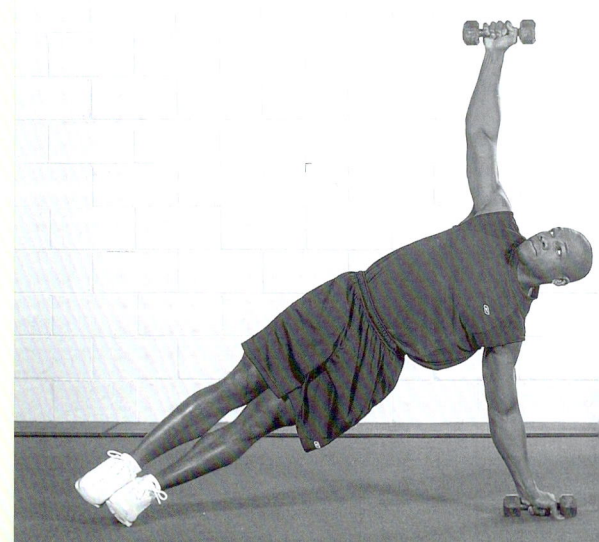

Ausgeglichenes Training von Oberkörperkraft und -stabilität

→ Liegestütze am Gymnastikball

Der Liegestütz am Gymnastikball kann auch mit erhöhten Füßen oder einer Gewichtsweste ausgeführt werden. Er entwickelt die propriozeptiven Fähigkeiten in Oberkörper und Rumpf. Gleichzeitig werden bei dieser Übungsvariante die Hände in einer Position gehalten, die der Handhaltung in Ballsportarten näherkommt. Führen Sie je nach Trainingsphase drei Sätze mit fünf bis zehn Wiederholungen aus.
Wenn Sie sich in einer Ausdauertrainingsphase befinden, können Sie die Wiederholungszahl auch steigern.
Die untenstehende Grafik zeigt die Steigerungsmöglichkeiten für Liegestütze.

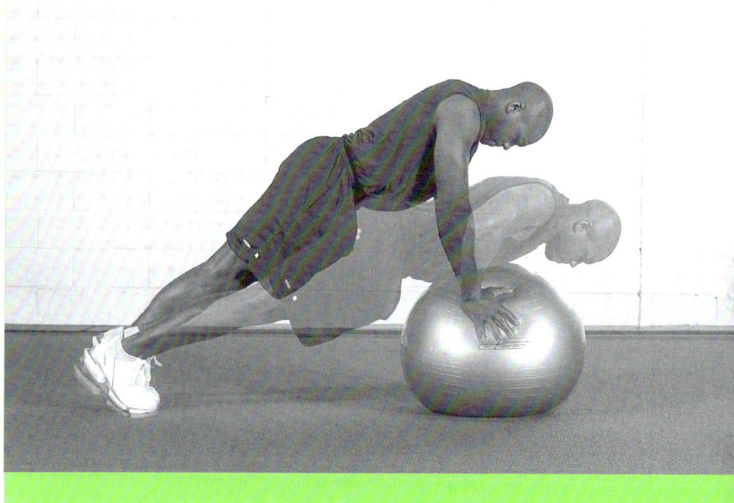

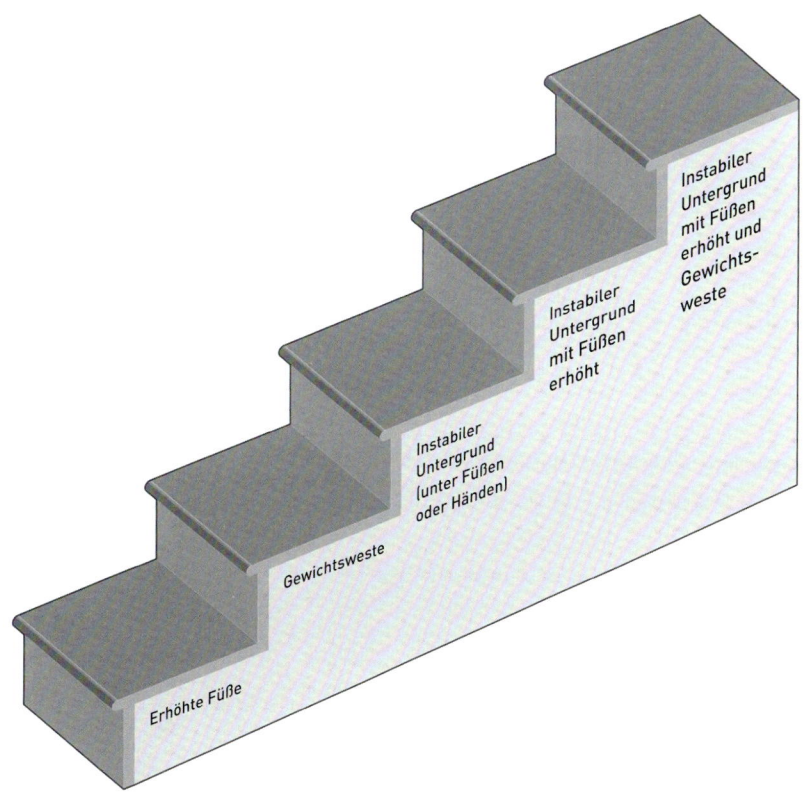

Funktionelles Training für Schulterblatt und Brustkorb

Manche Übungen erscheinen auf den ersten Blick als nicht funktionell, weil sie nur ein Gelenk bewegen. Es gibt aber Muskeln, die man mit relativ kleinen Bewegungen isoliert trainieren muss, um ihre Funktion zu verbessern. Hierzu gehören die Muskeln um das scapulothorakale Gelenk, ein Gleitlager zwischen Schulterblatt und Rippen. Wird dieses isoliert trainiert, kann damit gleichzeitig die Funktion des gesamten Schulterblattes verbessert werden. Beim Schultertraining wird häufig der Fehler gemacht, dass entweder nur Übungen, die mehrere Gelenke gleichzeitig beanspruchen (hierzu gehören alle Überkopfdruckbewegungen), oder ausschließlich Isolationsübungen wie glenohumerale Übungen, das heißt Übungen für den Oberarmkopf, die Gelenkpfanne und das Schulterblatt, ausgeführt werden. Zu den Letztgenannten gehört das Front- oder Seitheben mit Kurzhanteln.

Um Verletzungen effektiv vorzubeugen, sollten Kraft aufbauende Überkopfdruckübungen mit Stabilisationsübungen für das scapulothorakale Gelenk verbunden werden. Seitheben im Stehen mit Kurzhanteln oder ähnliche Übungen trainieren die Deltamuskeln auf unfunktionelle Weise und tragen nicht zur Stabilisation des Schulterblattes bei. Ziel von Schulterübungen sollten die Bewegung und Stabilisation des Schulterblattes und nicht die Bewegung des Oberarms sein. Daher sollten diese Übungen in Bauchlage ausgeführt werden. Im Stehen ausgeführte Schulterbeugeübungen wie Seitheben trainieren nicht das scapulothorakale Gelenk. Dieses aber hat die wichtige Funktion, Verletzungen vorzubeugen, denn es bildet die stabile Basis, von der aus die Rotatorenmanschette arbeitet. Deswegen müssen die Rotatorenmanschette und das scapulothorakale Gelenk gleichermaßen trainiert werden.

→ Schultercircuit in Bauchlage

Die Buchstaben Y, T, W und L beschreiben die verschiedenen Positionen, in denen das Schulterblatt zurückgezogen beziehungsweise angehoben wird (dieses Schema haben wir von Sue Falsone vom Athletes' Performance Institute in Arizona übernommen). Die Form der Buchstaben entspricht der Haltung der Arme im Verhältnis dem Körper.

Y: Die Arme werden im 45- bis fast 90-Grad-Winkel gehalten. Die Daumen zeigen nach oben, um die Auswärtsdrehung zu erleichtern.

T: Die Oberarme befinden sich im 90-Grad-Winkel zum Rumpf, die Daumen zeigen nach oben. Ziehen Sie bei dieser Übung das Schulterblatt zurück, und behalten Sie dabei den 90-Grad-Winkel bei. Sportler, die über schwache Schulterblattrückzieher verfügen, neigen dazu, die Arme leicht nach unten zu nehmen, sodass der *Latissimus* arbeitet und nicht die Schulterblattrückzieher. So wird nicht das Schulterblatt zurückgezogen, sondern lediglich der Arme zur Körpermittelachse hin bewegt, was unbedingt vermieden werden muss. Der Oberarmwinkel sollte daher niemals weniger als 90 Grad betragen.

W: Der Oberarmwinkel im Verhältnis zum Rumpf beträgt 45 Grad. Die Ellenbogen sind um 90 Grad gebeugt. Diese Übung entspricht einer entgegengesetzten Butterfly-Bewegung. Konzentrieren Sie sich auf das Zurückziehen des Schulterblattes.

L: Die Oberarme werden so dicht wie möglich am Körper gehalten, die Ellenbogen sind 90 Grad gebeugt. Mit dieser Bewegung werden Auswärtsdrehung und Zurückziehen des Schulterblattes verbunden.

Diese Übungsreihe ist leicht durchführbar und dürfte den meisten Athletiktrainern und Physiotherapeuten bekannt sein. Entscheidend ist dabei, wie der Sportler die Bewegungsausführung angeht. Die Arme werden bewegt, indem das scapulothorakale Gelenk aktiviert wird, nicht umgekehrt. Nicht das glenohumerale Schultergelenk, sondern des scapulothorakale Gelenk initiiert die Bewegung. Auf diese Weise wird aus einer Übungsreihe zum Aufbau der Deltamuskeln eine Übungsreihe zur Stabilisation des Schulterblatts.

Führen Sie diesen Zirkel zunächst ohne Zusatzgewichte aus, und absolvieren Sie zwei Sätze. Beginnen Sie mit acht Wiederholungen in jeder Position, was eine Gesamtzahl von 32 Wiederholungen pro Satz ergibt. Beim Übergang von einer Position zur nächsten werden keine Pausen gemacht. Die Reihenfolge der Positionen ist festgelegt: Y–T–W–L. Nach jeder Trainingswoche werden zwei Wiederholungen hinzugefügt, bis 16 Wiederholungen in jeder Position ausgeführt werden. Wenn die Gesamtwiederholungszahl von 64 pro Satz erreicht wird, kann der Sportler die Übung mit 0,5 bis 1 Kilogramm schweren Kurzhanteln ausführen. Er beginnt dann wieder mit acht Wiederholungen in jeder Position.

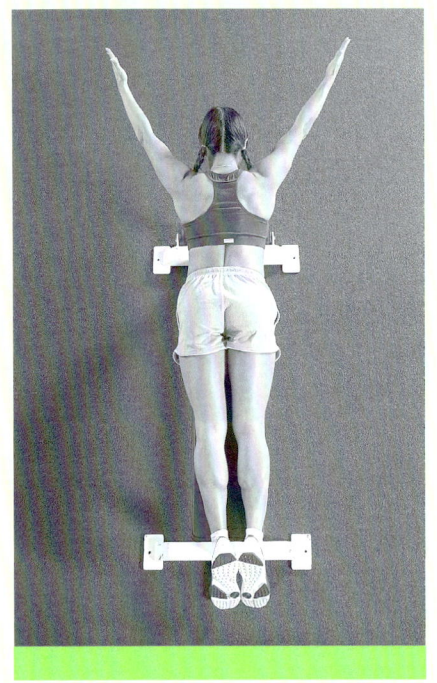
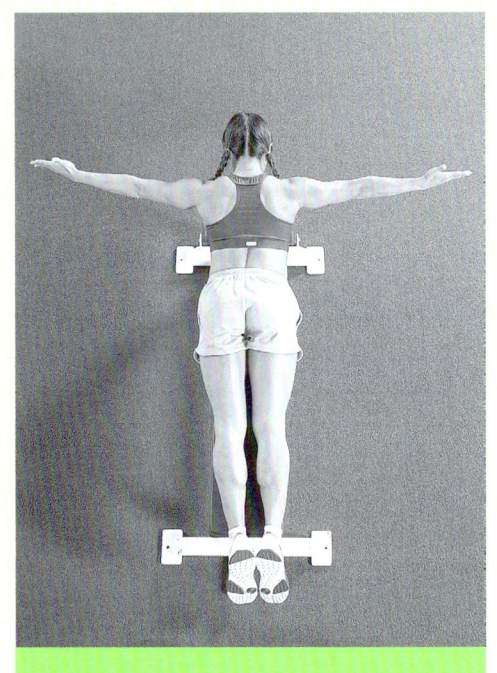
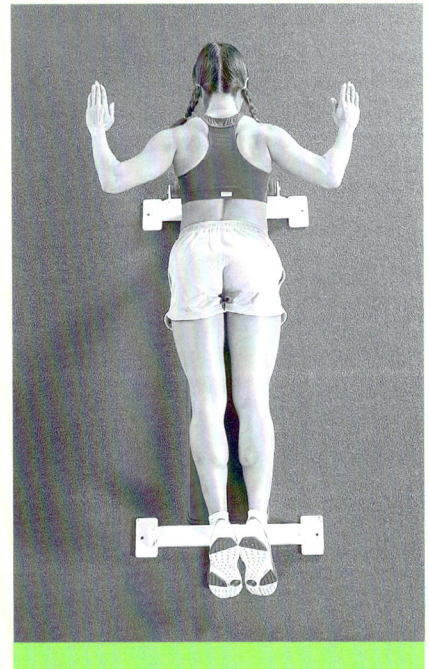
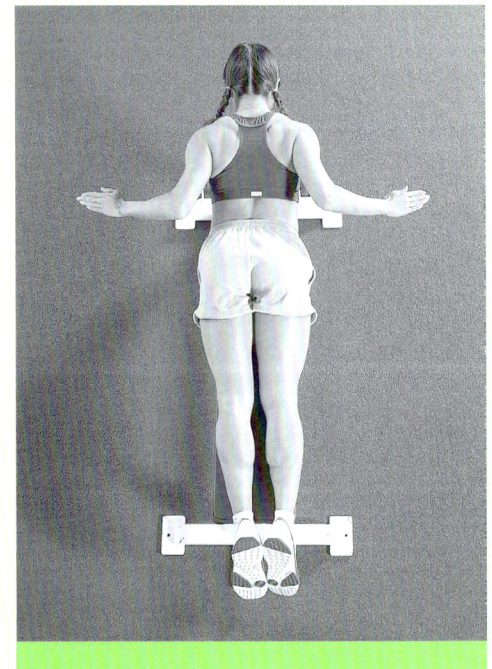

Ausgeglichenes Training von Oberkörperkraft und -stabilität

Das funktionelle Training des Oberkörpers mag für viele Athleten, die sehr auf ihr äußeres Erscheinungsbild bedacht sind, schwierig sein. Sie sind nicht gewillt, Liegestütze statt Bankdrücken zu absolvieren, und wollen auch keine Rückenmuskeln aufbauen, die sie im Spiegel nicht sehen können. Doch verschiedene Formen des Klimmzugs auszuführen ist herausfordernd und wertvoll für die Entwicklung des gesamten Oberkörpers. Wenn ein Sportler feststellt, dass er über zu wenig Rumpfstabilität und -kraft verfügt, um Klimmzüge aus dem Schräghang oder Liegestütze am Gymnastikball zu absolvieren, mag er zu der Einstellung kommen, dass es Zeit ist, den Oberkörper funktionell zu trainieren. Dabei muss das beliebte Bankdrücken nicht komplett aus dem Trainingsprogramm gestrichen werden. Es reicht, vermehrt funktionelle Übungen in den Trainingsplan einzubauen.

Gestalten Sie den Übergang langsam, um Vorbehalten gegen funktionelle Übungen behutsam entgegenzuwirken.

10
PLYOMETRISCHES TRAINING FÜR SCHNELLKRAFT UND VERLETZUNGSVORBEUGUNG

Plyometrisches Training für Schnellkraft und Verletzungsvorbeugung

Während die meisten Athleten gern mehr Explosiv- und Schnellkraft aufbauen würden, bleibt die Frage, mit welchen Methoden dies erreicht werden kann, umstritten. Plyometrisches Training, der Einsatz von Medizinbällen (siehe Kapitel 8) und Gewichtheben (siehe Kapitel 11) sind wirkungsvolle Methoden dafür. Jede dieser Methoden hat Anhänger und Gegner; welche vom Einzelnen angewendet wird, hängt unter anderem mit dessen Vorlieben, aber auch mit seinem Fachwissen zusammen.

Eine klare Grenzziehung zwischen funktionellem Training und sicherem Training fällt manchmal schwer. Bewegungsabläufe, die von Experten als funktionell betrachtet werden, können, wenn sie mit Zusatzgewichten ausgeführt werden, gefährlich sein. Daher müssen Trainer und Athleten im Einzelfall entscheiden, ob sie schnelle Bewegungen in gebeugter Haltung mit Zusatzgewicht absolvieren oder stattdessen auf die konventionellere Kombination von Gewichtheben, plyometrischen Übungen und Medizinballübungen zurückgreifen wollen. Diesen Ansatz bevorzugen wir in unserem Training. Wir sind der Meinung, dass eine Kombination von Gewichtheben, plyometrischen Übungen und Übungen mit dem Medizinball die erfolgreichste Methode ist, Explosivkraft zu entwickeln. Wenn bestimmte Grundregeln zur Bewegungsausführung beachtet werden, ist diese Trainingsmethode außerdem weitgehend sicher.

Dieses Kapitel widmet sich dem plyometrischen Training. Ebenso wie der Ansatz des funktionellen Trainings heutzutage kontrovers diskutiert wird, bewerten Experten auch plyometrisches Training unterschiedlich. Häufig wird von plyometrischem Training abgeraten, wenn Athleten nicht bereits über sehr gute Beinkraft verfügen. Manche Experten unterstellen sogar, dass ein Sportler in der Lage sein müsse, bei Kniebeugen das Zweifache seines Körpergewichts zu heben, bevor er in das plyometrische Training einsteigen dürfe. Das halten wir allerdings für völlig übertrieben, würden so doch über 90 Prozent unserer Athleten ausgeschlossen. Ein solcher Richtwert wurde vor vielen Jahren einmal für das Absolvieren plyometrischen Trainings auf höchstem Niveau angesetzt. Irgendwann wurde der Wert dann fälschlicherweise auf jegliches plyometrische Training übertragen.

Andere Autoren empfehlen, vor Beginn des plyometrischen Trainings eine achtwöchige Kraftaufbauphase zu absolvieren. Diese Voraussetzung scheint auf den ersten Blick zwar vernünftiger, doch gilt es zu bedenken, dass die Aufbauphase der meisten Athleten während der Zeit außerhalb der Saison nicht länger als zehn bis zwölf Wochen dauert. Wer acht Wochen lang den Kraftaufbau trainiert, dem bleiben maximal vier Wochen für das plyometrische Training. Dieser Zeitraum reicht nicht aus für ein periodisiertes Trainingsprogramm. Plyometrisches Training sollte aber unbedingt progressiv durchgeführt werden. Es hängt vom Leistungsniveau des einzelnen Sportlers ab, wann er von einem Trainingsblock zum nächsten übergeht. Wenn ein Athlet die Anforderungen der ersten Phase nicht ganz erfüllt, sollte er weitere zwei bis drei Wochen in dieser Phase bleiben. Nur wer die Übungen beherrscht, kann zur nächsten Stufe wechseln.

Der Aufbau eines plyometrischen Trainingsprogramms

Das progressive plyometrische Trainingsprogramm schult zunächst die Sprung- und Landefähigkeit, bevor mit den eigentlichen plyometrischen Übungen begonnen wird. Dieser Ansatz hat den Vorteil, dass an der Verletzungsvorbeugung gearbeitet wird, bevor der Athlet die Kraftentwicklung angeht. Die ersten drei Phasen des plyometrischen Programms sind nicht wirklich plyometrisch. Hierbei lernt der Sportler, korrekt und elastisch abzuspringen und stabil zu landen. Erst ab Phase vier kommen dann plyometrische Übungen hinzu. Diese lehren den Athleten, seine Bodenkontaktzeit zu verringern. Dazu muss er die Landephase verkürzen und sich dynamisch vom Boden abdrücken. Doch bevor der Sportler diese Fertigkeit erlernen kann, müssen Grundlagen geschaffen werden. Wir müssen krabbeln, bevor wir gehen können, und gehen, bevor wir rennen können. Dies gilt auch für das plyometrische Training. Wer seine Bodenkontaktzeit verkürzen will, der muss zunächst einmal lernen, sauber abzuspringen und zu landen. Die Schwerkraft ist der natürliche Feind insbesondere des schweren, des jungen, des schwachen und des technisch wenig versierten Sportlers. Wer Sprünge oder die Explosivkraft trainieren will, der muss den Faktor der Schwerkraft mitberücksichtigen.

Das plyometrische Training wird unterteilt in lineare und laterale Übungen. Der Gesamtumfang einer plyometrischen Trainingseinheit wird durch die Anzahl der Bodenkontakte bestimmt. In unserer Trainingsgruppe halten wir die Anzahl der Bodenkontakte gering und vergrößern stattdessen im Laufe des Programms die Intensität der Sprünge. Hierzu erhöhen wir entweder den Faktor der Schwerkraft, oder wir verändern die Art des Bodenkontakts. Das kann geschehen, indem nicht auf, sondern über einen Gegenstand gesprungen wird oder indem eine elastische Komponente hinzugefügt wird: Anstatt stabil zu landen, macht der Sportler nach der Landung einen kleinen, elastischen Hüpfer auf der Stelle.

In der Regel führen unsere Athleten nicht mehr als 150 Bodenkontakte pro Woche aus. Für Fortgeschrittene erhöhen wir die Sprungintensität, nicht aber die Anzahl der Sprünge.

ERSTE PHASE: EINZELSPRUNG UND STABILISATION

In dieser ersten Phase des plyometrischen Trainings lernen die Sportler Techniken des Absprungs und des Landens. Sie üben, ihre Kraft durch den Einsatz der Arme und Hüften zu vergrößern sowie weich zu landen. Je weicher der Sportler landet, desto besser. Der Sportler muss lernen, den Aufprall mit seinen Muskeln und nicht mit den Gelenken aufzufangen.

In dieser ersten Phase entwickeln Athleten exzentrische Kraft und Stabilität. Sie ist die wichtigste, doch leider auch die am wenigsten beachtete Phase des plyometrischen Trainings. Wer sie verkürzt oder sogar ganz überspringt, setzt sich erheblicher Verletzungsgefahr aus.

Die erste Phase dauert in der Regel etwa drei bis vier Wochen. Grundsätzlich sollte sie aber erst abgeschlossen werden, wenn der Athlet die zu erlernenden Fähigkeiten beherrscht.

Plyometrisches Training für Schnellkraft und Verletzungsvorbeugung

Alle Sportler müssen unabhängig von ihrem gegenwärtigen Leistungsniveau mit dieser ersten Trainingsphase ins plyometrische Training einsteigen. Selbst Profiathleten sollten diese Phase unter keinen Umständen auf weniger als drei Wochen verkürzen. Der Athlet baut hierbei die exzentrische Kraft auf, die er für sichere Landungen benötigt. Sehen Sie diese Phase daher als Training zur Stärkung der Sehnen an.

Jede Trainingsphase enthält lineare und laterale plyometrische Übungen. In dieser ersten Phase wird aus jeder Gruppe nur eine Übung in drei bis fünf Sätzen mit je fünf Sprüngen trainiert. Bei den lateralen Sprüngen werden drei Sätze mit je fünf Sprüngen pro Bein ausgeführt.

Die folgenden Übungen sollten zweimal pro Woche absolviert werden.

→ Kastensprung

Diese lineare Übungsform ist die einfachste aller Sprungübungen. Achten Sie darauf, dass die Höhe des Kastens den Fähigkeiten des Sportlers entspricht. Für Anfänger halten wir – je nach Leistungsniveau – eine Kastenhöhe von 10 bis 60 Zentimetern für angemessen. Ein talentierter Anfänger kann auch schon bis zu 75 Zentimeter hoch springen. Die angemessene Kastenhöhe können Sie leicht ermitteln, indem Sie sich fragen:
Kann der Sportler sanft landen?
Landet der Sportler in der gleichen Position, in der er abgesprungen ist? Geht er beim Landen tiefer in die Knie als beim Absprung, ist der Kasten zu hoch.
Den Vergleich zwischen Absprung- und Landeposition hat der Krafttrainer und Plyometrie-Experte Jim Radcliffe aus Oregon in seinen Vorlesungen und Schriften eingeführt. Diese einfache Richtlinie hilft Trainern, genau zu ermitteln, ob Athleten den Kastensprung korrekt ausführen. Bei der Landung sollten die Knie nie tiefer gebeugt sein als bei einer halben Kniebeuge. Absolvieren Sie drei bis fünf Sätze mit je fünf Sprüngen. Dies entspricht einer maximalen Anzahl von 25 Bodenkontakten.

→ Einbeiniger Kastensprung

Führen Sie die Bewegung wie bei der vorangegangenen Übung, doch auf nur einem Bein aus, aber verwenden Sie einen nur zehn Zentimeter hohen Kasten. Absolvieren Sie drei Sätze mit je fünf Sprüngen pro Bein, also insgesamt 15 Sprünge pro Bein.,

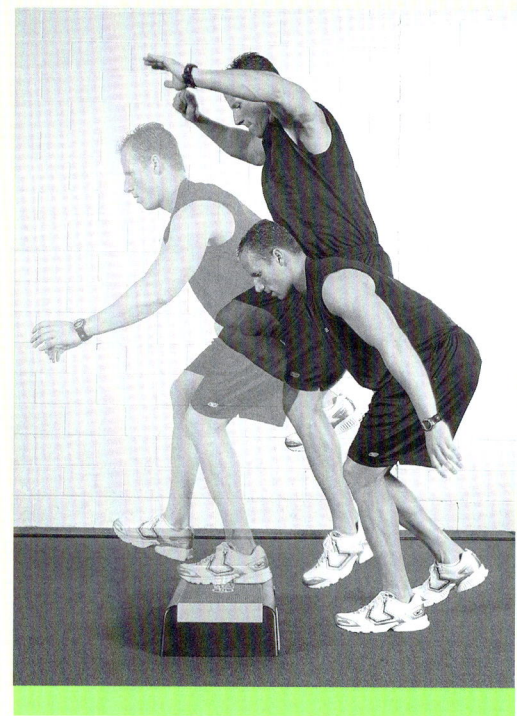

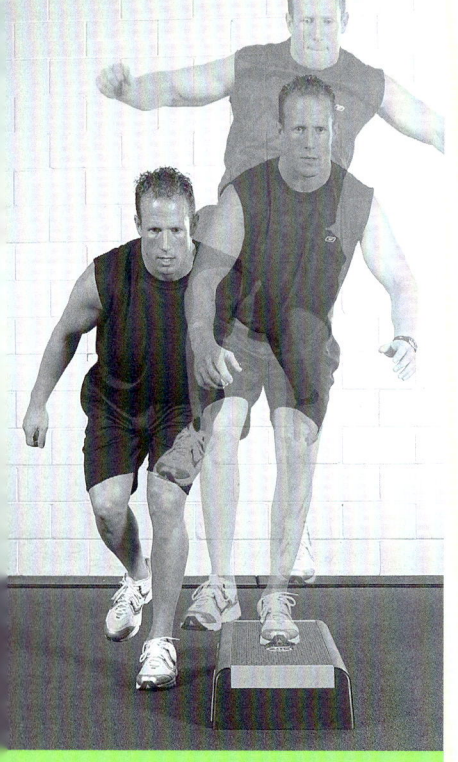

→ Einbeiniger seitlicher Kastensprung

Auch diese Übung wird zweimal pro Woche trainiert. Benutzen Sie wiederum einen zehn Zentimeter hohen Kasten, und springen Sie nun von der Seite auf. Bemühen Sie sich um eine stabile und leise Landung auf einem Bein.

Absolvieren Sie mit jedem Bein drei mediale Sprünge (zur Mittellinie des Körpers), dann drei laterale Sprünge (seitlich in die entgegengesetzte Richtung). Sie werden feststellen, dass die auf den Körper wirkenden Stabilisationskräfte sehr unterschiedlich sind.

Absolvieren Sie drei Sätze mit sechs Sprüngen (drei laterale und drei mediale Sprünge) pro Bein.

Plyometrisches Training für Schnellkraft und Verletzungsvorbeugung

ZWEITE PHASE: MEHRFACHSPRUNG UND STABILISATION

In dieser Phase gewinnt die Komponente der Schwerkraft an Bedeutung. Anstatt nur auf einen Kasten zu springen, muss der Athlet nun Hindernisse überspringen, sodass ist der Sprung nicht nur vertikal, sondern gleichzeitig auch horizontal ist. Bei seitlichen Sprüngen wird vom rechten auf den linken Fuß gesprungen. Auch bei diesen Sprüngen muss der Athlet versuchen, so weich wie möglich zu landen. Aufgrund der Schwerkraft müssen die Muskeln aber verstärkt exzentrisch arbeiten.

Achten Sie auch in dieser Phase darauf, dass nicht die Zahl der Sprünge, sondern die für den einzelnen Sprung benötigte exzentrische Kraft erhöht wird.

In den meisten Übungen dieser Phase wird über Hürden gesprungen. Die Höhe dieser Hindernisse hängt von der Art des Sprungs und von den Fertigkeiten des Sportlers ab. In der Regel sind sie zwischen 15 und 75 Zentimeter hoch.

→ Hürdensprung mit Stoppen

Dieser Sprung wird über 30 bis 75 Zentimeter hohe Hürden ausgeführt. Wieder muss sanft, leise und stabil gelandet werden. Bei geringen Sprunghöhen sollten Sie höhenverstellbare Hürden oder Minihürden aus der Jugendleichtathletik in Höhe von 30 bis 50 Zentimetern einsetzen. Absolvieren Sie drei bis fünf Sätze, wobei jeweils fünf Hürden zu überspringen sind. Dies entspricht 15 bis 25 Sprüngen.

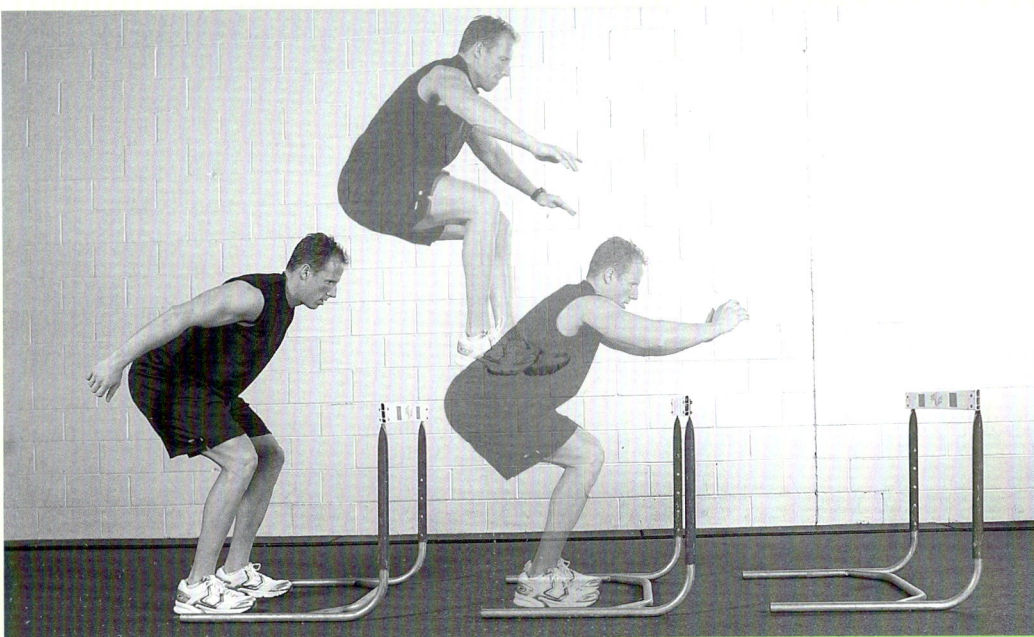

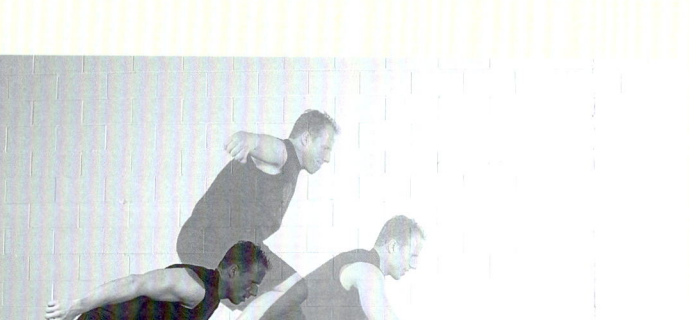

→ Einbeiniger Hürdensprung mit Stoppen

Wenden Sie die gleiche Technik an wie in der vorherigen Übung. Die Höhe der Hürden beträgt aber nur 15 Zentimeter. Absprung und Landung erfolgen mit demselben Bein. Wenn Athleten noch nicht über ausreichende Stabilität bei der Landung verfügen, sollten sie zunächst über Linien oder Stangen springen. Absolvieren Sie drei Sätze mit je fünf Sprüngen pro Bein. Dies entspricht 30 Sprüngen.

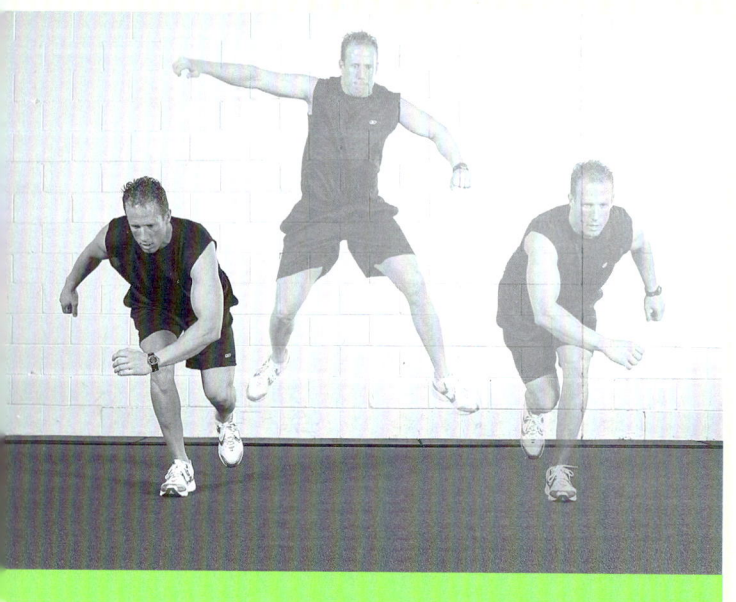

→ Skatersprung

Dies ist eine grundlegende laterale Sprungübung. Der Athlet springt von rechts nach links, hält die Landeposition für etwa eine Sekunde, bevor er in die Gegenrichtung zurückspringt. Wichtig ist, dass der Athlet versucht, sowohl hoch als auch weit zu springen.
Absolvieren Sie drei Sätze mit fünf Sprüngen auf jedem Bein, also insgesamt 30 Sprünge.

Plyometrisches Training für Schnellkraft und Verletzungsvorbeugung

→ Zickzacksprung mit Stoppen

Während die vorangegangene Übung ein reiner Lateralsprung ist, kommt beim Zickzacksprung eine lineare Komponente hinzu. Der Athlet springt nicht zur Seite, sondern stößt sich im 45-Grad-Winkel seitlich nach vorne ab. Absolvieren Sie drei Sätze mit je fünf Sprüngen pro Bein. Dies entspricht 30 Fußkontakten.

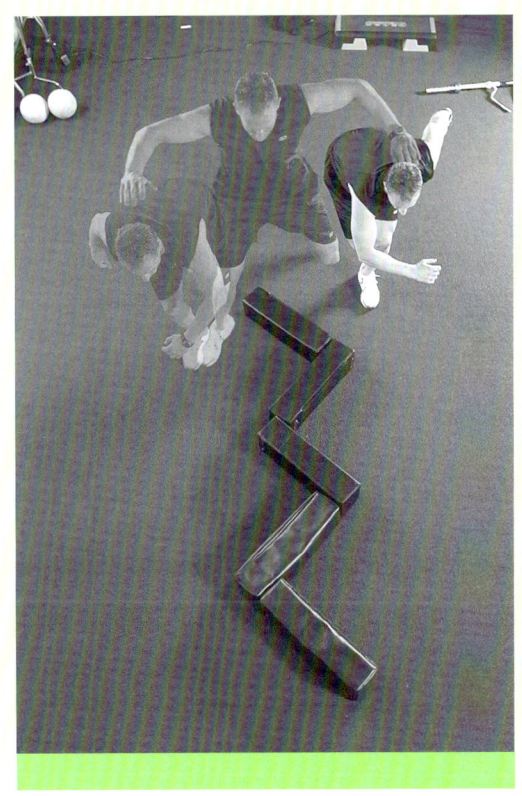

DRITTE PHASE: MEHRFACHSPRÜNGE MIT ELASTISCHER KOMPONENTE

In dieser Phase beginnt das eigentliche plyometrische Training: Es geht nun um den Wechsel von exzentrischer zu konzentrischer Muskelkontraktion – und weniger um den einfachen Aufbau exzentrischer Kraft. Doch diese Phase kann erst erfolgreich in Angriff genommen werden, wenn der Sportler stabil und sanft landen kann. Beim plyometrischen Training kommt es nämlich am häufigsten dann zu Verletzungen, wenn die ersten beiden Phasen vernachlässigt wurden. Die erste und zweite Phase dienen der Verletzungsprävention und schaffen die Basis für die nun folgende Übungsreihe, bei der in Sprungfolgen der Dehnungs- und Verkürzungs-Zyklus trainiert wird. In einem Dehnungs-und-Verkürzungs-Zyklus werden Muskeln kurz hintereinander gedehnt (exzentrische Arbeitsweise) und verkürzt (konzentrische Arbeitsweise).

Phase drei führt den Dehnungs-und-Verkürzungs-Zyklus ein, indem ein zusätzlicher Hüpfer vor dem nächsten Sprung in die Bewegungsfolge eingebaut wird. Auch hier sollte die Intensität der Belastung und nicht die Anzahl der Sprünge langsam erhöht werden.

➔ Hürdensprung mit Hüpfer

Die Sprungtechnik ist die gleiche wie beim Hürdensprung (Seite 171). Statt bei der Landung abzustoppen, absolviert der Athlet aber einen kleinen Hüpfer auf der Stelle, bevor er wieder abspringt.

➔ Einbeiniger Hürdensprung mit Hüpfer

Die Sprungtechnik entspricht der des einbeinigen Hürdensprungs (Seite 172). Anstelle des Abstoppens bei der Landung absolviert der Athlet aber wiederum einen Hüpfer auf der Stelle, bevor er erneut abspringt. Wer nicht sauber landen kann, sollte zu den Übungen in Phase zwei zurückgehen und die stabile Landung trainieren.

➔ Zickzacksprung mit Hüpfer

Die Sprungtechnik entspricht der des Zickzacksprungs aus Phase zwei, aber auch hier wird nicht abgestoppt, sondern ein Hüpfer vor dem Absprung absolviert.

VIERTE PHASE: MEHRFACHSPRÜNGE MIT ELASTISCHER REAKTION

In dieser Phase sind wir endgültig im Bereich der plyometrischen Übungen angekommen. Vielleicht fragen Sie sich, warum wir erst jetzt zum Wesentlichen kommen. Dies liegt daran, dass uns die Verletzungsprävention sehr wichtig ist und wir außerdem sicherstellen wollen, dass die Übungen von den Sportlern technisch sauber ausgeführt werden. Sollten wir zu konservativ und langsam vorgegangen sein, haben Sie schlimmstenfalls ein wenig Trainingszeit verloren.

In der vierten Phase trainiert der Sportler seine Reaktion am Boden und lernt, die Bodenkontaktzeit zu verkürzen. Es geht nun darum, elastisch, explosiv und leise von der Landung zum Absprung, von exzentrischer zu konzentrischer Muskelspannung, überzugehen.

Wenn wir Spitzenathleten dabei zusehen, wie sie plyometrische Übungen ausführen, fallen als Erstes die enorm explosiven Bewegungen auf. Gleichzeitig ist bei Absprung und Landung aber kaum ein Laut zu hören. Muskulatur und Nervensystem übernehmen die Arbeit, und die Gelenke werden geschont. Dies ist das Ziel des plyometrischen Trainings.

➔ Beidbeinige Hürdensprünge

Bei dieser linearen Übung springt der Athlet beidbeinig über Hürden.

Plyometrisches Training für Schnellkraft und Verletzungsvorbeugung

→ Power Skip

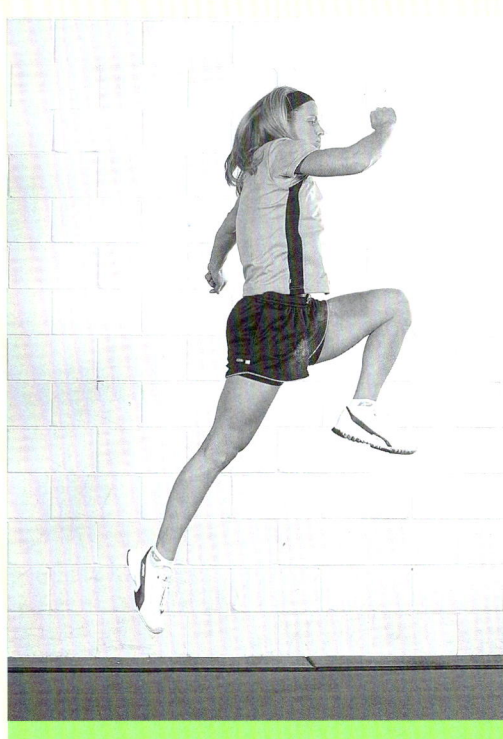

Dieser lineare Sprung ähnelt dem Skipping, das in der Aufwärmphase durchgeführt wird. Zur Skippingbewegung kommt eine kraftvolle Hüftstreckung hinzu. Der Athlet spring so hoch und weit wie möglich.

→ Weiter Seitensprung

Bei dieser Übung steht man anfangs auf einem Bein und senkt die Hüfte ab. Dann stößt man sich kräftig ab und springt zur anderen Seite. Der Athlet versucht, ein Maximum an seitlicher Kraft zu entwickeln und die Beine dabei weit zu spreizen.

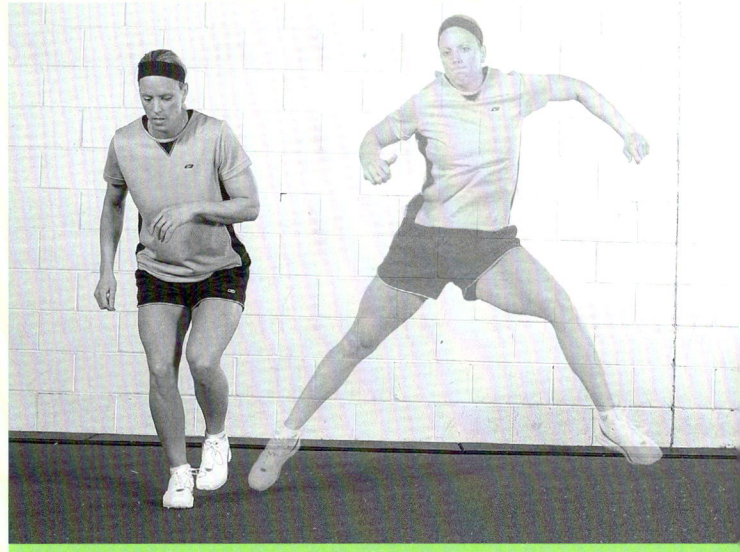

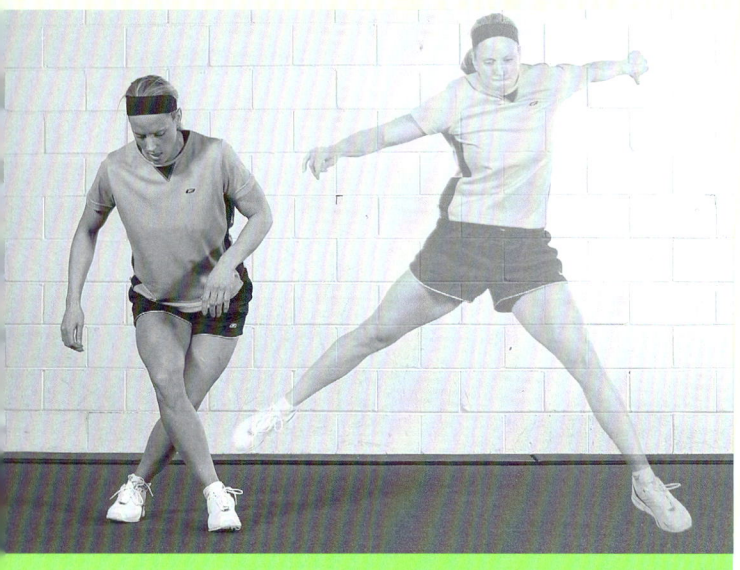

→ Überkreuzsprung

Bei diesem Lateralsprung steht man in der Anfangsposition mit überkreuzten Beinen da. Das vordere Bein drückt sich kraftvoll ab und initiiert den Seitwärtssprung, der auf dem hinteren Bein gelandet wird.

→ Überkreuzsprung mit dem hinteren Bein

Bei diesem Lateralsprung sorgen die Adduktoren für die Sprungkraft. Die Übung ähnelt der vorhergehenden Übung. Allerdings wird hier der Sprung nicht vom überkreuzenden, sondern vom hinteren Bein ausgeführt. Dies beansprucht die Adduktoren.

Plyometrisches Training und Kreuzbandrissprävention

Vordere Kreuzbandrisse im Knie gehören zu den häufigsten Sportverletzungen. Schätzungen zufolge sind jährlich bis zu 100 000 solcher Kreuzbandrisse allein in den USA zu verzeichnen. Im Jahr 2001 betonte der zertifizierte Fitnesstrainer und Bewegungstherapeut Mike Clark in einem Vortrag, dass bei etwa einem Drittel aller Kreuzbandverletzungen junge Frauen aus den Sportarten Basketball, Fußball und Feldhockey betroffen seien. Diese alarmierenden Zahlen alleine sollten dazu führen, dass insbesondere im Frauentraining gezielte präventive Maßnahmen ergriffen werden.

Plyometrisches Training für Schnellkraft und Verletzungsvorbeugung

Heute existieren daher zahlreiche Trainingsprogramme zur Vermeidung von Kreuzbandrissen, die von Physiotherapie- oder Leichtathletikverbänden entwickelt wurden. Manche dieser Programme sind durchaus brauchbar, doch bei einer Vielzahl der Veröffentlichungen wurde das Problem zu einfach dargestellt. Ein Programm zur Vermeidung von Kreuzbandrissen muss zwei Komponenten trainieren:

1. Einbeinige Kraft (siehe Kapitel 6 und 7)
2. Abstopp- und Landefertigkeiten (werden in diesem Kapitel beschrieben)

Die meisten vorderen Kreuzbandrisse passieren bei Landungen oder Richtungswechseln.
Der Umstand, dass Frauen überproportional von Kreuzbandrissen betroffen sind, liegt in der weiblichen Anatomie, wie der Hüft- und Kniestruktur, aber auch im Menstruationszyklus begründet. Diese Faktoren sind natürlich unbeeinflussbar. Die Knochenstruktur kann von Trainern, Therapeuten oder den Sportlerinnen selbst nicht verändert werden, und Frauen während kritischer Zeitpunkt im Menstruationszyklus keinen hohen sportlichen Belastungen auszusetzen kann auch keine befriedigende Lösung sein. Das Gelassenheitsgebet fasst den möglichen Ansatz zur Kreuzbandrissvermeidung zusammen:

> *Gott gab mir die Ruhe, Dinge zu*
> *akzeptieren, die ich nicht ändern kann,*
> *den Mut zu verändern, was ich*
> *beeinflussen kann*
> *und die Weisheit, zwischen beidem*
> *zu unterscheiden.*

Konzentrieren wir uns also auf Faktoren, die verändert werden können, anstatt den Umstand zu beklagen, dass Frauen physiologische Anlagen haben, die sie für Kreuzbandrisse empfänglicher machen als Männer.

Die Anzahl aktiver Frauen im Sport steigt kontinuierlich. Auch im Leistungssport sind mehr und mehr Frauen zu finden. Wollen wir das Auftreten von Kreuzbandrissen minimieren, müssen wir exzentrische und konzentrische einbeinige Kraft trainieren und die Landungsfertigkeiten mittels Krafttraining und plyometrischem Training verbessern. Plyometrisches Training ist zur Vorbeugung von Kreuzbandverletzungen besonders wichtig, doch es muss sinnvoll aufgebaut und gelehrt werden. Wenn die nötigen Trainingsschritte, wie sie in den vier Phasen beschrieben wurden, nicht eingehalten werden, kann plyometrisches Training zu Überlastungen im Patellofemoralgelenk führen. Leider sind auch hiervon hauptsächliche junge Frauen betroffen.

Vieler der in diesem Buch beschriebenen Übungen können als Grundelemente der Prophylaxe von Kreuzbandrissen gelten. Hierzu gehören alle einbeinigen Übungen, alle Übungen zu Richtungswechseln und die Übungsreihen des plyometrischen Trainings, das immer mit der ersten Phase begonnen werden sollte.

Insbesondere bei jungen Frauen kann gar nicht genug Wert auf Krafttraining gelegt werden. Junge Sportlerinnen sollten zunächst die in Kapitel 6 beschriebene Serie einbeiniger Übungen von der Kniebeuge im Ausfallschritt bis zur einbeinigen Kastenkniebeuge absolvieren. Erst wenn sie eine Übung beherrschen, dürfen sie zur nächsten übergehen. Die meisten jungen Sportlerinnen brauchen Wochen, wenn nicht gar

Monate, bis sie die einbeinige Kniebeuge sauber ausführen können.

Während die Sportlerinnen konzentrische einbeinige Kraft entwickeln, sollten gleichzeitig durch plyometrisches Training die exzentrische Kraft und die Landefertigkeiten verbessert werden. Diese Übungen müssen sorgfältig gelehrt werden, ein Übergang zur nächsten Phase darf erst erfolgen, wenn die Übungen der vorangegangenen Phase beherrscht werden.

Die hier dargestellten vier Phasen des plyometrischen Trainings sind nicht nur zur Prävention von Kreuzbandrissen, sondern auch für die Rehabilitation nach einer solchen Verletzung geeignet. Im Laufe der neunwöchigen Trainingsphase werden die Belastungen bei Absprung und Landung nach und nach erhöht.

Viele Plyometrie-Experten raten von plyometrischen Übungen ab, wenn der Athlet noch nicht über enorme Beinkraft verfügt. Doch würde man dieser Empfehlung folgen, könnten viele jüngere Athleten gar nie ins plyometrische Training einsteigen. Wichtige Landefertigkeiten, wie sie in Phase eins geübt werden, würden so nie erlernt. Wir empfehlen daher, dass Einsteiger von Anfang an ihr Beinkrafttraining mit den Übungen der ersten Phase des plyometrischen Trainings verbinden. Wer sich stattdessen lange mit dem reinen Kraftaufbau beschäftigt, verzögert unnötigerweise wichtige Trainingsschritte, die helfen können, vordere Kreuzbandrisse zu vermeiden.

Der Aufbau eines Trainingsprogramms zur Vorbeugung vorderer Kreuzbandrisse ist einfach. In unserem Trainingsplan (siehe Tabelle auf der rechten Seite) haben wir die Übungen für den Oberkörper weggelassen. Sie können und sollten aber selbstverständlich ergänzt werden, wenn die Trainingszeit es zulässt.

In diesem Trainingsprogramm gehen wir von drei wöchentlichen Trainingseinheiten aus. In der ersten Woche absolviert der Athlet an zwei Tagen lineare und an einem Tag laterale plyometrische Übungen. Außerdem werden an zwei Tagen zwei einbeinige Hüft- und Kniestreckübungen ausgeführt.

In der zweiten Woche wird das Verhältnis dann umgekehrt. An zwei Tagen werden laterale und an einem Tag lineare plyometrische Übungen trainiert. Außerdem werden an zwei Tagen jeweils zwei Hüftstreckübungen, aber nur an einem Tag Kniestreckübungen absolviert. Damit ist das Verhältnis von kniedominantem Training und dem Training, das hauptsächlich die hintere Oberschenkelmuskulatur belastet, ausgeglichen. In gleicher Weise werden lineare und laterale Sprung- und Landefertigkeiten abgewechselt.

Wenn nur zweimal pro Woche trainiert wird, wechseln Sie lineare und laterale plyometrische Übungen ab.

Ein progressives plyometrisches Trainingsprogramm ist eine Möglichkeit, die Explosiv- und Schnellkraft des Athleten zu maximieren. Mit dem in diesem Kapitel beschriebenen Übungsablauf entwickeln Sie auf sichere Weise Schnelligkeit und horizontale und vertikale Sprungkraft. Gleichzeitig wird das Verletzungsrisiko signifikant verringert. Dies alles kann aber nicht im Eiltempo erlernt werden. Wer die beschriebenen Trainingsschritte nicht einhält, sondern Phasen verkürzt oder auslässt, setzt sich der Gefahr von Verletzungen oder Überlastungserscheinungen aus.

BEISPIEL FÜR EIN TRAININGSPROGRAMM ZUR VORBEUGUNG VON KREUZBANDVERLETZUNGEN

WOCHE EINS

1. Tag

Linearer plyometrischer Kastensprung 3 x 5

Kniebeuge im Ausfallschritt 3 x 8

Seitliche Kniebeuge 3 x 8

Hüftheben nach Gray Cook 3 x 8

2. Tag

Skatersprung 3 x 5 pro Bein

Step-up 3 x 8 pro Bein

Einbeiniges Kreuzheben 3 x 8

Hyperextension 3 x 8

3. Tag

Linearer plyometrischer Kastensprung 3 x 5

Kniebeuge im Ausfallschritt 3 x 8

Seitliche Kniebeuge 3 x 8

Hüftheben nach Gray Cook 3 x 8

WOCHE ZWEI

1. Tag

Skatersprung 3 x 5 pro Bein

Step-up 3 x 8 pro Bein

Einbeiniges Kreuzheben 3 x 8

Hüftheben nach Gray Cook 3 x 8

2. Tag

Linearer plyometrischer Kastensprung 3 x 5

Kniebeuge im Ausfallschritt 3 x 8

Seitliche Kniebeuge 3 x 8

Hyperextension 3 x 8

3. Tag

Skatersprung 3 x 5 pro Bein

Step-up 3 x 8 pro Bein

Einbeiniges Kreuzheben 3 x 8

Hüftheben nach Gray Cook 3 x 8

Auch die Übungen mit dem Medizinball (siehe Kapitel 8) und das Gewichtheben (siehe Kapitel 11) erhöhen die Schnellkraft des Sportlers. Alle drei Methoden können sinnvoll in einem Trainingsplan kombiniert werden. So sorgen sie für beste Ergebnisse im Kraftaufbau.

Plyometrische Übungen können bis zu viermal pro Woche absolviert werden, wenn die Übungsreihenfolge eingehalten wird. In diesem Fall würde das wöchentliche Trainingsprogramm zwei lineare und zwei laterale Tage enthalten, wobei jeder Trainingseinheit das entsprechende Aufwärmprogramm vorausgeht (siehe Kapitel 5). Vergessen Sie nicht: Mehr ist nicht unbedingt besser. Überschreiten Sie daher auf keinen Fall die angegebene Sprunganzahl, und trainieren Sie auch nicht häufiger als angegeben.

Sportler, die ihre Schnelligkeit, Kraft und Sprungkraft verbessern und dabei gleichzeitig das Verletzungsrisiko reduzieren möchten, können mit dem hier beschriebenen Trainingsprogramm hervorragende Resultate erzielen.

10

GEWICHTHEBEN FÜR EXPLOSIV- UND SCHNELLKRAFT

Gewichtheben für Explosiv- und Schnellkraft

Jeder Athlet sucht nach der besten und sichersten Methode, seine Explosiv- und Schnellkraft zu verbessern. Aktuelle Untersuchungen zeigen, dass Gewichtheben und Variationen dieser Disziplin hierfür die besten Methoden sind. Allerdings muss diese Trainingsform gut gelehrt und die Ausführung ständig überwacht werden. Aufgrund der hervorragenden Trainingsergebnisse, die mit Gewichtheben erzielt werden können, haben viele Trainer solche Übungen in ihr Trainingsprogramm aufgenommen. Leider sind nicht alle in der Lage, ihren Athleten die richtige Technik beizubringen. Dadurch kommt es zu Verletzungen. Diese werden dann häufig mit dem Gewichtheben an sich in Verbindung gebracht. Dabei liegt die Ursache lediglich in schlechtem Training und mangelnder Kontrolle.

Ich empfehle Trainern daher, das Gewichtheben nicht zu lehren, wenn sie hierfür nicht ausreichend ausgebildet sind. Stattdessen können Sie Explosiv- und Schnellkraft mit dem Medizinball und dem plyometrischen Training trainieren. Ein sicheres und effektives Trainingsprogramm muss methodisch richtig aufgebaut sein, doch es muss auch praktikabel sein.

Wenn explosive Bewegungen ins Trainingsprogramm aufgenommen werden, müssen diese technisch einwandfrei ausgeführt werden. Über Zusatzgewichte brauchen Sie sich an dieser Stelle noch keine Gedanken zu machen. Der Fokus liegt auf der richtigen Bewegungsausführung.

Gewichtheben ist sehr funktionell. Es wird im Stehen ausgeführt, die Bewegungen sind explosiv und beanspruchen nahezu jeden Muskel des Körpers. Die Muskeln müssen dabei zusammenarbeiten. Wenn die Technik erst beherrscht wird, kann effektiv und zeitsparend trainiert werden. Allerdings muss die Übungsausführung des Athleten ständig überprüft werden.

In diesem Kapitel beschreiben wir die Methode, die wir in unserem Trainingszentrum anwenden, um das Gewichtheben zu lehren. Alle unsere Athleten, sofern sie nicht unter Rückenproblemen leiden, absolvieren Gewichthebeübungen. Schwimmer, Tennis- und Baseballspieler trainieren allerdings keine explosiven Überkopfbewegungen wie das Reißen, weil sie starke Belastungen der Rotatorenmanschette vermeiden sollten. Unseren Athleten steht beim Gewichtheben immer ein Trainer zur Seite. Am einfachsten ist die Technik aus der Hang-Position zu erlernen, in der die Stange knapp über den Knien gehalten wird (siehe die Abbildung auf Seite 184 unten links). Mit dieser Ausführung liegt unsere Verletzungsrate beim Gewichtheben quasi bei null. In der Ausgangsstellung wird die Hantel mit gestreckten Armen vor den Oberschenkeln gehalten, wodurch der untere Rücken entlastet wird. Diese Position ermöglicht jedem Athleten unabhängig von seinem Leistungsstand eine technisch einwandfreie Ausführung. Überdies haben viele Athleten Schwierigkeiten, die Übung sauber auszuführen, wenn sie die Stange vom Boden heben müssen.

Natürlich hat nicht jeder Sportler die physiologischen Eigenschaften, die einen hervorragenden Gewichtheber ausmachen. Ein solcher muss gute biomechanische Hebel und einen mesomorphen, also muskulösen Körperbau haben. Außerdem muss er über hohe Hüftflexibilität verfügen. Mit dem Körperbau eines begabten Basketballspielers oder exzellenten Ruderers wird man im Gewichtheben keinen Erfolg haben.

Der Sinn der folgenden Übungen ist es jedoch, in der eigenen Sportart höhere Leistungen zu erzielen, und nicht, ein wettkampftauglicher Gewichtheber zu werden (es sei denn, dies ist Ihr Sport). Gewichtheben wird somit nur als Mittel eingesetzt, um Explosivkraft und Körperbau eines Sportlers zu verbessern. Obwohl dieses Training zu beträchtlichem Muskelwachstum führt, ist dies nicht das eigentliche Ziel. Auch geht es nicht darum, ein möglichst hohes Gewicht zu stemmen, sondern darum, das Gewicht schnell, explosiv und kraftvoll zu bewegen. Damit trainiert das Gewichtheben in erster Linie das Nervensystem und erst in zweiter Linie die Muskeln.

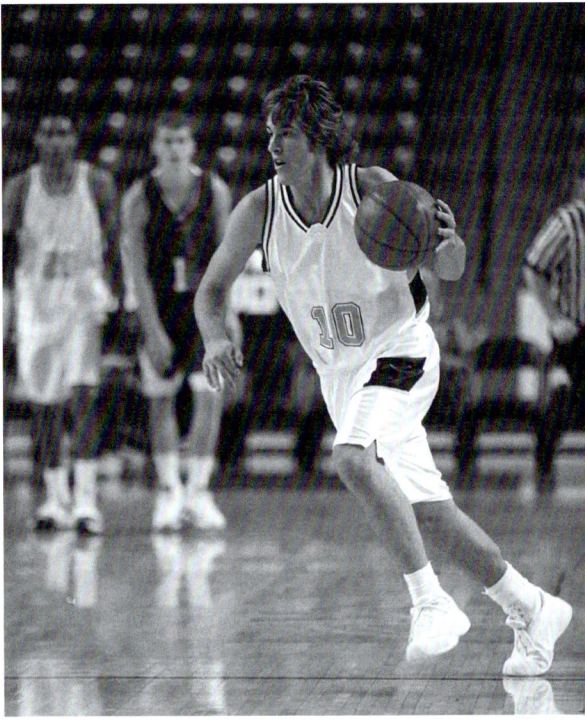

Gewichtheben verbessert die Explosivkraft, die es dem Athleten ermöglicht, in seiner Sportart schneller und explosiver zu agieren.

Erlernen der Grundpositionen

Beachten Sie die folgenden Richtlinien für das Erlernen des Gewichthebens:

- Das erste Gebot ist Sicherheit. Behalten Sie Ihre Umgebung im Auge. Benutzen Sie, wenn möglich, eine Gewichthebeplattform als Untergrund.
- Führen Sie die Bewegungen sauber und korrekt aus – das ist ganz einfach: Wenn Ihre Bewegung nicht richtig aussieht, dann ist sie vermutlich auch nicht richtig. Ihr Ziel ist nicht, die Stange nur von A nach B zu bewegen. Sie wollen die Stange *schnell* und *technisch korrekt* von A nach B bewegen. In diesem Punkt dürfen Sie als Gewichtheber oder Trainer keine Kompromisse machen.
- Die Bewegungsgeschwindigkeit ist wichtiger als die Höhe des Gewichts. Die meisten technischen Fehler passieren, weil zu hohes Gewicht aufgelegt wurde. Die einfachste Korrektur ist daher meist die beste: Reduzieren Sie das Gewicht.

Reißen *(snatch)* und Umsetzen *(clean)* können von jedem Sportler erlernt werden, der die Grundpositionen beherrscht und mit Vernunft an die

Gewichtheben für Explosiv- und Schnellkraft

neue Trainingsform herangeht. In unserer Trainingsgruppe haben wir hierzu stets eine einfache Methode angewendet, die sich bei allen Athleten vom Feldhockeyspieler bis zum American Footballer bewährt hat.

Denken Sie daran: Sie wollen keine Gewichtheber hervorbringen, sondern Athleten helfen, ihre Schnell- und Explosivkraft in ihrer jeweiligen Sportart zu verbessern. Stellen Sie daher kein Programm für Gewichtheber zusammen, sondern eines für Athleten, die mit dem Gewichtheben und dessen Variationen Kraft aufbauen wollen.

Die wichtigsten Positionen des Gewichthebens können in vier Schritten erlernt werden:

Schritt 1: *Erlernen Sie die Frontkniebeuge mit ausgestreckten Armen*

Bevor Sie das Umsetzen trainieren, muss die Frontkniebeuge beherrscht werden. In der Ausgangsstellung sind die Arme nach vorne ausgestreckt, und die Hantelstange liegt auf den Deltamuskeln, also auf den Muskeln, welche die Schultern umgeben (siehe Abbildung unten links). Die Hände befinden sich absichtlich nicht an der Stange. Dadurch lernt der Athlet, die Stange korrekt abzulegen und sie auf den Schultern und nicht auf den Handgelenken zu halten. Die häufigsten Probleme beim Reißen treten auf, wenn der Sportler nicht in der Lage ist, die Stange sauber zu greifen. Daher ist dieser Übungsschritt extrem wichtig und darf nicht übersprungen werden.

Schritt 2: *Erlernen Sie die Frontkniebeuge mit* clean grip

Bei dieser Variante der Frontkniebeuge halten Sie die Stange nicht mit überkreuzten Armen, sondern im *clean grip* (siehe Abbildung unten rechts). Der Athlet muss die Frontkniebeuge beherrschen, um sauber umsetzen zu können. Die Frontkniebeuge ist auch die Ausgangsposition der Gewichthebeübungen Standausstoßen *(push jerk)*, Schwungdrücken *(push press)* und Absenken in die Hockposition *(clean catch)*.

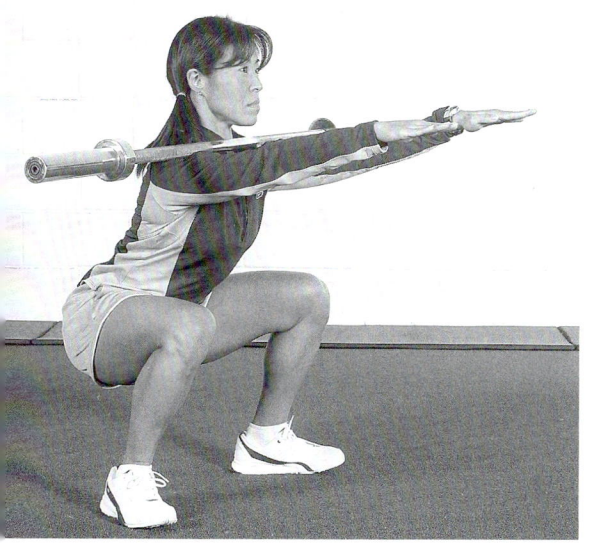
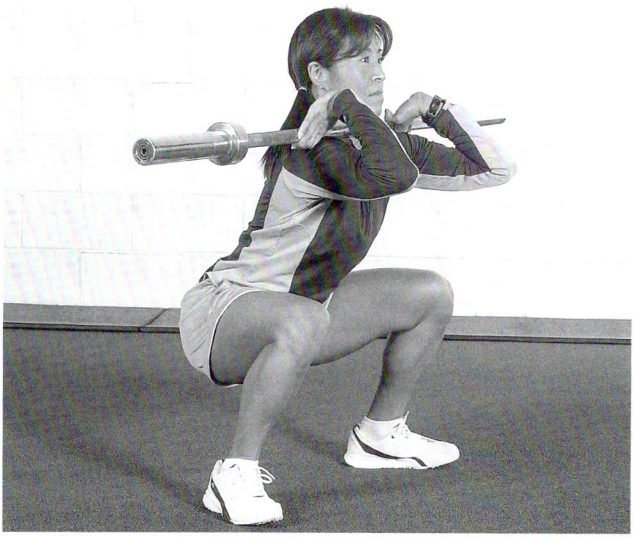

Schritt 3: *Erlernen Sie die Ausgangsposition des Reißens und Umsetzens*

Dies ist die Startposition der Zugphase. Der Athlet steht mit den Füßen schulterbreit auseinander. Die Knie sind leicht gebeugt, die Brust befindet sich vor der Stange, die Handgelenke sind in Richtung Körper gedreht. Die Arme werden gestreckt und die Ellenbogen zeigen nach außen.

Schritt 4: *Erlernen Sie die Überkopfendposition*

Diese Stützposition bildet sowohl bei Überkopfkniebeugen als auch beim Reißen, Standausstoßen *(push jerk)* und Schwungdrücken *(push press)* die Endposition. Der Athlet übt hier, die Stange mit gestreckten Armen über dem Kopf zu halten. Dabei sind die Beine leicht gebeugt, die Handgelenke werden fixiert. Der Kopf ist leicht nach vorne geneigt, die Stange befindet sich über dem Hinterkopf.

Führen Sie alle Hebebewegungen immer aus der Hang-Position aus, in der Sie die Stange knapp über den Knien halten. Diese Grundhaltung ist einfach und zugleich sicher. Sie kann von allen Athleten, unabhängig von Leistungsstand und Statur, erlernt werden. Schwere, große und unbewegliche Sportler haben nämlich Schwierigkeiten beim Gewichtheben, wenn die Stange in der Ausgangsposition am Boden liegt.

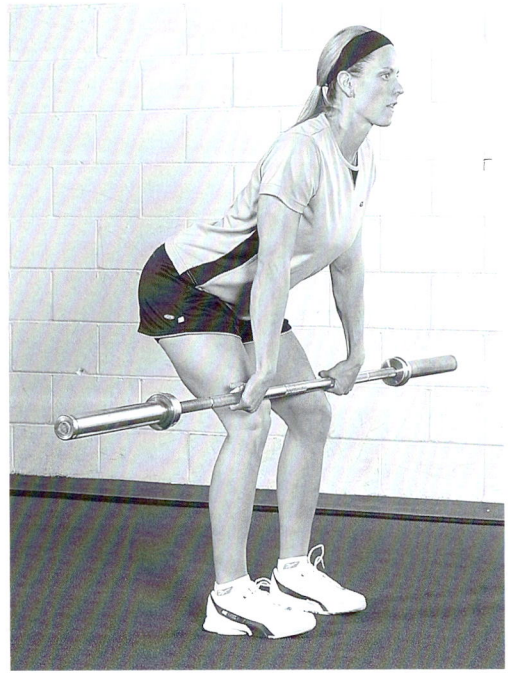
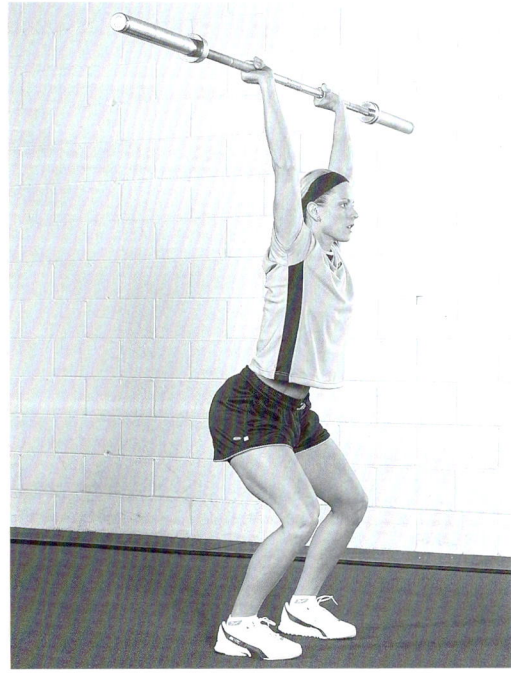

Gewichtheben für Explosiv- und Schnellkraft

Erlernen von Umsetzen aus dem Hang und Reißen mit engem Griff

Schritt 1: *Überprüfen Sie, ob Sie die Stange technisch korrekt anheben und ablegen.*
Der Rücken ist leicht gebeugt und stabil. Dieser Teil der Bewegung scheint einfach zu sein, doch viele Verletzungen passieren, weil die Stange technisch falsch angehoben oder abgelegt wird.

Schritt 2: *Überprüfen Sie Ihre Ausführung der Frontkniebeuge mit ausgestreckten Armen.*
Lernen Sie, die auf den Deltamuskeln abgelegte Stange zu halten. Diese Grundposition muss zuerst erlernt werden. Gehen Sie dann zur Frontkniebeuge mit *clean grip* über, um Ihre Beweglichkeit in Handgelenken, Schultern und Ellenbogen zu verbessern.

Schritt 3: *Überprüfen Sie Ihre Haltung in der Startposition (Hang-Position)*
- Die Handgelenke sind nach innen gedreht.
- Die Arme sind gestreckt.
- Der Rücken ist gebeugt.
- Die Schultern befinden sich über der Stange.

Schritt 4: *Führen Sie die Stange die Unterschenkel entlang nach unten.*
Beugen Sie dabei Ihren Rumpf, nicht die Knie.

Schritt 5a: *Führen Sie das Umsetzen aus dem Hang aus.*
Greifen Sie die Stange etwas breiter als schulterbreit, springen Sie ab, heben Sie die Schultern an, und greifen Sie die Stange dann in Frontkniebeugeposition (siehe Abbildung rechts oben).

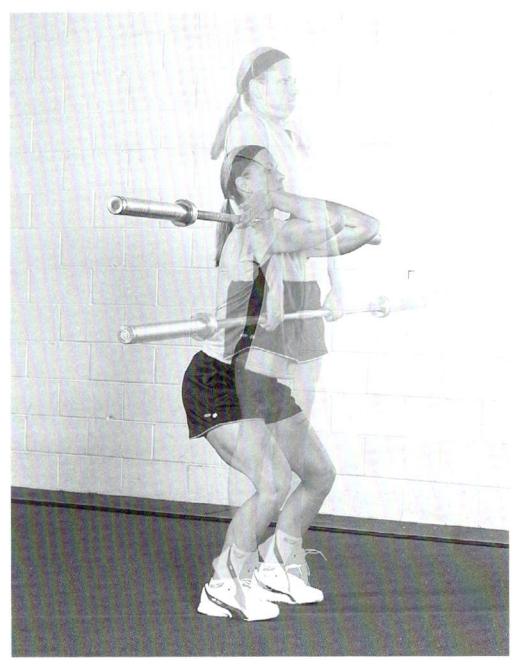

Schritt 5b: *Führen Sie das Reißen mit engem Griff aus.*
Bei dieser Übung wird die gleiche Griffposition angewendet wie beim Standumsetzen. Von einer Griffhaltung, bei der die Hände weiter auseinander sind, raten wir ab. Der weite Griff dient lediglich dazu, mehr Gewicht stemmen zu können. Achten Sie daher auf einen schulterbreiten Griff in der Endposition über dem Kopf. Halten Sie dabei die Stange senkrecht über Ihrem Hinterkopf, Knie und Rücken sind leicht gebeugt (siehe Abbildung auf Seite 186). Stellen Sie sich während des Reißens vor, Sie wollten die Stange senkrecht nach oben an die Decke werfen.

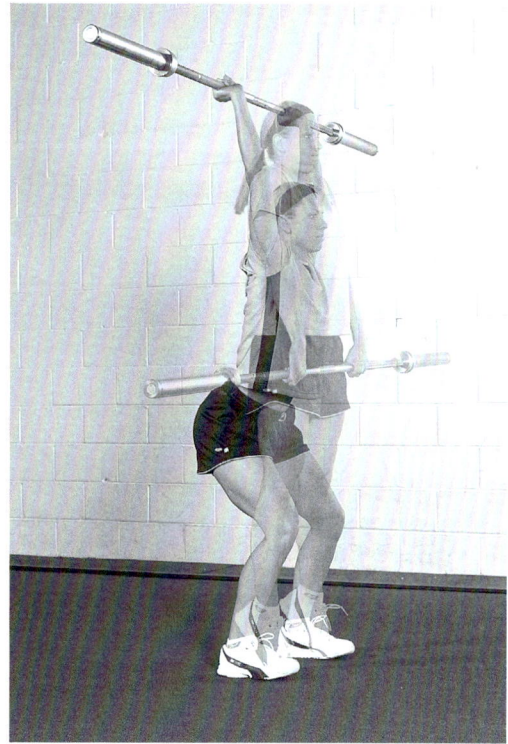

Schritt 6: *Legen Sie die Stange sauber ab.*
Halten Sie den Rücken dabei angespannt und gerade.

Hinweise zur Ausführung der Hebeübungen

➲ *Hinweise für die Startposition*
  Die Augen schauen geradeaus.
  Die Brust ist herausgestreckt.
  Der Rücken ist gebeugt.
  Die Arme sind gestreckt, die Ellenbogen werden locker gehalten.
  Die Handgelenke sind nach innen eingedreht. So kann die Stange dicht am Körper gehalten werden.
  Die Schultern befinden sich in der Ausgangsposition vor der Stange.

➲ *Hinweise für Zug oder Absprung*
  Springen Sie ab, und ziehen Sie die Schultern hoch.
  Springen Sie ab, und bringen Sie das Gesäß nach hinten.
  Springen Sie ab, und bringen Sie die Ellenbogen nach oben (für den Zug).

➲ *Hinweise zum Greifen der Stange (nur für das Standumsetzen)*
  Nehmen Sie eine sitzende Position unterhalb der Stange ein.
  Schieben Sie die Hüfte zurück.
  Halten Sie die Ellenbogen hoch. Einer von 30 Athleten ist nicht beweglich genug, um die Ellenbogen hochzuhalten; die anderen 29 behaupten lediglich, sie könnten es nicht.

Gewichthebeübungen sind sicher, fordern den Sportler heraus und machen Spaß, wenn sie unter ständiger Beobachtung ausgeführt werden. Arbeiten Sie an der Technik und an der Geschwindigkeit, und machen Sie sich keine Gedanken über das Gewicht, das Sie heben. Dieses Training führt zu Verbesserungen Ihrer Kraft und Ihrer Körperbaus, die Sie selbst vielleicht nicht für möglich gehalten haben.

Gewichtheben für Explosiv- und Schnellkraft

Eine Alternative zum Gewichtheben

Sie wollen Ihre Kraft im Unterkörper verbessern, möchten aber keine Gewichthebeübungen ausführen? Dann können Sprungkniebeugen die Lösung sein. Diese werden in Europa schon seit vielen Jahren in der Leichtathletik eingesetzt. Sie entwickeln, ebenso wie das Gewichtheben, die Hüftkraft und können auch von Athleten geübt werden, die Probleme mit dem Rücken oder den Schultern haben.

Zur Ausführung der Sprungkniebeuge nehmen Sie eine Grundhaltung ein, die etwas höher ist als bei der traditionellen Kniebeuge. Dann springen Sie so hoch wie möglich. Anfänger sollten zwischen den Sprüngen stabil landen, Fortgeschrittene können nach kurzer Bodenkontaktzeit zum nächsten Sprung übergehen. Wichtig ist die richtige Wahl des Zusatzgewichts. Hierzu ein Beispiel:

Zwei Athleten können bei der Kniebeuge maximal 225 Kilogramm stemmen. Beide müssten entsprechend einer veralteten Richtlinie die Sprungkniebeuge mit 56 Kilogramm Zusatzgewicht, nämlich 25 Prozent ihres Maximalgewichts bei der Kniebeuge, absolvieren. Der erste Athlet wiegt aber 90 Kilogramm, während der zweite Athlet 160 Kilogramm wiegt. Damit hat der erste Athlet ein deutlich besseres Last-Kraft-Verhältnis. Ihn mit 56 Kilogramm springen zu lassen, scheint sinnvoll. Doch der schwerere Athlet hat vermutlich Probleme, die Sprungkniebeuge mit sauberer Technik auszuführen. Aufgrund seines schlechten Last-Kraft-Verhältnisses sollte er auf jeden Fall weniger Gewicht auflegen.

Wir schlagen daher folgende Formel zur Berechnung des Zusatzgewichts vor:

$$[(\text{Kniebeugegewicht} + \text{Körpergewicht}) \times 0{,}4] - \text{Körpergewicht} = \text{Zusatzgewicht für die Sprungkniebeuge}$$

Athlet eins: $[(225 + 90) \times 0{,}4] - 90 = 36$ kg
Athlet zwei: $[(225 + 160) \times 0{,}4] - 160 = -6$ kg

Dieses Beispiel zeigt, dass der 160 Kilogramm schwere Athlet kein Zusatzgewicht auflegen muss, während der 90 Kilogramm schwere Athlet den Sprung gut mit 36 Kilogramm Zusatzgewicht ausführen kann.

Benutzen Sie das Gesamtgewicht, das sich aus Körpergewicht und Zusatzgewicht ergibt, um die Höhe des Zusatzgewichts zu ermitteln. Diese Berechnungsformel ist sowohl für schwächere Athleten, die ihre Kraft entwickeln wollen, als auch für große, schwere Athleten geeignet.

Ob Sie nun Gewichtheben oder Sprungkniebeugen trainieren wollen – am schnellsten entwickeln Sie Ihre Explosivkraft und Sprungfertigkeiten, wenn Sie mit Zusatzgewichten die Bein- und Hüftkraft verbessern. Einer der Vorteile beider Trainingsmethoden ist, dass der Athlet seine Explosivkraft erhöht, ohne dabei übermäßig viel Muskulatur aufzubauen, da vornehmlich das Nervensystem trainiert wird und erst in zweiter Linie die Muskeln. Daher sind diese Trainingsmethoden auch für Eiskunstläufer, Kunstturner oder Ringer geeignet. Viele Athleten und Trainer glauben, Gewichtheben sei nur etwas für Footballspieler. Dabei können Sportler aller Sportarten, unabhängig von ihrer Leistungsfähigkeit und Körperstatur, diese Übungen ausführen, um ihre Körperkraft zu verbessern, ohne an Muskelmasse zuzunehmen.

12
PROGRAMME ZUR LEISTUNGSSTEIGERUNG

Bevor wir Ihnen in diesem Kapitel einige Beispiel-Trainingsprogramme für verschiedene Sportarten vorstellen, müssen bestimmte Grundlagen geklärt werden. Das Konzept der sportartspezifischen Kraft wird oft missverstanden. Die Ansicht, dass jede Sportart ihr eigenes Trainingsprogramm braucht, ist falsch. Verschiedene Kategorien von Sportarten haben vergleichbare Anforderungen, und innerhalb einer Kategorie variiert das Training der Schnell- und Explosivkraft sowie der seitlichen Beweglichkeit nicht sehr stark. Demnach können ähnliche Methoden angewendet werden. Viele der besten Kraft- und Fitnesstrainer nutzen sehr ähnliche Programme, um Sportler unterschiedlicher Sportarten zu trainieren. Dabei kommt es eigentlich nie vor, dass ein Trainer seinen Athleten als zu schnell oder zu kräftig bezeichnet. Explosiv- und Schnellkraft können und sollten immer weiterentwickelt werden. Unterscheidet sich ein schneller Basketballspieler irgendwie von einem schnellen Footballspieler? Würden Sie als Trainer die Schnellkraft eines Basketballspielers anders zu erhöhen versuchen als die Schnellkraft eines Footballspielers? Manch ein Trainer mag antworten, die Testmethoden seien sportartspezifisch und würden sich von Disziplin zu Disziplin unterscheiden. Doch es geht hier nicht um Testmethoden, sondern um das Training der Schnelligkeit und Kraft. Beschleunigung, Abstoppen, Richtungswechsel und Beweglichkeit sind in vielen Sportarten gleichermaßen gefordert. Dasselbe gilt für die Kraft. Zwar muss bei bestimmten Sportarten wie Baseball, Tennis oder Schwimmen eine hohe Belastung der Schultern vermieden werden, weshalb Überkopfhebeübungen nur begrenzt zu trainieren sind. Alle anderen Übungen bleiben aber gleich. Kraft ist Kraft. Die Gesamttrainingszeit, die der Kraft und Schnellkraft gewidmet wird, mag je nach Sportart verschieden sein, doch gibt es keine Methode des Kraftaufbaus, die für eine Sportart sinnvoller ist als für eine andere. Und es gibt kein Schnellkraftprogramm, das sich für eine Sportart besser eignet als für eine andere. Die Gemeinsamkeiten der Sportarten sind wichtig, nicht ihre Unterschiede.

Dies ist eine der Stärken des funktionellen Trainings: Nutzbare Kraft und nutzbare Schnelligkeit werden durchdacht trainiert.

Kommen wir nun zum Aufbau der Trainingsprogramme: Alle Kraftprogramme beginnen mit explosiven Hebeübungen oder Gewichtheben. Um die Explosivität und korrekte Technik der Bewegungen zu gewährleisten, wird zwischen den Sätzen jeweils drei Minuten pausiert. Die explosiven Hebeübungen werden nicht paarweise absolviert. Nach dem explosiven Heben führt der Sportler entweder zwei Übungspaare oder ein Übungspaar und ein Dreierset, bestehend aus drei Übungen, aus. Diese Übungen werden mit einer oder anderthalb Minuten Pause zwischen den Sätzen ausgeführt.

Die Hauptunterschiede zwischen den Sportarten liegen nicht im Krafttraining, sondern in der Entwicklung der spezifischen Energiesysteme. Das Konditionstraining ist viel stärker auf die einzelne Sportart abzustimmen. Während Krafttrainingsprogramme auf mehrere Sportarten mit ähnlicher Anforderungsstruktur übertragen werden können, hängt das Herz-Kreislauf-Training eng mit der jeweiligen Sportart oder einer Gruppe von Sportarten zusammen.

Konditionstraining zur Leistungssteigerung und Verletzungsprophylaxe

Die Methoden des funktionellen Konditionstrainings sind im ständigen Wandel begriffen. Trainer haben in den vergangenen Jahren große Fortschritte im Verständnis der Physiologie des Sports und im Aufbau von Trainingsprogrammen gemacht, die gezielt die jeweils geforderten Energiesysteme ansprechen. So sind etwa bei den Mannschaftssportarten die Belastungs- und Pausenzeiten heutiger Trainingsprogramme besser an die Realität angepasst als in der Vergangenheit. Doch nur in wenigen Programmen werden regelmäßig auch Richtungswechsel trainiert. Sportspezifische Bewegungsabläufe und Muskelaktivität sind die Bereiche des Konditionstrainings, die noch verbessert werden müssen.

Alle Programme in diesem Kapitel beinhalten Richtungsänderungen als Hauptkomponente des Konditionstrainings. Im Konditionstraining geht es hauptsächlich darum, die Kräfte, die beim Beschleunigen und Abstoppen entstehen, kontrollieren zu lernen und den Körper an die Stoffwechselbelastungen infolge der Beschleunigung und des Abstoppens zu gewöhnen. Athleten die in diesem Bereich Defizite haben, sagen oft, sie seien nicht »in Wettkampfform«. Viele Athleten beschränken ihr Training darauf, eine bestimmte Distanz in einer vorgegebenen Zeit zu laufen oder zu fahren. Die zusätzliche Belastung, die durch Beschleunigung, Richtungsänderung und Abstoppen entsteht, wird hingegen nicht berücksichtigt. Oft verletzen sich Sportler im Trainingslager, auch wenn sie dem Trainingsplan penibel gefolgt sind. In solchen Fällen enthielt ihr Programm meist nicht die Kernelemente des Konditionstrainings. Diese Kernelemente sind

1. Beschleunigung
2. Abstoppen
3. Richtungsänderung

Trainingsprogramme, die das Beschleunigungen, das Abstoppen und Richtungsänderungen umfassen, bereiten den Athleten besser auf die Belastungen der Wettkampf- oder Spielsaison vor und schützen vor Verletzungen der hinteren Oberschenkelmuskulatur oder der Leistengegend.

Konditionstraining muss im Hinblick auf die folgenden Merkmale sportspezifisch sein:

- ⊃ *Zeit.* In Kapitel 2 betonten wir, wie wichtig es ist, die spezifischen Anforderungen einer Sportart zu analysieren. Konditionsprogramme sollten nicht mit dem Ziel entwickelt werden, irgendeinen Konditionstest zu bestehen. Der Athlet muss auf die spezifischen Anforderungen seiner Sportart vorbereitet werden.

- ⊃ *Bewegung.* Konditionsprogramme müssen Richtungsänderungen trainieren. Die meisten Verletzungen passieren beim Beschleunigen und Abstoppen. Athleten verletzen sich in der Regel nicht, weil sie nicht in Form sind, sondern weil sie nicht spezifisch auf die Anforderungen ihres Sports vorbereitet worden sind. Simple Sprints trainieren die Muskeln und den Stoffwechsel ganz anders als Pendelläufe, bei denen Richtungsänderungen und das Abstoppen mit den Sprints kombiniert werden.

- *Bewegungsmuster.* Hüftbeuger und hintere Oberschenkelmuskulatur sind Muskelgruppen, die in der Saisonvorbereitung sehr oft verletzt werden. Sie müssen auf Sprintbewegungen vorbereitet werden. Daher sollten Konditionsprogramme das Bewegungsmuster des Sprints enthalten, bei dem die Hüfte des Athleten energisch gestreckt und wieder zurückgezogen wird.

- *Bewegungsschwerpunkte.* Die Trainingseinheiten sind so angeordnet, dass an lateralen Tagen auch im Konditionstraining die Lateralbewegungen im Vordergrund stehen. Das bedeutet, dass unabhängig von der praktizierten Sportart zwei Tage pro Woche am Slideboard trainiert wird.

DIE GRUNDLAGEN ENTWICKELN

Beim Erarbeiten der Grundlagen verzichten wir gewollt auf Herz-Kreislauf- beziehungsweise Ausdauertraining. Wie wir bereits in Kapitel 2 erläuterten, kann das Training der aeroben Ausdauer negative Effekte auf die Leistungsfähigkeit haben. Konditionsprogramme sollen den Sportler *auf die sportartspezifischen Anforderungen vorbereiten*. Wer Schnellkraftsportler (und dazu gehören fast alle Mannschaftssportarten) im Training lang andauernden aeroben Belastungen aussetzt, erreicht das Gegenteil des eigentlichen Ziels: Muskeln verkürzen sich, verlieren an Beweglichkeit und Bewegungsumfang und neigen zur Überlastung. Auch im Gewebe kommt es zu negativen physiologischen Veränderungen. Athleten aus Intervall- und Sprintsportarten müssen regelmäßig beschleunigen und abstoppen, um ihre Muskeln auf die Belastungen ihres Sports vorzubereiten. Die Bewegungsmuster der Spielsituation müssen im Training möglichst genau imitiert werden.

Nun stellt sich natürlich die Frage, wie man Grundlagen aufbauen und gleichzeitig auf das Joggen verzichten kann. Wir arbeiten in umgekehrter Richtung. Anstatt mit 30 bis 40 Minuten Laufen zu beginnen, lassen wir die Athleten zunächst einige extensive Tempoläufe absolvieren und steigern dann kontinuierlich den Umfang der Laufarbeit. Zu Beginn dauert die Laufphase nur zehn Minuten; sie wird durch ein 20-minütiges dynamisches Aufwärmen vorbereitet. Damit hat der Athlet insgesamt 30 Minuten mit erhöhter Herzfrequenz trainiert, hat dynamisch seine Flexibilität verbessert und sportartspezifische Bewegungsmuster eingeübt. 30 Minuten Joggen hat bei Weitem nicht diesen spezifischen Trainingseffekt.

Extensives Laufen ist nicht gleichbedeutend mit Sprinten. Das Tempo eines extensiven Laufs liegt zwischen dem langsamen Lauftempo und dem Sprint. Es werden abwechselnd 80 bis 100 Meter gelaufen und dann etwa 30 bis 40 Meter gegangen. Die Athleten beginnen mit zehn Tempoläufen und steigern die Zahl dann bis auf 20 Läufe. Im Laufe des Trainings steigt der Puls trotz Pauseintervallen kontinuierlich an. Während der Pausen wird niemals gejoggt oder schnell gelaufen, da dies bereits die Beweglichkeit beeinträchtigen könnte.

Von extensiven Tempoläufen arbeiten sich die Athleten dann zu Pendelläufen mit Abstoppen, Beschleunigen und Richtungswechseln vor. Zu Beginn absolvieren die Athleten auf einer 50 Meter langen Strecke 150-Meter-Läufe, wobei sie nur zweimal wenden, aber dreimal beschleunigen und abbremsen müssen.

In der ersten Laufwoche mit Richtungswechseln wird der Gesamtlaufumfang deutlich reduziert (von 1000 Meter Tempolauf auf 750 Meter Pendellauf), um die Muskulatur an die zusätzlichen Belastungen zu gewöhnen. Dann wird entweder die Gesamtlaufstrecke von Woche zu Woche um 10 bis 20 Prozent (etwa 150 Meter) verlängert oder die Zahl der Richtungswechsel erhöht. Bei Letzterem wird dann nicht mehr nach 50 Metern, sondern bereits nach 25 Metern umgedreht, während der Gesamtlaufumfang entweder gleich bleibt oder sogar reduziert wird.

Mit dieser Trainingsform entwickelt der Athlet
1. eine Grundlage, ohne dabei seine Muskeln zu verkürzen, und
2. seine Beschleunigungs- und Abstoppfertigkeiten, die ein wichtiger Bestandteil der meisten Mannschaftssportarten sind.

Tempo- und Pendelläufe werden an linearen Trainingstagen ausgeführt, während Slideboardtraining an lateralen Tagen auf dem Programm steht.
Das Slideboard ist eine exzellente Möglichkeit des Konditionstrainings für viele verschiedene Sportarten.

KONDITIONSTRAINING MIT DEM SLIDEBOARD

Das Slideboard verdankt seine Popularität dem Eisschnellläufer Eric Heiden, der es in den 1980er-Jahren bekannt gemacht hat. Es ist ein hervorragendes Trainingsgerät für Seitwärtsbewegungen. Eisschnellläufer benutzen es seit vielen Jahren, um eislaufspezifische Bewegungsmuster zu imitieren, wenn sie nicht auf dem Eis trainieren können. Sportler anderer Sportarten haben erst spät den Nutzen dieses Geräts für ihr Vor- und Nachsaisontraining erkannt. Durch kontinuierliche Verbesserungen in Design und Qualität sind heute sehr stabile Bretter auf dem Markt, die von Sportlern aller Leistungsklassen eingesetzt werden können. Die Bretter sind zwei bis drei Meter lang und längenverstellbar.

Kein anderes Trainingsgerät hat all diese Eigenschaften:

- Der Athlet trainiert darauf in einer sportspezifischen Haltung (das gilt für fast alle Sportarten).
- Es trainiert Adduktoren und Abduktoren und trägt damit effektiv zur Verletzungsvorbeugung bei.
- Gruppen von drei bis vier Athleten können gemeinsam an einem Gerät trainieren.
- Drei bis vier Sportler können damit ein funktionelles Intervalltraining absolvieren, ohne Veränderungen am Gerät (z. B. Verstellen der Sitzhöhe) vornehmen zu müssen.

Alle Athleten, mit Ausnahme von Ruderern, sollten an zwei von vier Trainingstagen pro Woche Lateralbewegungen trainieren. Hierfür ist

Programme zur Leistungssteigerung

das Slideboard das effektivste Trainingsgerät. Für Eishockeyspieler ist es vermutlich das wichtigste Trainingsgerät überhaupt. Bis zur Einführung des Slideboards mussten sie ihr Grundlagentraining außerhalb der Saison nämlich auf dem Fahrrad oder der Laufbahn absolvieren. Radfahren und Laufen können die aerobe und anaerobe Leistungsfähigkeit zwar verbessern, haben in ihrer Bewegungsstruktur aber keinerlei Ähnlichkeiten mit dem Eislaufen. Das Slideboard dagegen ermöglicht es, Intervalle hockeyspezifisch zu trainieren. Gleichzeitig kann an der Technik gearbeitet werden. Hierzu muss lediglich ein Spiegel vor das Slideboard gestellt werden. So kann der Athlet seine Kniebeugung beziehungsweise -streckung und seine Fußgelenkstreckung während des Trainings selbst korrigieren.

Das Slideboard trägt außerdem effektiv dazu bei, beim Training in der Vorbereitungsphase Verletzungen in der Leistengegend zu vermeiden. Slideboardtraining aktiviert Adduktoren, Abduktoren und Hüftbeuger in einer Weise, wie es auf dem Rad oder auf dem Stepper nicht möglich ist. Außerdem können am Slideboard seitliche Bewegungen ausgeführt werden, die bei allen Richtungswechseln und im Eisschnelllauf vorkommen. Wenn die Arbeit am Slideboard mit plyometrischem Training und Sprinttraining kombiniert wird, trägt sie bedeutend zur Schnelligkeitssteigerung bei.

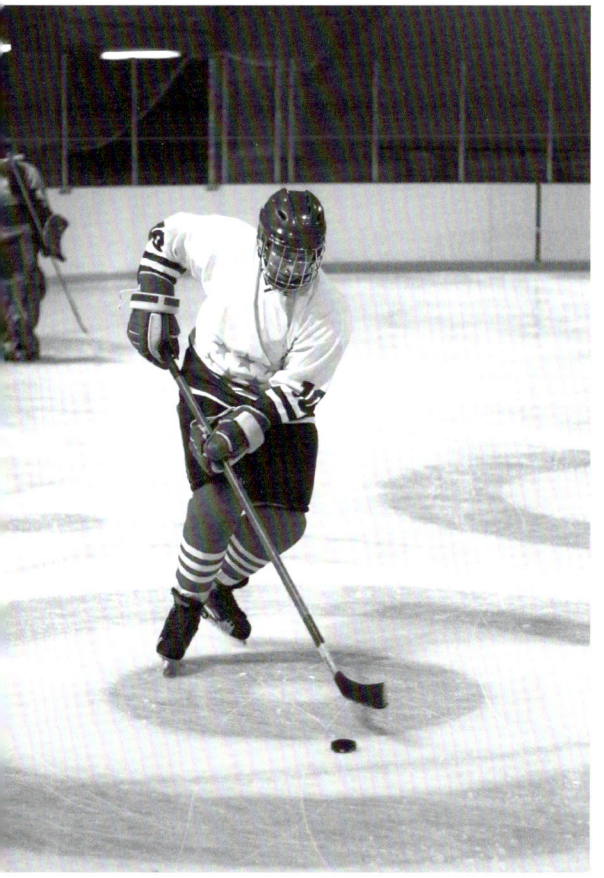

Das Training am Slideboard ermöglicht Eishockeyspielern, außerhalb der Saison sportartspezifisch an ihrer Kondition und Technik zu arbeiten.

Das Slideboardtraining bietet einen weiteren Nutzen für ausgewählte Sportarten wie Eishockey und American Football, wenn es mit Gewichtsweste ausgeführt wird. Nur diese Sportler müssen die Auswirkungen des Gewichts ihrer Ausrüstung auf ihre Leistungsfähigkeit bedenken und entsprechend trainieren. Die Hockey- und Footballspieler in unserer Trainingsgruppe trainieren daher in der zweiten Hälfte des Sommers mit fünf Kilogramm schweren Gewichtsgürteln auf dem Slideboard, um sich langsam an das Zusatzgewicht ihrer Ausrüstung zu gewöhnen. Manche Trainer spielen den Einfluss dieses Zusatzgewichts auf die Leistungsfähigkeit des Athleten herunter. Doch stellen Sie sich einmal vor, wie unterschiedlich die Ergebnisse wären, wenn ein Athlet 1000 Meter sprinten würde und dann drei Tage später diese Strecke noch einmal mit einer fünf Kilogramm schweren Gewichtsweste laufen würde. Das Gewicht der Sportausrüstung ist bei manchen Sportarten ein erheblicher Faktor und muss daher im sportartspezifischen Konditionstraining berücksichtigt werden. In solchen Sportarten ohne Zusatzgewichte zu trainieren wäre unklug.

Unsere Footballspieler trainieren in der zweiten Hälfte des Sommers dreimal pro Woche mit Gewichtsweste: Sie absolvieren zwei Trainingseinheiten auf dem Slideboard und laufen zudem einmal pro Woche mit Gewichtsweste. Mit dieser Trainingsform wollen wir sie auf die Anforderungen im Spiel vorbereiten.

Viele Fußballtrainer bevorzugen auch heute noch aerobes Training zum Aufbau von Ausdauer, setzen also auf Fitness statt auf Schnelligkeit. Ihnen sei geraten, einmal darüber nachzudenken, welche Eigenschaften einen ausgezeichneten Fußballspieler ausmachen. Elitespieler haben herausragende technische Fertigkeiten und eine hohe Grundschnelligkeit. Wenn das aerobe Training ihnen nicht schadet, dann wahrscheinlich, weil sie bereits über hervorragende Sprintfähigkeiten verfügen. Aber junge, in der Entwicklung befindliche Fußballspieler müssen Schnelligkeit erst aufbauen. Zu viel Ausdauertraining jedoch bewirkt bei ihnen das Gegenteil.

Dieses Buch kann Fußballspielern und Fußballtrainern helfen, Schnelligkeit zu entwickeln und Richtungswechsel zu perfektionieren. Wer Fußballspieler erfolgreich trainieren möchte, muss durch Tempo- und Pendelläufe ihre Sprintfähigkeit verbessern – und nicht durch Joggen an ihrer Grundlagenausdauer arbeiten. Großartige Fußballspieler sind Sprinter, nicht Jogger. Und die Trainer sollten begreifen, dass Leistungstests und das eigentliche Training zwei verschiedene Dinge sind und daher nicht gleich aussehen müssen.

Programme zur Leistungssteigerung

Beispiele für Konditionsprogramme

Das Konditionsprogramm auf den Seiten 196 bis 198 ist für Intervallsportarten wie Feldhockey, Eishockey und Fußball geeignet. Am ersten und dritten Tag werden Lateralbewegungen am Slideboard trainiert. Am zweiten und vierten Tag steht lineares Training wie Tempo- und Pendelläufe im Vordergrund.
Die Tabelle auf den Seiten 199 bis 201 zeigt ein Drei-Tage-Programm für American-Football-Spieler.

Alle Konditionsprogramme beginnen mit extensiven Tempoläufen, bei denen sich schnelles Laufen und Gehpausen abwechseln. Dabei soll die Herzfrequenz kontinuierlich erhöht werden, ohne dass gejoggt wird. Beim Joggen kommt es nämlich nicht zu einer kraftvollen Hüftstreckung, und auch die Sprinttechnik wird mit Joggen nicht verbessert. Konditionsprogramme aber sollen Muskulatur und Herz-Kreislauf-System sportartspezifisch vorbereiten.
An linearen Tagen (zweiter und vierter Tag) haben Sie drei verschiedene Trainingsmöglichkeiten: Sie können zwischen Lauftraining im Freien oder in der Halle, Laufen auf dem Laufband und Radfahren auf einem Standfahrrad wählen. Letzteres ist allerdings nur für verletzte Athleten gedacht. Gesunden Athleten empfehlen wir immer das Lauftraining. Bei Pendelläufen beträgt die Laufdistanz bis zum Richtungswechsel entweder 25 oder 50 Meter.

Die meisten Sportarten haben weit mehr Gemeinsamkeiten als Unterschiede. Was fast alle Sportarten eint, ist die Notwendigkeit, zu beschleunigen, abzustoppen sowie immer wieder die Richtung zu ändern. Diese Fertigkeiten sind für Eiskunstläufer ebenso wichtig wie für Fußballspieler. Um die Leistungsfähigkeit des Athleten zu verbessern und gleichzeitig das Verletzungsrisiko zu reduzieren, müssen sie daher in den Trainingsplan aufgenommen werden.
Erweitern Sie Ihren Horizont, wenn es um die Wahl der Trainingsmethoden und Hilfsmittel geht. Slideboards und Gewichtswesten mögen auf den ersten Blick nicht sportartübergreifend einzusetzen sein, doch sie eignen sich hervorragend, um Konditionstraining auf eine Sportart und auf bestimmte Bewegungsmuster abzustimmen.

BEISPIEL EINES KONDITIONSPROGRAMMS FÜR INTERVALLSPORTARTEN
(z. B. FELDHOCKEY, EISHOCKEY, FUSSBALL)

	Trainings-form	Distanz/ Sätze	Trainings-zeit	Pause	Laufband	Geschwindig-keit (Steigerung)	Pause	Rad	Airdyne-level Mann	Frau	Pause
WOCHE 1											
1. Tag	Slideboard	5 ×	0:30	1:30							
2. Tag	Tempolauf	10 × 110	0:18–0:20	0:40	10 × 0:15	16 km/h (2 %)	0:45	10 × 0:15	12	10	0:45
3. Tag	Slideboard	5 ×	0:30	1:30							
4. Tag	Tempolauf	12 × 110	0:18–0:20	0:40	12 × 0:15	16 km/h (2 %)	0:45	12 × 0:15	12	10	0:45
WOCHE 2											
1. Tag	Slideboard	6 ×	0:30	1:30							
2. Tag	Tempolauf	14 × 110	0:18–0:20	0:40	14 × 0:15	18 km/h (2 %)	0:45	14 × 0:15	12	10	0:45
3. Tag	Rad	8-km-Test (Zeiten notieren)									
4. Tag	Tempolauf	15 × 110	0:18–0:20	0:40	15 × 0:15	18 km/h (2 %)	0:45	15 × 0:15	12	10	0:45
WOCHE 3											
1. Tag	Slideboard	7 ×	0:30	1:30							
2. Tag	Lauftest 10/16*					16 km/h (10 %)					
3. Tag	Slideboard	7 ×	0:30	1:30							
4. Tag	Pendellauf	5 × 150	0:25	1:35	6 × 0:30	18 km/h (0 %)	1:30	6 × 0:45	10	8	1:15
WOCHE 4											
1. Tag	Slideboard	8 ×	0:30	1:30							
2. Tag	Distanz	4 km	20:00					16 km	4–7	4–7	30:00
3. Tag	Slideboard	8 ×	0:30	1:30							
4. Tag	Intervalle	1 × 330	0:45	1:15	1 × 0:45	18 km/h (2 %)	1:30	2 × 0:45	10	9	1:15
		2 × 220	0:35	1:25	2 × 0:30	20 km/h (2 %)	1:30	4 × 0:30	12	10	1:30
		6 × 110	0:18	0:45	6 × 0:15	22 km/h (2 %)	1:45	6 × 0:15	15	12	0:45
WOCHE 5											
1. Tag	Slideboard	6 ×	0:30	1:00							
2. Tag	Pendellauf	6 × 150	0:25	1:35	7 × 0:30	18 km/h (0 %)	1:30	7 × 0:45	10	8	1:15
3. Tag	Rad	11-km-Test (Zeiten notieren)									
4. Tag	Distanz	4,5 km	22:00					19,5 km	4–7	4–7	36:00

Programme zur Leistungssteigerung

	Trainings-form	Distanz/ Sätze	Trainings-zeit	Pause	Laufband	Geschwindig-keit (Steigerung)	Pause	Rad	Airdyne-level Mann	Airdyne-level Frau	Pause
WOCHE 6											
1. Tag	Slideboard	7 ×	0:30	1:00							
2. Tag	Intervalle	1 × 330	0:45	1:15	1 × 0:45	18 km/h (2 %)	1:30	2 × 0:45	10	8	1:15
		3 × 220	0:35	1:25	3 × 0:30	20 km/h (2 %)	1:30	6 × 0:30	12	10	1:30
		5 × 110	0:18	0:45	5 × 0:15	22,5 km/h (2 %)	0:45	6 × 0:15	15	12	0:45
3. Tag	Slideboard	7 ×	0:30	1:00							
4. Tag	Pendellauf	7 × 150	0:25	1:35	8 × 0:30	18,5 km/h (0 %)	1:00	8 × 0:45	10	8	1:15
WOCHE 7											
1. Tag	Slideboard	8 ×	0:30	1:00							
2. Tag	Distanz	4,5 km	24:00					22,5 km	4–7	4–7	42:00
3. Tag	Slideboard	8 ×	0:30	1:00							
4. Tag	Intervalle	2 × 330	0:45	1:15	2 × 0:45	18,5 km/h (2 %)	1:30	2 × 0:45	10	8	1:15
		3 × 220	0:35	1:25	3 × 0:30	21 km/h (2 %)	1:30	6 × 0:30	12	10	1:30
		3 × 110	0:18	0:45	3 × 0:15	22,5 km/h (2 %)	0:45	8 × 0:15	15	12	0:45
WOCHE 8											
1. Tag	Slideboard	9 ×	0:30	1:00							
2. Tag	Pendellauf	1 × 300	1:05	2:00	1 × 1:00	17 km/h (2 %)	1:00	4 × 800 m	10	8	3:00
		6 × 150	0:25	1:35	6 × 0:30	18,5 km/h (2 %)	1:30				1:30
3. Tag	Rad	16-km-Test (Zeiten notieren)									
4. Tag	Distanz	6,5 km	30:00					24 km	4–7	4–7	45:00
WOCHE 9											
1. Tag	Slideboard	10 ×	0:30	1:00							
2. Tag	Intervalle	4 × 220	0:35	1:25	4 × 0:30	20 km/h (2 %)	1:00	3 × 0:45	10	8	1:15
		8 × 110	0:18	0:45	8 × 0:15	22 km/h (2 %)	0:45	6 × 0:30	12	10	1:30
								5 × 0:15	15	12	0:45
3. Tag	Slideboard	10 ×	0:30	1:00							
4. Tag	Pendellauf	2 × 300	1:05	2:00	2 × 1:00	17 km/h (2 %)	1:00	5 × 800 m	10	8	3:00
		5 × 150	0:25	1:35	5 × 0:30	18,5 km/h (2 %)	1:00				

	Trainingsform	Distanz/Sätze	Trainingszeit	Pause	Laufband	Geschwindigkeit (Steigerung)	Pause	Rad	Airdyne-level Mann	Frau	Pause
WOCHE 10											
1. Tag	Slideboard	7 × mit 5 kg	0:30	1:00							
2. Tag	Distanz	6,5 km	30:00					24 km	4–7	4–7	43:00
3. Tag	Lauftest 16/10*					16 km/h (10 %)					
4. Tag	Intervalle	5 × 220	0:35	1:25	5 × 0:30	20 km/h (2 %)	1:00	3 × 0:45	8	8	1:15
		7 × 110	0:18	0:45	7 × 0:15	22 km/h (2 %)	0:45	7 × 0:30	10	10	1:30
								5 × 0:15	12	12	0:45
WOCHE 11											
1. Tag	Slideboard	8 × mit 5 kg	0:30	1:00							
2. Tag	Pendellauf	3 × 300	1:05	2:00	3 × 1:00	17 km/h (2 %)	1:00	2 × 1,5 km	9	7	5:00
		4 × 150	0:25	1:35	4 × 0:30	18,5 km/h (2 %)	1:00	1 × 1 km	10	8	
3. Tag	Rad	16-km-Test (Zeiten notieren)									
4. Tag	Distanz	6,5 km	30:00					24 km	4–7	4–7	42:00
WOCHE 12											
1. Tag	Slideboard	8 × mit 5 kg	0:30	1:00							
2. Tag	Intervalle	5 × 220	0:35	1:25	5 × 0:30	20 km/h (2 %)	1:00	3 × 0:45	10	7	1:15
		8 × 110	0:18	0:45	8 × 0:15	22 km/h (2 %)	0:45	7 × 0:30	12	8	1:30
								7 × 0:15	15		0:45
3. Tag	Slideboard	8 × mit 5 kg	0:30	1:00							
4. Tag	Pendellauf	4 × 300	1:05	2:00	3 × 1:00	16 km/h (2 %)	1:00	2 × 1,5 km	7	4–7	5:00
		3 × 150	0:25	1:35	5 × 0:30	18 km/h (2 %)	1:00	2 × 1 km	8		3:00

*Der Lauftest 16/10 wird bis zur Erschöpfung mit 16 km/h und 10 % Steigerung ausgeführt.

BEISPIEL EINES KONDITIONSPROGRAMMS FÜR AMERICAN FOOTBALLER

	Alle Positionen	Line	Spitzenspieler	Pause
WOCHE 1				
Montag	Tempolauf über 8 x 100 m 30 m gehen. Die Gesamtzeit sollte weniger als 8 Minuten betragen.			
Dienstag	3 x 20 m Pendelläufe	6 x 60 m Pendelläufe (0:15)	6 x 60 m Pendelläufe 0:13)	0:45
	Slideboard nach dem Lauf 6 x 0:15–0:45			
Donnerstag	Tempolauf über 8 x 100 m. 30 m gehen (Gesamtzeit weniger als 8 Minuten)			
Freitag	Slideboard 6 x 0:15–0:45			
WOCHE 2				
Montag	Tempolauf über 10 x 100 m 30 m gehen. Die Gesamtzeit sollte weniger als 10 Minuten betragen.			
Dienstag	3 x 20 m Pendelläufe	7 x 60 m Pendelläufe (0.15)	7 x 60 m Pendelläufe (0:13)	0:45
	Slideboard nach dem Lauf 7 x 0:15-0:45			
Donnerstag	Tempolauf über 10 x 100 m. 30 m gehen (Gesamtzeit weniger als 10 Minuten)			
Freitag	Slideboard 8 x 0:15–0:45			
WOCHE 3				
Montag	Tempolauf über 12 x 100 m 30 m gehen (Gesamtzeit weniger als 12 Minuten)			
Dienstag	3 x 20 m Pendelläufe	8 x 60 m Pendelläufe (0.15)	8 x 60 m Pendelläufe (0:13)	0:45
	Slideboard nach dem Lauf 8 x 0:15–0:45			
Donnerstag	Tempolauf über 12 x 100 m. 30 m gehen (Gesamtzeit weniger als 12 Minuten)			
Freitag	Slideboard 10 x 0:15–0:45			
WOCHE 4				
Montag		12 x 55 m (9 Sek.)	12 x 55 m (7,5 Sek.)	
Dienstag	3 x 20 m Pendelläufe	9 x 60 m Pendelläufe (0.15)	9 x 60 m Pendelläufe (0:13)	0:45
	Slideboard nach dem Lauf 9 x 0:15–0:45			
Donnerstag	Tempolauf über 12 x 100 m. 30 m gehen (Gesamtzeit weniger als 12 Minuten)			
Freitag	Slideboard 10 x 0:15-0:45			
WOCHE 5				
Montag		14 x 55 m (9 Sek.)	14 x 55 m (7,5 Sek.)	
Dienstag	3 x 20 m Pendelläufe	10 x 60 m Pendelläufe (0.15)	10 x 60 m Pendelläufe (0:13)	0:45
	Slideboard nach dem Lauf 8 x 0:15–0:45			
Donnerstag	Pendelläufe über 5 x 150 m auf 50 m Strecke (Line: 0:33, Spitzenspieler 0:30)			
Freitag	Slideboard 11 x 0:15–0:45			

	Alle Positionen	Line	Spitzenspieler	Pause
WOCHE 6				
Montag		16 x 55 m (9 Sek.)	16 x 55 m (7,5 Sek.)	
Dienstag	4 x 20 m Pendelläufe	11 x 60 m Pendelläufe (0:15)	11 x 60 m Pendelläufe (0:13)	0:45
	Slideboard nach dem Lauf 8 x 0:15–0:45			
Donnerstag	Pendelläufe über 5 x 150 m auf 25 m Strecke (Line: 0:35, Spitzenspieler 0:30)			
Freitag	Slideboard 11 x 0:15–0:45			
WOCHE 7				
Montag		18 x 55 m (9 Sek.)	18 x 55 m (7,5 Sek.)	
Dienstag	5 x 20 m Pendelläufe	12 x 60 m Pendelläufe (0:15)	12 x 60 m Pendelläufe (0:13)	0:45
	Slideboard nach dem Lauf 12 x 0:15–0:45			
Donnerstag	Pendelläufe über 6 x 150 m auf 50 m Strecke (Line: 0:33, Spitzenspieler 0:30)			
Freitag	Slideboard 12 x 0:15–0:45			
WOCHE 8	**KRAFTTRAININGSWOCHE, DONNERSTAG LOCKERER LAUF**			
Montag		14 x 55 m (9 Sek.)	14 x 55 m (7,5 Sek.)	
Dienstag	3 x 20 m Pendelläufe	8 x 60 m Pendelläufe (0:15)	8 x 60 m Pendelläufe (0:13)	0:45
	Slideboard nach dem Lauf 8x 0:15–0:45			
Donnerstag	Tempolauf über 8 x 100 m. 30 m gehen			
Freitag	Slideboard 10 x 0:15–0:45			
WOCHE 9				
Montag		18 x 55 m (9 Sek.)	18 x 55 m (7,5 Sek.)	
Dienstag	3 x 20 m Pendelläufe	12 x 60 m Pendelläufe (0:15)	12 x 60 m Pendelläufe (0:13)	0:45
	Slideboard nach dem Lauf 12 x 0:15–0:45			
Donnerstag	Pendelläufe über 6 x 150 m auf 25 m Strecke (Line: 0:33, Spitzenspieler 0:30)			
Freitag	Slideboard 12 x 0:15–0:45			
WOCHE 10				
Montag		20 x 55 m (9 Sek.)	20 x 55 m (7,5 Sek.)	
Dienstag	3 x 20 m Pendelläufe	12 x 60 m Pendelläufe (0:15)	12 x 60 m Pendelläufe (0:13)	0:45
	Slideboard nach dem Lauf 12 x 0:15–0:45			
Donnerstag	Pendelläufe über 7 x 150 m auf 50 m Strecke (Line: 0:33, Spitzenspieler 0:30)			
Freitag	Slideboard 14 x 0:15–0:45			

	Alle Positionen	Line	Spitzenspieler	Pause
WOCHE 11				
Montag		22 x 55 m (9 Sek.)	22 x 55 m (7,5 Sek.)	
Dienstag	3 x 20 m Pendelläufe	14 x 60 m Pendelläufe (0:15)	14 x 60 m Pendelläufe (0:13)	0:45
	Slideboard nach dem Lauf 12 x 0:15–0:45			
Donnerstag	Pendelläufe über 7 x 150 m auf 25 m Strecke (Line: 0:33, Spitzenspieler 0:30)			
Freitag	Slideboard 15 x 0:15–0:45			
WOCHE 12				
Montag		20 x 55 m (9 Sek.)	20 x 55 m (7,5 Sek.)	
Dienstag	3 x 20 m Pendelläufe	12 x 60 m Pendelläufe (0:15)	12 x 60 m Pendelläufe (0:13)	0:45
	Slideboard nach dem Lauf 12 x 0:15–0:45			
Donnerstag	Tempolauf über 12 x 100 m. 30 m gehen			
Freitag	Trainingsfrei			

Trainingspläne zur Leistungssteigerung

Wir bemühen uns stets, Programme für ganze Gruppen von Sportarten zu erstellen. Dennoch sollten Baseball-, Tennis- und Schwimmprogramme weniger Überkopfübungen beinhalten, da in diesen Sportarten die Rotatorenmanschette bereits erheblichen Belastungen ausgesetzt ist. Fußballer oder andere Ballsportler benötigen weniger Grundkraft als Footballspieler. Fußballer können also nach dem Zwei- oder Drei-Tage-Programm trainieren. Footballspieler sollten das Vier-Tage-Programm nutzen.

ZWEI-TAGE-PROGRAMM

Zwei-Tage-Programme sind am schwierigsten zusammenzustellen. Sie werden während der Saison oder in Sportarten eingesetzt, bei denen nur wenig Grundkraft benötigt wird. Ich empfehle sie nur während der Hauptsaison. Außerhalb der Saison sollte mindestens dreimal pro Woche Krafttraining absolviert werden.

Beachten Sie bitte, dass alle Trainingseinheiten mit einem dynamischen Warm-up und 12 bis 15 Minuten Rumpfkrafttraining vorbereitet werden sollten. Zusätzlich sollten weitere 12 bis 20 Minuten sportartspezifisches Konditionstraining vor oder nach dem Krafttraining eingeplant werden. Damit beträgt die Gesamtdauer einer Trainingseinheit inklusive Aufwärmen, Rumpftraining, Krafttraining und Stretching anderthalb bis zwei Stunden.

Die Schwierigkeit bei nur zwei Trainingstagen pro Woche ist, alle zehn wichtigen Elemente in diese beiden Trainingseinheiten zu packen. Das geht nicht ohne Kompromisse.

Die zehn wichtigsten Elemente des Krafttrainings sind:
1. Kniedominante Hüft- und Beinpressübungen – in der Regel Kniebeugen (siehe Kapitel 6)
2. Einbeinige, kniedominante Hüft- und Beinpressübungen – einbeinige Kniebeuge und Variationen (siehe Kapitel 6)
3. Hüftstreckung mit gestreckten Beinen – Kreuzheben mit gestreckten Beinen, modifiziertes Kreuzheben mit gestreckten Beinen, Hyperextension und einbeinige Variationen (siehe Kapitel 7)
4. Hüftstrecken mit angewinkelten Beinen – Hüfthebevariationen und Hüftstrecken am Gymnastikball (siehe Kapitel 7)
5. Rumpfkrafttraining (siehe Kapitel 8)
6. Pressübungen in Rückenlage – zum Beispiel Bankdrücken (siehe Kapitel 9)
7. Überkopfpressen – zum Beispiel mit der Kurzhantel oder Military Press (siehe Kapitel 9)
8. Horizontales Ziehen – wie Rudern (siehe Kapitel 9)
9. Vertikales Ziehen – Klimmzüge und Variationen (siehe Kapitel 9)
10. Entwicklung von Explosivkraft – hauptsächlich mit Gewichtheben, doch dieses kann auch durch plyometrisches Training oder Sprungkniebeugen ersetzt werden (siehe Kapitel 10 und 11)

Ein sinnvoll und funktionell zusammengestelltes Trainingsprogramm kombiniert all diese Elemente, ohne eines davon über- oder unterzubewerten. Kombinierte Gewichthebeübungen wie Frontkniebeugen mit Umsetzen oder Umsetzen mit Standausstößen trainieren zwei Bereiche auf einmal (Explosivkraft mit Hüft- und Beinpressen oder Explosivkraft mit Überkopfpressen) und helfen, Zeit zu sparen. Als Kompromiss zwischen Pressen in Rückenlage und Überkopfpressen kann auch Pressen in Schräglage angewendet werden. Wer vertikales und horizontales Ziehen kombinieren möchte, kann Klimmzüge zum Brustbein oder mit V-Griff trainieren, da hier die Klimmzugbewegung mit einer Ruderbewegung verbunden wird.
Zwei-Tage-Pläne finden Sie in den Tabellen unten sowie auf den Seiten 203 bis 204 und 205.

BEISPIEL EINES ZWEI-TAGE-PROGRAMMS FÜR EXPLOSIVKRAFT/GEWICHTHEBEN

1. Tag Explosivkraft/Gewichtheben	2. Tag Explosivkraft/Gewichtheben
Übungspaar 1 Hüft-/Beinpressen Pressen in Rückenlage (Schwerpunkt Brust)	Einbeiniges Hüft-/Beinpressen Pressen in starker Schräglage (Schwerpunkt Deltamuskeln)
Übungspaar 2 Klimmzug (Kammgriff/Ristgriff) Hüftstrecken mit angewinkelten Beinen	Rudern Hüftstrecken mit gestreckten Beinen

Programme zur Leistungssteigerung

BEISPIEL EINES ZWEI-TAGE-KRAFTTRAININGSPROGRAMMS FÜR ALLE SPORTARTEN AUSSER BASEBALL, SCHWIMMEN UND TENNIS

Die folgenden Workouts sind lediglich Rechenbeispiele. Um die Höhe des Zusatzgewichts bei den einzelnen Übungen zu ermitteln, haben wir das Maximalgewicht von Max Mustermann beim Bankdrücken, bei Kniebeugen etc. herangezogen. Diese Maximalgewichtszahlen wurden nur zur Berechnung der Zusatzgewichte benötigt.
Wenn Sie nach dieser Tabelle trainieren möchten, lesen Sie bitte von links nach rechts. Führen Sie die Übungen mit angegebener Geschwindigkeit und Wiederholungszahl sowie dem angegebenen Gewicht aus. Entsprechend der zur Verfügung stehenden Gewichtsscheiben muss die Höhe des Zusatzgewichts auf- oder abgerundet werden.

Name	Bankdrücken	Kniebeuge	Standumsetzen	Körpergewicht	Klimmzug
Max Mustermann	131	168	136	91	9

TAG 1	TEMPO	PAUSE	WOCHE 1	WOCHE 2	WOCHE 3
Aufwärmen und Bauchmuskeltraining					
Reißen	explosiv	3 Min.	61 x 5	61 x 5	61 x 5
			64,5 x 5	64,5 x 5	64,5 x 5
			64,5 x 5	68 x 5	71,5 x 5
			64,5 x 5	64,5 x 5	64,5 x 5
Klimmzug mit Kammgriff	2/0/2	1 Min.	ohne Gewicht x 10	4,5 x 10	7 x 10
			ohne Gewicht x 10	4,5 x 10	7 x 10
direkt im Anschluss			ohne Gewicht x 10	4,5 x 10	7 x 10
	2/0/explosiv		84 x 10	84 x 10	84 x 10
Frontkniebeuge			86 x 10	88 x 10	92,5 x 10
			81,5 x 10	86 x 10	88,5 x 10
Kurzhanteldrücken mit Parallelgriff	2/0/2	1 Min.	42 x 10	43,5 x 10	45 x 10
			42 x 10	43,5 x 10	45 x 10
direkt im Anschluss			42 x 10	43,5 x 10	45 x 10
	2/0/2		10 x 10	12 x 10	13,5 x 10
Einbeiniges Kreuzheben mit gestrecktem Bein			10 x 10	12 x 10	13,5 x 10
			10 x 10	12 x 10	13,5 x 10

Name	Bankdrücken	Kniebeuge	Standumsetzen	Körpergewicht	Klimmzug
Max Mustermann	131	168	136	91	9

TAG 2	TEMPO	PAUSE	WOCHE 1	WOCHE 2	WOCHE 3
Aufwärmen und Bauchmuskeltraining					
Umsetzen	explosiv	3 Min.	95 x 5	95 x 5	102 x 5
			105,5 x 5	105,5 x 5	109 x 5
			105,5 x 5	109 x 5	112 x 5
			105,5 x 5	105,5 x 5	109 x 5
Klimmzug zum Brustbein	2/0/2	1 Min.	ohne Gewicht x 10	4,5 x 10	7 x 10
			ohne Gewicht x 10	4,5 x 10	7 x 10
direkt im Anschluss			ohne Gewicht x 10	4,5 x 10	7 x 10
			84 x 10	84 x 10	84 x 10
Frontkniebeuge am Balancebrett			84 x 10	88 x 10	92,5 x 10
			84 x 10	84 x 10	84 x 10
Bankdrücken (3 nach unten mit 1 Sek. Pause)	3/1/explosiv	1 Min.	92 x 10	92 x 10	92 x 10
			95,5 x 10	98,5 x 10	102 x 10
direkt im Anschluss			95,5 x 10	95,5 x 10	98,5 x 10
			95 x 10	92 x 10	95,5 x 10
	2/0/2		x 8	x 10	x 12
Beincurl am Gymnastikball			x 8	x 10	x 12
			x 8	x 10	x 12

Programme zur Leistungssteigerung

BEISPIEL EINES ZWEI-TAGE-KRAFTTRAININGSPROGRAMMS FÜR DIE SPORTARTEN BASEBALL, SCHWIMMEN UND TENNIS

Der Hauptunterschied zwischen diesem und dem vorangegangenen Programm ist, dass hier die explosiven Überkopfhebeübungen weggelassen wurden.

Name	Bankdrücken	Kniebeuge	Standumsetzen	Körpergewicht	Klimmzug
Max Mustermann	131	168	136	91	9
TAG 1	**TEMPO**	**PAUSE**	**WOCHE 1**	**WOCHE 2**	**WOCHE 3**
Aufwärmen und Bauchmuskeltraining					
Leichtes Umsetzen	explosiv	3 Min.	61 x 5	61 x 5	61 x 5
			84 x 5	86 x 5	84 x 5
			84 x 5	84 x 5	88,5 x 5
			79,5 x 5	79,5 x 5	84,5 x 5
Klimmzug mit Kammgriff	2/0/2	1 Min.	ohne Gewicht x 10	4,5 x 10	7 x 10
			ohne Gewicht x 10	4,5 x 10	7 x 10
direkt im Anschluss			ohne Gewicht x 10	4,5 x 10	7 x 10
	2/0/explosiv		84 x 10	84 x 10	84 x 10
Frontkniebeuge			86 x 10	88 x 10	92,5 x 10
			81,5 x 10	86 x 10	88,5 x 10
Kurzhanteldrücken mit Parallelgriff	2/0/2	1 Min.	42 x 10	43,5 x 10	45 x 10
			42 x 10	43,5 x 10	45 x 10
direkt im Anschluss			42 x 10	43,5 x 10	45 x 10
	2/0/2		10 x 10	12 x 10	13,5 x 10
Einbeiniges Kreuzheben mit gestrecktem Bein			10 x 10	12 x 10	13,5 x 10
			10 x 10	12 x 10	13,5 x 10

Name	Bankdrücken	Kniebeuge	Standumsetzen	Körpergewicht	Klimmzug
Max Mustermann	131	168	136	91	9
TAG 2	**TEMPO**	**PAUSE**	**WOCHE 1**	**WOCHE 2**	**WOCHE 3**
Aufwärmen und Bauchmuskeltraining					
Umsetzen	explosiv	4 Min.	95 x 5	95 x 5	102 x 5
			105,5 x 5	105,5 x 5	109 x 5
			105,5 x 5	109 x 5	112 x 5
			105,5 x 5	105,5 x 5	109 x 5
Klimmzug zum Brustbein	explosiv	1 Min.	ohne Gewicht x 10	4,5 x 10	7 x 10
			ohne Gewicht x 10	4,5 x 10	7 x 10
direkt im Anschluss			ohne Gewicht x 10	4,5 x 10	7 x 10
	explosiv		84 x 10	84 x 10	84 x 10
Frontkniebeuge am Balancebrett			84 x 10	88 x 10	92,5 x 10
			84 x 10	84 x 10	84 x 10
Bankdrücken (3 nach unten mit 1 Sek. Pause)	3/1/explosiv		92 x 10	92 x 10	92 x 10
			95,5 x 10	98,5 x 10	102 x 5
direkt im Anschluss			95,5 x 10	95,5 x 10	98,5 x 10
			95 x 10	92 x 10	95,5 x 10
	2/0/2		x 8	x 10	x 12
Beincurl am Gymnastikball			x 8	x 10	x 12
			x 8	x 10	x 12

DREI-TAGE-PROGRAMME

Ein Drei-Tage-Plan ist deutlich einfacher zu entwickeln als ein Zwei-Tage-Plan, da 50 Prozent mehr Trainingszeit zur Verfügung steht. Drei Trainingstage pro Woche sind außerhalb der Saison das Minimum für die meisten Mannschaftssportarten. Ausnahmen bilden Sportarten, bei denen weniger Grundkraft benötigt wird oder der Athlet bereits einen sehr hohen wöchentlichen Trainingsumfang hat, sodass er keine drei Krafttrainingseinheiten mehr unterbringen kann. Zu diesen Sportarten gehören Schwimmen, Kunstturnen und Eiskunstlauf. Bei der Verteilung der zehn Hauptelemente des Krafttrainings auf drei Trainingstage müssen nur wenige Abstriche gemacht werden. Ein notwendiger Kompromiss ist, dass in einer Woche, in der zweimal Klimmzüge trainiert werden, nur einmal Ruderbewegungen ausgeführt werden. Auch hier beginnt jede Trainingseinheit mit einer Übung für die Explosivkraft. Darauf folgen ein Übungspaar und eine Dreierkombination.

Programme zur Leistungssteigerung

BEISPIEL EINES DREI-TAGE-PROGRAMMS FÜR EXPLOSIVKRAFT/GEWICHTHEBEN

1. Tag Explosivkraft/Gewichtheben	2. Tag Explosivkraft/Gewichtheben	3. Tag Explosivkraft/Gewichtheben
Übungspaar Hüft-/Beinpressen Pressen in Rückenlage	Pressen in Schräglage Einbeiniges Hüft-/Beinpressen	Hüft-/Beinpressen Pressen in Schräglage (Komb. Rückenlage- und Überkopfpressen)
Dreierset Einbeiniges Hüft-/Beinpressen Überkopfpressen Vertikales Ziehen (Klimmzug mit Kammgriff/Ristgriff)	Überkopfpressen Hüftstrecken (angewinkelte Beine) Horizontales Ziehen (Rudern)	Hüftstrecken Horizontales oder vertikales Ziehen (Rudern Klimmzug) Einbeiniges Hüft-/Beinpressen

BEISPIEL EINES DREI-TAGE-KRAFTTRAININGSPROGRAMMS

Name	Bankdrücken	Kniebeuge	Standumsetzen	Körpergewicht	Klimmzug
Max Mustermann	88,5	81,5	86	78,5	6

TAG 1	TEMPO	PAUSE	WOCHE 1	WOCHE 2	WOCHE 3
Aufwärmen und Bauchmuskeltraining					
Umsetzen	explosiv	4 Min.	65 x 5	65 x 5	65 x 5
			65 x 5	65 x 5	65 x 5
			65 x 5	65 x 5	65 x 5
Klimmzug mit Kammgriff	2/0/2	1:30 Min.	ohne Gewicht x 8	ohne Gewicht x 8	ohne Gewicht x 8
			3 x 8	6 x 8	7,25 x 8
			3 x 8	3 x 8	6 x 8
direkt im Anschluss	2/0 explosiv		ohne Gewicht x 8	ohne Gewicht x 8	ohne Gewicht x 8
Frontkniebeuge auf Kasten			ohne Gewicht x 8	ohne Gewicht x 8	ohne Gewicht x 8
				ohne Gewicht x 8	ohne Gewicht x 8
Dreierset Kurzhanteldrücken in Schräglage	2/0/2		21,5 x 8	22,25 x 8	23 x 8
			21,5 x 8	22,25 x 8	23 x 8
				22,25 x 8	23 x 8
direkt im Anschluss **Hyperextension**	2/0 explosiv		x 10	x 15	x 20
			x 10	x 15	x 20
				x 15	x 20
Überkopf-Kniebeuge im Ausfallschritt			x 8	x 10	x 12
			x 8	x 10	x 12
				x 10	x 12

Name	Bankdrücken	Kniebeuge	Standumsetzen	Körpergewicht	Klimmzug
Max Mustermann	88,5	81,5	86	78,5	6

TAG 2	TEMPO	PAUSE	WOCHE 1	WOCHE 2	WOCHE 3
Aufwärmen und Bauchmuskeltraining					
Reißen mit Kurzhanteln (Werfer einarmig)	explosiv	4 Min.	22 x 5	22,25 x 5	23 x 5
			22 x 5	22,25 x 5	23 x 5
				22,25 x 5	23 x 5
Bankdrücken (3 nach unten mit 1 Sek. Pause)	2/0 explosiv	1:30 Min.	53 x 8	53 x 8	53 x 8
			64 x 8	66 x 8	66 x 8
direkt im Anschluss			62 x 8	62 x 8	62 x 8
	2/0/2		x 8	x 8	x 8
Einbeinige Kniebeuge auf der Bank oder Kniebeuge im Ausfallschrit			x 8	x 8	x 8
					x 8
Dreierset Kurzhantelrudern	2/0 explosiv		x 8	x 8	x 8
			x 8	x 8	x 8
				x 8	x 8
direkt im Anschluss	2/0/2		x 8	x 10	x 10
Kreuzheben mit gestrecktem Bein			x 8	x 10	x 10
				x 10	x 10
und	2/0/2		x 8	x 8	x 8
Wechselseitiges Kurzhanteldrücken			x 8	x 8	x 8
				x 8	

Programme zur Leistungssteigerung

Name	Bankdrücken	Kniebeuge	Standumsetzen	Körpergewicht	Klimmzug
Max Mustermann	88,5	81,5	86	78,5	6
TAG 3	**TEMPO**	**PAUSE**	**WOCHE 1**	**WOCHE 2**	**WOCHE 3**
Aufwärmen und Bauchmuskeltraining					
Umsetzen aus dem hohen Hang	explosiv	4 Min.	65 x 5	65 x 5	65 x 5
			65 x 5	65 x 5	65 x 5
			65 x 5	65 x 5	65 x 5
Klimmzug mit Handflächen zum Körper	2/0 explosiv	1:30 Min.	ohne Gewicht x 8	ohne Gewicht x 8	ohne Gewicht x 8
			ohne Gewicht x 8	ohne Gewicht x 8	ohne Gewicht x 8
direkt im Anschluss				ohne Gewicht x 8	ohne Gewicht x 8
	2/0/2		ohne Gewicht x 8	ohne Gewicht x 8	ohne Gewicht x 8
Frontkniebeuge auf dem Kasten			ohne Gewicht x 8	ohne Gewicht x 8	ohne Gewicht x 8
				ohne Gewicht x 8	ohne Gewicht x 8
Dreierset Überkopf-Kniebeugen im Ausfallschritt	2/0 explosiv		x 8	x 10	x 12
			x 8	x 10	x 12
				x 10	x 12
direkt im Anschluss	2/0/2		8 + 8	x 10	x 12
Liegestütz/Schulterblatt-Liegestütz			8 + 8	x 10	x 12
				x 10	x 12
und	2/0/2		x 8	x 10	x 12
Hüftstrecken am Gymnastikball mit Abrollen			x 8	x 10	x 12
				x 10	x 12

VIER-TAGE-PROGRAMME

Vier-Tage-Programme kommen in den meisten Sportarten außerhalb der Saison zur Anwendung. Diese Trainingsprogramme beinhalten nahezu ausnahmslos alle zehn Kernelemente des Kraft-, Schnellkraft- und Konditionstrainings. Außerdem können zusätzlich Rumpfkraft- und Rehabilitationstraining sowie spezielle Übungen zur Verletzungsprävention hinzugefügt werden, die im Zwei- oder Drei-Tage-Plan keinen Platz finden würden.

Auch Rumpftraining mit Zusatzgewicht oder Übungen mit besonderen Geräten wie dem Kabelzug können vor oder anstelle von Hebe- und Gewichthebeübungen eingefügt werden.

Das Vier-Tage-Programm in der untenstehenden Tabelle beinhaltet Beintraining an jedem Trainingstag, doch es wird an einem Tag kniedominant und am anderen Tag hüftdominant trainiert. (Ausfallschritte und Step-ups sind eigentlich Übungen für die hintere Oberschenkelmuskulatur. Hier werden sie aber aufgrund der Kombination von Hüft- und Kniestreckung als Hüft- und Beinpressübungen angesehen.)

BEISPIEL EINES VIER-TAGE-PROGRAMMS FÜR EXPLOSIVKRAFT/GEWICHTHEBEN

	1. Tag Explosivkraft/ Gewichtheben	2. Tag Explosivkraft/ Gewichtheben	3. Tag Explosivkraft/ Gewichtheben	4. Tag Explosivkraft/ Gewichtheben
Übungspaar	Hüft-/Beinpressen Vertikales Ziehen (Klimmzug mit Kamm-/Ristgriff)	Pressen in Rückenlage Hüftstrecken mit gestrecktem Bein	Hüft-/Beinpressen Vertikales Ziehen (Klimmzug mit Kamm-/Ristgriff)	Pressen in Schräglage Hüftstrecken mit gestrecktem Bein
Dreierset	Einbeiniges Hüft-/Beinpressen Horizontales Ziehen (Rudern) Lift mit seitlichen Crunches, Unterkörper auf Bank *(Off-bench obliques)*	Über-Kopf-Schulterpressen Hüftstrecken mit angewinkelten Beinen Schultercircuit	Hüft-/Beinpressen Horizontales Ziehen (Rudern) Lift mit seitlichen Crunches, Unterkörper auf Bank *(Off-bench obliques)*	Über-Kopf-Schulterpressen Hüftstrecken mit angewinkeltem Bein Schultercircuit

Programme zur Leistungssteigerung

BEISPIEL EINES VIER-TAGE-KRAFTTRAININGSPROGRAMMS

Name	Bankdrücken	Kniebeuge	Standumsetzen	Körpergewicht	Klimmzug
Max Mustermann	47,5	45,5	38,5	61	2,5

TAG 1	TEMPO	PAUSE	WOCHE 1	WOCHE 2	WOCHE 3
Aufwärmen und Bauchmuskeltraining					
Reißen mit Kurzhanteln	explosiv	4 Min.	9,5 x 5	10 x 5	10,5 x 5
			9,5 x 5	10 x 5	10,5 x 5
			9,5 x 5	10 x 5	10,5 x 5
				10 x 5	10,5 x 5
30-cm-Klimmzug	2/0/2	1 Min.	ohne Gewicht x 8	ohne Gewicht x 8	ohne Gewicht x 8
			1,5 x 8	2 x 8	2,5 x 8
				1,5 x 8	2 x 8
				1,5 x 8	1,5 x 8
direkt im Anschluss					
Frontkniebeuge auf dem Kasten	2/0/explosiv	1 Min.	27 x 28	27 x 8	27 x 8
			33 x 8	34 x 8	35,5 x Max.
				34 x 8	34 x 8
					34 x 8
Dreierset Kurzhantelrudern	2/0/2	1 Min.	x 8	x 8	x 8
			x 8	x 8	x 8
				x 8	x 8
direkt im Anschluss					
Kniebeuge im Ausfallschritt explosiv	2/0/explosiv	1 Min.	5 x 8	6 x 8	6,5 x 8
			5 x 8	6 x 8	6,5 x 8
				6 x 8	6,5 x 8
und					
Lift im Stehen			x 10	x 10	x 10
			x 10	x 10	x 10
				x 10	x 10

Name	Bankdrücken	Kniebeuge	Standumsetzen	Körpergewicht	Klimmzug
Max Mustermann	47,5	45,5	38,5	61	2,5
TAG 2	**TEMPO**	**PAUSE**	**WOCHE 1**	**WOCHE 2**	**WOCHE 3**
Aufwärmen und Bauchmuskeltraining					
Umsetzen	explosiv	4 Min.	29 x 5	29 x 5	29 x 5
			29,5 x 5	31 x 5	31 x 5
			29,5 x 5	31 x 5	32,5 x Max.
				29,5 x 5	31 x 5
Kurzhanteldrücken	2/0/explosiv	1 Min.	7 x 8	8 x 8	ohne Gewicht x 8
			7 x 8	8 x 8	9 x 20
direkt im Anschluss				8 x 8	
	2/0/2	1 Min.	x 8	x 10	x 12
Hüftstrecken am Gymnastikball mit Ausrollen			x 8	x 10	x 12
				x 10	x 12
Dreierset Dip und Schulterblatt-Dip	2/0/explosiv	1 Min.	ohne Gewicht x 8 + 8	ohne Gewicht x 8 + 8	ohne Gewicht x 8 + 8
			ohne Gewicht x 8 + 8	ohne Gewicht x 8 + 8	ohne Gewicht x 8 + 8
direkt im Anschluss				ohne Gewicht x 8 + 8	ohne Gewicht x 8 + 8
	2/0/2	1 Min.	x 8	x 8	x 8
Hammercurl			x 8	x 8	x 8
und				x 8	x 8
			x 10	x 10	x 10
Chop im Stehen			x 10	x 10	x 10
				x 10	x 10

Programme zur Leistungssteigerung

Name	Bankdrücken	Kniebeuge	Standumsetzen	Körpergewicht	Klimmzug
Max Mustermann	47,5	45,5	38,5	61	2,5
TAG 3	**TEMPO**	**PAUSE**	**WOCHE 1**	**WOCHE 2**	**WOCHE 3**
Aufwärmen und Bauchmuskeltraining					
Wechselseitiges Standausstoßen *(push jerk)* **mit Kurzhanteln**	explosiv	4 Min.	10,5 x 5	11 x 5	11,5 x 5
			10,5 x 5	11 x 5	11,5 x 5
			10,5 x 5	11 x 5	11,5 x 5
				11 x 5	11,5 x 5
Kniebeuge am Balancebrett	3/0/explosiv	1 Min.	19,5 x 8	20,5 x 8	21,5 x 8
			19,5 x 8	20,5 x 8	21,5 x 8
				20,5 x 8	21,5 x 8
direkt im Anschluss	2/0/2	1 Min.	ohne Gewicht x 8	ohne Gewicht x 8	ohne Gewicht x 8
Klimmzug mit Parallelgriff			1,5 x 8	1,75 x 8	2,25 x 8
				1,25 x 8	2 x 8
				1,25 x 8	1,5 x 8
Dreierset Seitliche Kniebeuge	2/0/2	1 Min.	10 x 8	11,5 x 8	12,5 x 8
			10 x 8	11,5 x 8	12,5 x 8
direkt im Anschluss				11,5 x 8	12,5 x 8
Kurzhantelrudern für den oberen Rücken	2/0/1	1 Min.	x 8	x 8	x 8
			x 8	x 8	x 8
und			x 10	x 10	x 10
			x 10	x 10	x 10
Lift im Stehen				x 10	x 10

Name	Bankdrücken	Kniebeuge	Standumsetzen	Körpergewicht	Klimmzug
Max Mustermann	47,5	45,5	38,5	61	2,5
TAG 4	**TEMPO**	**PAUSE**	**WOCHE 1**	**WOCHE 2**	**WOCHE 3**
Aufwärmen und Bauchmuskeltraining					
Leichtes Umsetzen	explosiv	4 Min.	27 x 5	27 x 5	27 x 5
			27 x 5	28 x 5	28 x 5
			27 x 5	27 x 5	29 x 5
				27 x 5	27 x 5
Liegestütze am Coreboard	2/0/explosiv	1 Min.	x 12	x 14	x 16
direkt im Anschluss			x 12	x 14	x 16
				x 14	x 16
Beincurl am Gymnastikball mit Ausrollen	2/0/2	1 Min.	x 8	x 10	x 12
			x 8	x 10	x 12
				x 10	x 12
Dreierset Außenrotation der Schulter (z. B. am Kabelzug)	2/0/2	1 Min.	3 x 8	3,5 x 8	4 x 8
			3 x 8	3,5 x 8	4 x 8
direkt im Anschluss				3,5 x 8	4 x 8
Hüftcircuit (gestreckte/ angewinkelte Beine, Abduktion, Innenrotation)	2/0/2	1 Min.	x 8	x 10	x 12
			x 8	x 10	x 12
und			x 10	x 10	x 10
Chop im Stehen			x 10	x 10	x 10
			x 10	x 10	x 10

Programme zur Leistungssteigerung

Wenn Sie nun einen Trainingsplan zusammenstellen, können Sie alles einsetzen, was Sie in diesem Buch über funktionelles Training gelernt haben. Allerdings sollten Sie hierbei einige einfache Richtlinien beachten:

- Beginnen Sie das Training, wann immer es angemessen erscheint, nur mit dem eigenen Körpergewicht.

- Üben Sie immer zuerst auf stabilem Untergrund, bis die Technik sauber und korrekt beherrscht wird, bevor Sie auf instabiler Oberfläche arbeiten.

- Behalten Sie bei der Zusammenstellung des Trainingsprogramms den veranschlagten Zeitrahmen im Kopf. Bedenken Sie, wie lange ein Satz und die darauf folgende Pause dauern. In 60 Minuten Trainingszeit sind etwa 16 bis 20 Sätze zu schaffen.

- Stellen Sie ein Programm zusammen, das alle oder möglichst viele der zehn Kernelemente des Krafttrainings beinhaltet.

- Stellen Sie das Programm mit Blick auf die jeweilige Sportart zusammen. Sie wollen Ihre Sportler zu Höchstleistungen in ihrer Sportart befähigen. Ein Programm fälschlicherweise auf Kraftsportler (Bodybuilder, Kraftdreikämpfer, Gewichtheber) auszurichten ist vermutlich der größte Fehler, den ein Trainer begehen kann.

Ein gutes Trainingsprogramm muss durchdacht sein. Verschwenden Sie keine wertvolle Zeit mit nutzlosen Übungen. Die meisten Übungen, die nur ein Gelenk oder eine Muskelgruppe beanspruchen, sind eindimensional und trainieren keine natürlichen Bewegungsabläufe. Ausfallschritte und Kniebeugen im Ausfallschritt hingegen entwickeln einbeinige Kraft, Balance und Stabilität. Dieser Dreifachnutzen ist es, der sie zu wertvollen Übungen in jedem Trainingsprogramm macht.

DANKSAGUNG

Es ist eine besonders schöne Aufgabe, sich bei den Menschen zu bedanken, die mit ihrem Einfluss auf meine berufliche Entwicklung Anteil an der Entstehung dieses Buches hatten. Ich bin in der glücklichen Lage, dass ich mit Menschen zusammenarbeiten darf, die ich gut kenne und achte. Dieses Buch ist das Ergebnis von 20 Jahren fruchtbarer Zusammenarbeit zwischen Trainern und Athleten. Allen Personen zu danken, die zu diesem Projekt mit beigetragen haben, würde leider den Rahmen sprengen. Ich muss mich daher auf die wichtigsten beschränken.

Zunächst möchte ich den Menschen danken, an die ich während des Schreibens so oft dachte: meinen Eltern, Arthur und Peg Boyle, die mir bereits als Kind Bücher gaben und mir die Freude am Lesen vermittelten. Dann ist meine Englischlehrerin in der Mittelstufe, Mrs. Bothwell, zu nennen, die mir das Handwerkszeug des Schreibens vermittelte. Als ich meine Trainertätigkeit aufnahm, hätte ich nie daran gedacht, dass mir diese Fähigkeit noch einmal nützlich sein könnte.

Auch meinen anderen Lehrern möchte ich dafür danken, dass sie mir Werte vermittelt haben und mir außerdem halfen herauszufinden, wer ich einmal sein möchte. Stellvertretend für alle meine Lehrer möchte ich daher nennen: Jack Parker, Mike Voicek, Vern Gambetta, Johnny Parker, Mimi Murray und Charlie Redmond.

Natürlich möchte ich mich auch bei den Kollegen bedanken, die mich inspirieren: Mark Verstegen, Al Vermeil, Mike Clark und Daryl Eto.

Auch Chris Porier von *Perform Better* möchte ich an dieser Stelle erwähnen. Er hat wohl als Erster an meine Fähigkeiten geglaubt und mich dazu ermuntert, dieses Buch zu schreiben. Ihm habe ich es zu verdanken, dass man mich für einen Experten auf meinem Gebiet und für qualifiziert genug hält, dieses Buch zu schreiben.

Ganz besonders möchte ich aber meinen Mitautoren danken: Walter Norton junior, dem vielleicht besten Trainer, mit dem ich jemals zusammengearbeitet habe, Bob Hanson, dessen Aufgabe es ist, mich in diesem manchmal verrückten Business gesund zu halten, Ed Lippie, Ed Mantie, Tricia Quagrello und Karen Wood, die unser Geschäft in den vergangenen fünf Jahren unterstützt und vorangebracht haben. Ohne sie wäre unsere Arbeit nicht möglich.

Auch Steve Bunker, Kristen McCormick, Keri Herbert, Tricia Dunn, Katie King und Michelle Sturgeon helfen uns dabei, täglich bessere Leistungen zu erzielen.

Danke auch an die Mitarbeiter von Reebok. Steve Gallo war immer ein guter Freund und Berater für uns. Kathy O'Connell und Michelle Pytko, die uns nach wie vor unterstützen, halfen tatkräftig bei der Produktion der Abbildungen in diesem Buch. Gary Land ist nicht nur sehr talentiert, sondern hat auch immer für gute Stimmung im Team gesorgt. Ich glaube, seine Bilder sind so gut, dass sie auch ohne Text ein hervorragendes Buch ergeben würden.

Auch unsere Models von Reebok, Rico Wesley und Umi Lee, machen sich sehr gut auf den zahlreichen Abbildungen.

Vielen Dank auch an die Mitarbeiter von Human Kinetics, die mich dazu anregten, dieses Projekt umzusetzen: Ed McNeely, der mich standhaft auf meinem Weg begleitet hat, und Laura Hambly, die sehr professionell als Lektorin unterstützte.

Zuletzt möchte ich noch den Tausenden von Athleten aller Leistungsklassen Dank sagen, die es uns ermöglichen, das zu tun, was wir am liebsten tun – und das in einem weltweit einmaligen Umfeld.

DER AUTOR

Mike Boyle gilt als einer der weltweit führenden Spezialisten in den Bereichen der Leistungsentwicklung, des Personal Trainings und der sportlichen Rehabilitation.

Boyles fundiertes Wissen gründet auf zehn Jahre Berufserfahrung als Kraft- und Konditionstrainer im Profisport und 25 Jahre im Universitätssport. Allgemein anerkannt für seine erfolgreiche Arbeit mit Hockeyspielern, trainierte Boyle viele Mannschaften aus den großen US-Profiligen wie der NHL, NFL, NBA, MLB, MLS und WNBA.

Heute betreut er mit seiner Firma Mike Boyle Strength and Conditioning eine große Zahl von Spitzenathletinnen und -athleten aus den verschiedensten Sportarten im Training und in der Rehabilitation. Die Liste seiner Kunden liest sich wie das Who's who des nordamerikanischen Profisports.

2004 und 2005 wurde Boyle vom *Men's Journal* zu den 100 wichtigsten Trainern der USA gezählt. 2007 und 2008 nannte *Men's Health* Mike Boyle Strength and Conditioning eine der besten Trainingsstätten der Vereinigten Staaten.

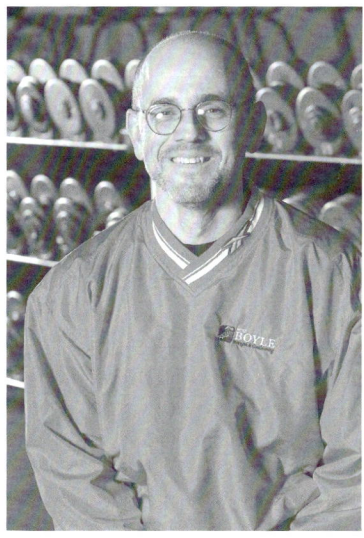

Die Fernsehsender HBO, ESPN, CNNSI berichteten über ihn.

Boyle hat bereits 27 Videos und DVDs veröffentlicht, die unter www.perform-better.de erhältlich sind.

Seine Website www.strengthcoach.com ist eine der meistbesuchten und wichtigsten Informationsquellen zur sportlichen Leistungssteigerung im Netz.

QUELLEN

Cook, G.: »Functional Training for the Torso«. *NSCA Journal*, April 1997, S. 14–19. Francis, C.: *Training for Speed*. Canberra, Australien: Faccioni Speed and Conditioning Consultant, 2000.

Gambetta, V.: *Straight ahead Speed*. Videokassette. Sarasota, USA: Gambetta Sports Systems; Cranston, USA: Vertrieben durch MF Athletic. 1995

Gambetta, V., und G. Gray: *Following the Functional Path*, 2002. Online: www.gambetta.com/a97004p.html (Zugriff am 28. Januar 2003).

McGill, S.: *Low Back Disorders*. Champaign, USA: Human Kinetics. 2002

Richardson, C., Jull, G., Hodges, P., und J. Hides: *Therapeutic Exercise for Spinal Segmental Stabilization in Low Back Pain*. London: Churchill Livingston, 1999.

Watkins, R. (Hrsg.): *The Spine in Sports*. St. Louis, USA: Mosby 1996, S. 283–302.

BEZUGSQUELLE

Die passenden Trainingsgeräte zum Buch finden Sie bei www.perform-better.de. Perform Better bietet eine breite Palette an Sportprodukten zur Verbesserung Ihrer Kraft, Schnelligkeit, Ausdauer, Koordination und Beweglichkeit. Darüber hinaus werden professionelle Trainingsanleitungen sowie aktuelle Seminare und Workshops im Bereich des funktionellen Trainings angeboten. Stärken Sie Ihre Muskelgruppen, beheben Sie Ihre individuellen Schwächen und perfektionieren Sie Ihre Bewegungsabläufe mit Trainingsgeräten von Perform Better.
Viel Erfolg wünscht

Ihr Perform-Better-Team

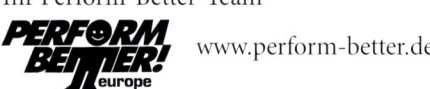 www.perform-better.de

ÜBUNGSVERZEICHNIS

Lineares und laterales Aufwärmen

Lineares Aufwärmen

Kniehebegang 47
Kniehebelauf 47
Skipping 48
Anfersen 48
Skipping mit gestrecktem Bein 49
Standwaage 49
Rückwärtslauf 50
Rückwärtspedalieren 50
Ausfallschritte rückwärts und vorwärts 51
Raupe 51

Lineares Aufwärmen mit dem Schwerpunkt Flexibilität

Kniehebegang mit Außenrotation 52
Anfersen mit Innenrotation 53
Anfersen gehend 53
Standwaage mit Ferse zum Gesäß 54
Überkopf-Ausfallschritt 54
Ausfallschritt rückwärts mit Drehung 55
Standwaage 55
Cross-over mit gestrecktem Bein 55
Rückwärtsraupe 55

Schnelligkeit aufbauen

Training der allgemeinen Antrittsschnelligkeit 57
Training der Antrittsschnelligkeit mit Wettkampfcharakter 58
Training maximaler Geschwindigkeit mit Wettkampfcharakter 58

Laterales Aufwärmen

Seitliche Kniebeuge 59
Spiderman 60
Eins, zwei, stoppen 62
Eins, zwei, abstoßen 63
Eins, zwei, abstoßen mit Theraband 63
Eins, zwei, abstoßen im 45-Grad-Winkel 64
Laufen und stoppen mit drei Reifen 65
Laufen und stoppen mit fünf Reifen 65
Laufen und stoppen mit sieben Reifen 66
Laufen und stoppen mit Richtungswechsel 66

Kraft- und Balancetraining für den Unterkörper

Erlernen der technisch korrekten Kniebeuge

Kniebeuge mit ausgestreckten Armen 71
Frontkniebeuge mit ausgestreckten Armen 72
Frontkniebeuge mit *clean grip* 72–73
Frontkniebeuge auf instabilem Untergrund 74
Kniebeuge auf dem Balancebrett 74

Entwicklung einbeiniger Kraft

Kniebeuge im Ausfallschritt 76
Überkopf-Kniebeuge im Ausfallschritt 77
Einbeinige Kniebeuge auf der Bank 78
Einbeinige Kniebeuge auf dem Kasten 79
Ausfallschritt 80
Step-up 81
Seitlicher Step-up 82
Ausfallschritt rückwärts am Slideboard 83
Erhöhter Ausfallschritt rückwärts am Slideboard 84

Einbeinige Skater-Kniebeuge 84
Seitliche Kniebeuge 85

Entwicklung einbeiniger Stabilität
Hüftabduktion mit angewinkelten Beinen 86
Hüftabduktion mit gestreckten Beinen 87

Training der Gesäß- und der hinteren Oberschenkelmuskulatur

Übungen zur Hüftstreckung
Hüftheben nach Gray Cook 90
Hyperextension 91
Hyperextension mit Halten 92
Hüftheben mit erhöhtem Fuß 92
Modifiziertes Kreuzheben mit gestreckten Beinen 93
Einbeiniges Kreuzheben mit gestrecktem Bein 94
Einbeinige Hyperextension 95

Variationen des Hüftstreckens am Gymnastikball
Beidbeiniges Hüftstrecken am Gymnastikball 96
Beincurl am Gymnastikball 97
Einbeiniges Hüftstrecken am Gymnastikball 97
Einbeiniger Beincurl am Gymnastikball 98

Hybridübungen für Knie und Hüfte
Einbeinige Kniebeuge mit Bodenkontakt 98
Einbeinige Skaterkniebeuge 99
Kreuzheben mit Trap Bar 99

Rumpfkraft- und Rotationstraining

Die Bauchmuskulatur einziehen
Bauch einziehen im Liegen 107
Bauch einziehen im Vierfüßlerstand 108
Bauch einziehen auf Knien 109
Bauch einziehen in Bauchlage 110
Bauch einziehen im Sitzen 110
Bauch einziehen im Stehen 111
Bauch einziehen im Stehen mit Hüftbeugung 111

Bauch einziehen in Bewegung
Kniespreizen 113
Einbeiniges Kniespreizen 113
Bauch einziehen im Liegen mit Hüftbeugung (Füße abgestützt) 114
Bauch einziehen im Liegen mit Hüftbeugung (Füße nicht abgestützt) 115
Bauch einziehen im Liegen mit Hüftbeugung und -streckung (Füße nicht abgestützt) 116
Toter Käfer 116

Bauch einziehen in Kombination mit Beuge- und Streckübungen
Crunch mit Baucheinziehen 117
Crunch mit Baucheinziehen und gestreckten Beinen 118
Verlängerter Crunch mit Baucheinziehen 118
Crunch mit Stab 119

Rückentraining
Hüftheben nach Gray Cook 120
Isometrische Brücke 121
Einbeinige isometrische Brücke 121
Brücke mit wechselndem Standbein 122

Übungen im Vierfüßlerstand

Bauch einziehen im Vierfüßlerstand 123
Hüftstrecken im Vierfüßlerstand mit gestrecktem Bein und Stab in Längsrichtung 123
Hüftstrecken im Vierfüßlerstand mit gestrecktem Bein und Stab in Querrichtung 124
Hüftstrecken im Vierfüßlerstand mit angewinkeltem Bein und Stab in Längsrichtung 124
Hüftstrecken im Vierfüßlerstand mit angewinkeltem Bein und Stab in Querrichtung 124
Hüftstrecken im Vierfüßlerstand mit wechselnder Arm- und Beinstreckung 125

Streck- und Beugeübungen, bei denen die Hüfte in Richtung Schultern bewegt wird

Hüftheben und isometrisches Hüftheben mit Halten 126
Umgekehrter Crunch mit dem Gymnastikball 126

Beugeübungen in Seitenlage

Seitstütz 127
Seitstütz auf der Bank 128

Stabilisationsübungen

Liegestützbrücke 129
Liegestütze mit Füßen auf Gymnastikball 130
Rückenbrücke 130
Brückenzirkel 131
Vier-Punkt-Stabilisationsserie 131
Chop im Stehen am Kabelzug 132
Lift im Stehen am Kabelzug 133
Gleichgewichtsserie im Knien 134

Rotationsübungen für den Rumpf

Rumpfdrehen liegend 135
Russischer Twist mit Ball 135
Schwungstab stehend 136
Diagonales Hantelscheibenheben 137

Medizinballtraining

Wurf nach vorn mit Drehung 139
Wurf nach vorn mit Drehung und Seitenwechsel 140
Seitlicher Wurf 140
Seitlicher Wurf mit Drehung und Schritt 141
Wurf nach hinten mit Drehung 141
Einbeiniger Wurf nach vorn mit Drehung 142
Überkopfwurf im Stehen 143
Überkopfwurf in Schrittstellung 144
Überkopfwurf mit Schritt vorwärts 144
Chop im Stehen 144

Ausgeglichenes Training von Oberkörperkraft und -stabilität

Vertikale Zugbewegungen

Klimmzug mit Kammgriff 150
Klimmzug mit Parallelgriff 151
Klimmzug mit Ristgriff 152
Klimmzug mit Wechselgriff 152
Klimmzug zum Brustbein 152

Horizontale Zugbewegungen

Kurzhantelrudern 153
Klimmzug aus dem Schräghang 154
Einarmiges, einbeiniges Rudern ohne Hüftbewegung 155
Einarmiges, einbeiniges Rudern mit Hüftbewegung 155

Einarmiges, beidbeiniges Rotationsrudern 156
Kniebeuge mit Zug 157
Einbeinige Kniebeuge mit Zug 157

Druckübungen für den Oberkörper
Liegestütze mit erhöhten Füßen 159
Rotationsliegestütze am Core Board 160
Rotationsliegestütze mit Kurzhanteln 160
Liegestütze am Gymnastikball 161

Funktionelles Training für Schulterblatt und Brustkorb
Schultercircuit in Bauchlage 163

Plyometrisches Training für Schnellkraft und Verletzungsvorbeugung

Kastensprung 169
Einbeiniger Kastensprung 170
Einbeiniger seitlicher Kastensprung 170
Hürdensprung mit Stoppen 171
Einbeiniger Hürdensprung mit Stoppen 172
Skatersprung 172
Zickzacksprung mit Stoppen 173
Hürdensprung mit Hüpfer 174
Einbeiniger Hürdensprung mit Hüpfer 174
Zickzacksprung mit Hüpfer 174
Beidbeinige Hürdensprünge 174
Power Skip 175
Weiter Seitensprung 175
Überkreuzsprung 176
Überkreuzsprung mit dem hinteren Bein 176

Gewichtheben für Explosiv- und Schnellkraft

Grundpositionen 182–184
Umsetzen aus dem Hang und Reißen mit engem Griff 185–186
Sprungkniebeugen 187

Michael Boyle
FUNKTIONELLES WARM-UP UND TRAINING

Mit seinem *joint-by-joint approach* hat Michael Boyle einmal mehr das Training im Spitzensport revolutioniert.

Das Konzept basiert auf der Erkenntnis, dass jedes Gelenk entweder Mobilitäts- oder Stabilitätsfunktion hat und entsprechend trainiert werden muss. Während etwa Hüfte und Brustwirbelsäule möglichst mobil sein sollten, benötigen Knie und Lendenwirbelsäule Stabilität.

Auf dieser DVD erklärt Boyle, wie Dysbalancen und Asymmetrien in Bewegungsmustern entstehen und welche negativen Auswirkungen sie auf andere Körperbereiche haben. Er präsentiert 48 funktionelle Übungen für Warm-up, Mobilisation, Kraftentwicklung und Stretching aller wichtigen Muskeln und Gelenke. Dieses Programm erhöht nicht nur die sportliche Leistung, sondern senkt zugleich auch das Verletzungsrisiko.

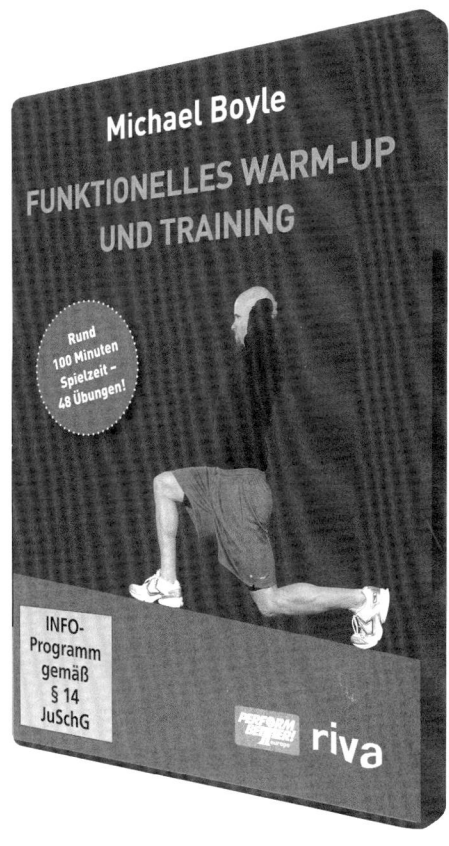

Preis: 34,99 € (D)
ISBN 978-3-86883-214-3

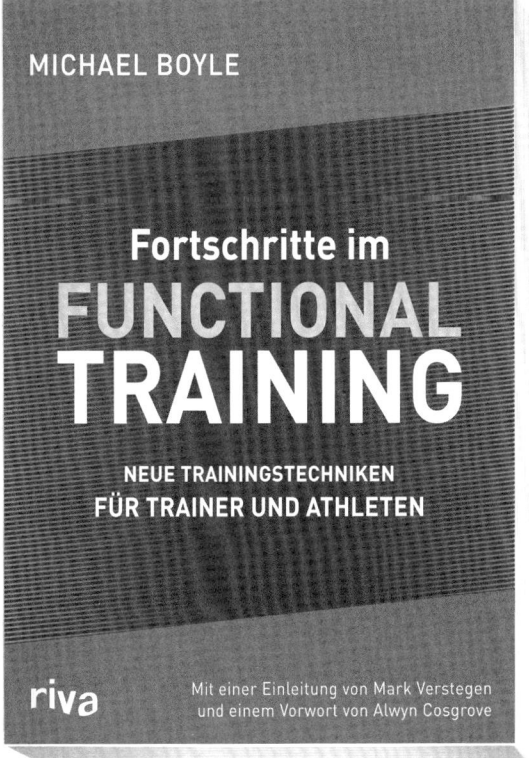

Michael Boyle
FORTSCHRITTE IM FUNCTIONAL TRAINING
Neue Trainingstechniken für Trainer und Athleten

Mit diesem umfassenden Handbuch definiert Michael Boyle den neuesten Stand der Sportwissenschaft im Bereich des funktionellen Trainings. Dabei beschreibt er nicht nur die jüngsten Erkenntnisse und Entwicklungen in den Bereichen Kraft-, Schnellkraft-, Beweglichkeits- und Herz-Kreislauf- Training, Verletzungsprävention sowie Equipment, sondern bietet eine Fülle an neuen Übungen und Trainingsplänen an. Fernab von kurzlebigen Fitnesstrends liefert Boyle solide praktische Information, die auf jahrelanger Erfahrung mit Spitzenathleten verschiedenster Sportarten gründet. Dieses Buch setzt neue Maßstäbe in der Trainingstheorie.

240 Seiten
Preis: 29,99 € (D)
ISBN 978-3-86883-122-1

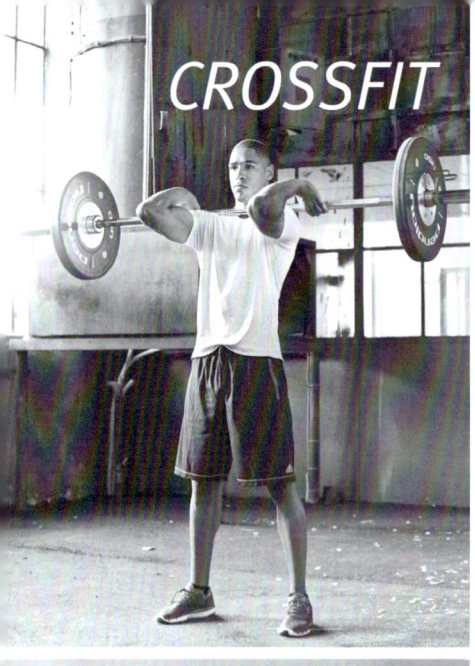

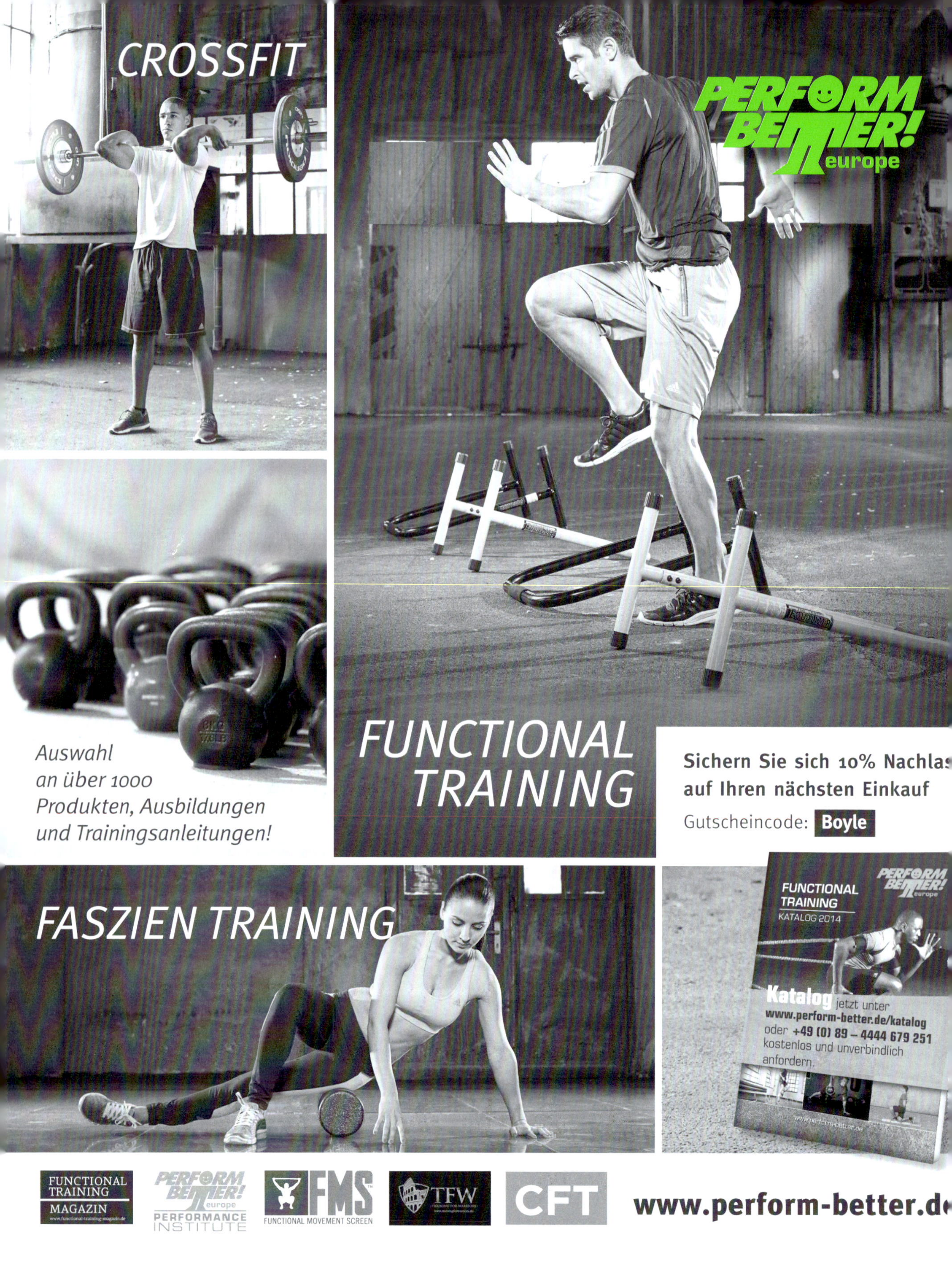

CROSSFIT
PERFORM BETTER! europe
Auswahl an über 1000 Produkten, Ausbildungen und Trainingsanleitungen!
FUNCTIONAL TRAINING
Sichern Sie sich 10% Nachlas
auf Ihren nächsten Einkauf
Gutscheincode: Boyle
FASZIEN TRAINING
FUNCTIONAL TRAINING KATALOG 2014
Katalog jetzt unter www.perform-better.de/katalog oder +49 (0) 89 – 4444 679 251 kostenlos und unverbindlich anfordern.
FUNCTIONAL TRAINING MAGAZIN
PERFORM BETTER! europe PERFORMANCE INSTITUTE
FMS FUNCTIONAL MOVEMENT SCREEN
TFW
CFT
www.perform-better.d

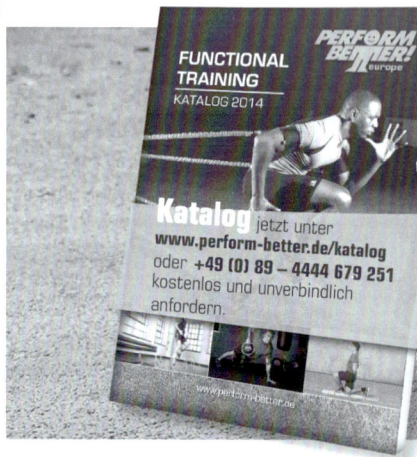

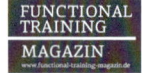

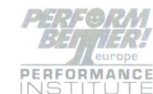

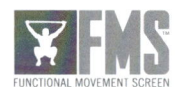

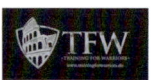

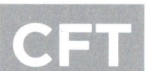